职业教育"工作任务驱动型"系列教材

# 食品营养与卫生基础

主　编　梁宗晖　徐　明
副主编　刘海珍　温雪秋　陈　瑶
主　审　张翠菊

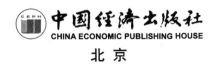
中国经济出版社
CHINA ECONOMIC PUBLISHING HOUSE
北京

**图书在版编目(CIP)数据**

食品营养与卫生基础/梁宗晖,徐明主编

北京:中国经济出版社,2012.7

职业教育"工作任务驱动型"系列教材

ISBN 978 - 7 - 5136 - 1520 - 4

Ⅰ.①食… Ⅱ.①梁… ②徐… Ⅲ.①食品营养—高等学校—教材 ②食品卫生—高等学校—教材 Ⅳ.①R15

中国版本图书馆 CIP 数据核字(2012)第 057079 号

责任编辑　涂　晟
责任审读　贺　静
责任印制　张江虹
封面设计　任燕飞工作室

| 出版发行 | 中国经济出版社 |
| --- | --- |
| 印 刷 者 | 北京九州迅驰传媒文化有限公司 |
| 经 销 者 | 各地新华书店 |
| 开　　本 | 787mm × 1092mm　1/16 |
| 印　　张 | 16.25 |
| 字　　数 | 315 千字 |
| 版　　次 | 2012 年 7 月第 1 版 |
| 印　　次 | 2019 年 8 月第 5 次印刷 |
| 书　　号 | ISBN 978 - 7 - 5136 - 1520 - 4/G·1754 |
| 定　　价 | 31.80 元 |

**中国经济出版社** 网址 www.economyph.com **社址** 北京市西城区百万庄北街 3 号 **邮编** 100037
本版图书如存在印装质量问题,请与本社发行中心联系调换(联系电话:010 - 68319116)

# 前　言

　　当今世界,全球化食品营养与安全问题已对人类的生存和发展产生了重大影响。据世界贸易组织的有关资料显示,全世界因营养不良和食用不洁食品而引发的食源性疾病发病率呈逐年上升趋势,而且恶性事件不断发生。全世界2/3以上的人均患有不同程度的营养失衡等综合症状,每年有数亿人因食品污染而感染疾病,约有200万儿童因食物和水污染而丧生。因此,我国食品的营养与卫生问题已引起了社会各界的高度重视。随着经济的发展和人们生活水平的不断提高,我国人民对食品的营养与卫生将提出更高的要求。

　　本教材在内容的安排上,以对应于职业岗位的知识和技能要求为目标,以"够用"、"实用"为重点,涵盖食品营养基础知识和食品卫生公共知识,主要讲述人体需要的各种营养素和热能、人体缺乏中毒症、推荐营养素需要量和主要来源;不同人群的营养需求;食品污染途径及预防措施;食物中毒的发病机理及预防措施;食品卫生标准与管理;各类食品的营养与卫生要求等,既体现了专业性、知识性、前沿性和科学性,又具有一定的趣味性。

　　本书的特色在于:内容全面,用通俗易懂的语言取代了专业术语和化学方程式,对于学生从事旅游行业任何工作或日常生活都有较高参考价值。同时内容及文章的表现形式生动活泼,很适合大专院校学生的特点,文中安排了"小知识"等栏目,普及了大量的食疗等科普知识。

　　本书可作为旅游职业院校旅游服务与管理专业的教学用书,也可用于饭店服务员的岗位培训用书和旅游从业人员的自学用书,还可作为人们日常生活中的科普读物。

　　本书由海南省旅游学校梁宗晖、广东省旅游职业技术学校的徐明主编,广州市旅游商务职业学校的刘海珍、温雪秋,广东省财经职业技术学校的陈瑶任副主编,全书由张翠菊老师审阅、定稿。书中参考了大量的文献和资料以及网上资料,在此对原作者表示衷心的感谢。由于本书编写时间紧凑,缺点错误在所难免,恳请广大读者批评指正!

编　者<br>2012 年 7 月

# 目　录

项目一　人体需要的营养素与热能 ……………………………………… 1

项目学习目标 …………………………………………………………… 1

场景 ……………………………………………………………………… 1

任务准备 ………………………………………………………………… 1

任务一　认识蛋白质 …………………………………………………… 2

任务二　认识脂肪 ……………………………………………………… 8

任务三　认识碳水化合物 ……………………………………………… 11

任务四　认识维生素 …………………………………………………… 15

任务五　认识矿物质 …………………………………………………… 27

任务六　走进水世界 …………………………………………………… 42

任务七　了解人体热能 ………………………………………………… 45

场景回顾 ………………………………………………………………… 50

项目小结 ………………………………………………………………… 50

课后练习 ………………………………………………………………… 51

项目二　各类食品的营养价值与特殊功效 ………………………… 53

项目学习目标 …………………………………………………………… 53

场景 ……………………………………………………………………… 53

任务准备 ………………………………………………………………… 53

任务一　了解食品的分类及其营养价值 …………………………… 54

任务二　了解植物性食品的营养价值及特殊功效 ………………… 58

任务三　了解动物性食品的营养价值及特殊功效 ………………… 69

任务四　了解其他原料的营养价值及特殊功效 …………………… 79

场景回顾 ………………………………………………………………… 85

项目小结 ………………………………………………………………… 85

课后练习 ………………………………………………………………… 85

项目三　不同人群的营养需要 ……………………………………… 87

项目学习目标 …………………………………………………………… 87

场景 ……………………………………………………………………… 87

任务准备 ……………………………………………………………… 87

任务一　掌握婴幼儿、儿童和青少年的营养需要 …………………… 88

任务二　掌握孕妇与乳母的营养和膳食 ……………………………… 92

任务三　掌握老年人的营养与膳食 …………………………………… 96

任务四　掌握特殊人群的营养与膳食 ………………………………… 99

场景回顾 ……………………………………………………………… 114

项目小结 ……………………………………………………………… 114

课后练习 ……………………………………………………………… 114

**项目四　构建营养科学膳食** ………………………………………… 116

项目学习目标 ………………………………………………………… 116

场景 …………………………………………………………………… 116

任务准备 ……………………………………………………………… 116

任务一　了解膳食结构和平衡膳食 …………………………………… 117

任务二　了解烹调中的营养知识 ……………………………………… 121

任务三　熟悉如何做到合理营养 ……………………………………… 127

场景回顾 ……………………………………………………………… 133

项目小结 ……………………………………………………………… 134

课后练习 ……………………………………………………………… 134

**项目五　食品污染及其预防** ………………………………………… 136

项目学习目标 ………………………………………………………… 136

场景 …………………………………………………………………… 136

任务准备 ……………………………………………………………… 136

任务一　了解生物性污染及其预防 …………………………………… 137

任务二　了解食品的化学性污染及其预防 …………………………… 143

任务二　了解食品的化学性污染及其预防 …………………………… 151

任务四　了解食品添加剂及其管理 …………………………………… 154

场景回顾 ……………………………………………………………… 161

项目小结 ……………………………………………………………… 161

课后练习 ……………………………………………………………… 162

**项目六　食品的卫生及其管理** ……………………………………… 163

项目学习目标 ………………………………………………………… 163

场景 …………………………………………………………………… 163

任务准备 ……………………………………………………………… 163

任务一　了解植物性食物的食品卫生与管理存在的问题及采取的
　　　　有效措施 ………………………………………………… 164

任务二　了解动物性食物及其制品的卫生与管理存在的问题及采取的
　　　　有效措施 ································································· 168
任务三　了解食用油脂的卫生与管理存在的问题及采取的有效措施 ········ 183
任务四　了解冷饮、罐头、食品添加剂及调味品卫生存在的问题及采取的
　　　　有效措施 ································································· 187
场景回顾 ··········································································· 193
项目小结 ··········································································· 194
课后练习 ··········································································· 194

项目七　食物中毒及预防 ······················································ 196
项目学习目标 ······································································ 196
场景 ··············································································· 196
任务准备 ··········································································· 196
任务一　了解食物中毒的概念、原因、特点及分类 ······················· 197
任务二　了解各类细菌性食物中毒的性质、特点及预防措施 ············· 198
任务三　了解真菌毒素和霉变食品食物中毒的性质、特点 ··············· 204
任务四　了解动、植物性食物中毒的原因、特点及分类 ·················· 205
任务五　了解化学性食物中毒的概念、原因、特点及分类 ················ 210
任务六　了解食源性传染病和寄生虫病的分类、特点及其预防措施 ······ 213
任务七　了解食物中毒的一般急救处理的步骤 ···························· 218
场景回顾 ··········································································· 220
项目小结 ··········································································· 220
课后练习 ··········································································· 221

主要参考文献 ······································································ 222
附录一　常见食品营养成分及热量换算表 ································· 223
附录二　常见水产品营养价值及特殊功效 ································· 231
附录三　食品添加剂卫生管理办法 ········································· 238
附录四　中华人民共和国食品卫生法 ······································ 242
附录五　国家营养师报考条件 ·············································· 249

# 项目一　人体需要的营养素与热能

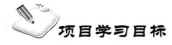 **项目学习目标**

◇ 熟悉营养素的含义、种类、生理功能、需要和供给量
◇ 掌握营养素的食物来源及合理的摄入量
◇ 掌握人体所需热能的计算方法

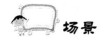 **场景**

　　日本《读卖新闻》引述世界卫生组织(WHO)公布的2010年世界保健统计指出，日本人的平均寿命是83岁，与欧洲的圣马力诺并列世界最长寿国。世界人均寿命的统计结果显示，日本人多年来一直位居榜首。在日本的电视节目中，经常出现这样的镜头：一些电视台的记者到农村去，看见田地里有老人在做农活，闲聊中问到他们的年龄，这些看起来最多60岁左右的农民之中，经常有七八十岁的老人。

　　日本人为何这么长寿？是否与其饮食结构有关？

　　请认真学习本项目，找到答案。

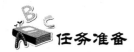 **任务准备**

　　人体的各种生理活动，如胃肠蠕动、神经传导、体液的维持，以及工作、学习、运动所需要的能量，都来源于食物，身体的生长发育和组织更新所需要的原料，也是由食物供给的。因此，人体每天必须摄入一定数量的食物。食物中能够供给人体能量，维持机体正常生理功能和生长发育、生殖等生命活动的有效成分，叫营养素。

　　除氧气外，人体所需营养素主要有：糖类(含纤维素)、脂肪(包括类脂质)、蛋白

质、矿物质、维生素和水等六大类。

营养素在人体内有三大功能：作为建造和维持人体的构成物质；作为产热和脂肪沉积的能量来源；对人体各种功能、生命过程起调节和控制作用。

# 任务一　认识蛋白质

### 问题一　什么是蛋白质？它对人体有何作用？

蛋白质是由 20 种基本氨基酸以肽键连结在一起，并形成一定的空间结构的生物高分子化合物。蛋白质主要由碳、氢、氧、氮 4 种元素构成，有的还含有少量的硫、磷、铁和铜元素。氮元素在各种蛋白质中含量是最稳定的，平均含量为 16%。

蛋白质是生命的物质基础，没有蛋白质就没有生命。因此，它是与生命及与各种形式的生命活动紧密联系在一起的物质。机体中的每一个细胞和所有重要组成部分都有蛋白质参与。蛋白质占人体重量的 16.3%，即一个 60kg 重的成年人其体内约有蛋白质 9.8kg。人体内蛋白质的种类很多，性质、功能各异，但都是由 20 多种氨基酸按不同比例组合而成的，并在体内不断进行代谢与更新。被食入的蛋白质在体内经过消化分解成氨基酸，吸收后在体内主要用于重新按一定比例组合成人体蛋白质，同时新的蛋白质又在不断代谢与分解，时刻处于动态平衡中。因此，食物蛋白质的质和量、各种氨基酸的比例，关系到人体蛋白质合成的量，尤其是青少年的生长发育、孕产妇的优生优育、老年人的健康长寿，都与膳食中蛋白质的量有着密切的关系。

### 问题二　蛋白质的生理功能有哪些？

#### 一、构造人的身体

蛋白质是一切生命的物质基础，是肌体细胞的重要组成部分，是人体组织更新和修补的主要原料。人体的每个组织：毛发、皮肤、肌肉、骨骼、内脏、大脑、血液、神经、内分泌等都是由蛋白质组成，所以说饮食造就人本身。蛋白质对人的生长发育非常重要。比如大脑发育的特点是一次性完成细胞增殖，人的大脑细胞的增长有两个高峰期。第一个是胎儿三个月的时候；第二个是出生后到一岁，特别是 0~6 个月的婴儿是大脑细胞猛烈增长的时期。到一岁时大脑细胞增殖基本完成，其数量已达成人的9/10。所以 0 到 1 岁儿童对蛋白质的摄入要求很有特色，对儿童的智力发展尤为重要。

#### 二、修补人体组织

细胞可以说是生命的最小单位，它们处于永不停息的衰老、死亡、新生的新陈代谢过程中。例如年轻人的表皮 28 天更新一次,而胃黏膜两三天就要全部更新。所以一个人如果对蛋白质的摄入、吸收、利用都很好,那么其皮肤就是光泽而又有弹性的。反之,人则经常处于亚健康状态。组织受损后,包括外伤,不能得到及时和高质量的修补,便会加速机体衰退。

### 三、维持肌体正常的新陈代谢和各类物质在体内的输送

载体蛋白对维持人体的正常生命活动是至关重要的,可以在体内运载各种物质。比如血红蛋白——输送氧(红血球更新速率 250 万/秒)、脂蛋白——输送脂肪、细胞膜上的受体还有转运蛋白等。

### 四、构成人体必需的催化和调节功能的各种酶

我们的身体内有数千种酶,每一种只能参与一种生化反应。人体细胞里每分钟要进行一百多次生化反应。酶有促进食物的消化、吸收、利用的作用。相应的酶充足,反应就会顺利、快捷地进行,我们就会精力充沛,不易生病。否则,反应就会变慢或者被阻断。

### 五、激素的主要原料

激素具有调节体内各器官活动的生理活性。胰岛素由 51 个氨基酸分子合成。生长素由 191 个氨基酸分子合成。

### 六、生成结缔组织,构成身体骨架

蛋白质参与构成如骨骼、血管、韧带等,决定了皮肤的弹性,保护大脑(在大脑脑细胞中,很大一部分是胶原细胞,并且形成血脑屏障保护大脑)。

### 七、提供热量

人体热量来源主要由糖类供给,蛋白质只予以补充,1g 蛋白质在体内氧化可产生 4kcal(16.7kJ)热能(关于热能单位的表示与换算关系,将在下文说明)。

### 八、维持体液平衡,调节人体渗透压

人体血浆中含有两类溶质,一类为低分子物质,如无机盐离子、尿素、葡萄糖等,它所形成的渗透压称之为晶体渗透压;另一类为离子物质,如血浆蛋白,它所形成的渗透压叫做胶体渗透压。机体中,主要就是由这两类物质来维持着体液的平衡。血浆蛋白过低时,可导致机体功能紊乱,人体发生浮肿现象。

### 问题三　什么是氨基酸? 它是如何分类的?

氨基酸是组成蛋白质的基本单位,食物中的蛋白质必须经过肠胃道消化,分解成氨基酸后才能被人体吸收利用。人体对蛋白质的需要实际就是对氨基酸的需要。吸收后的氨基酸只有在数量和种类上都能满足需要,人体才能利用它们合成自身的蛋白质。营养学上,根据氨基酸是否可由人体合成、制造,进行分类。

### 一、必需氨基酸

必需氨基酸是指人体内不能制造而必须由每日膳食中摄取的氨基酸。它们是赖氨酸、蛋氨酸、色氨酸、亮氨酸、苏氨酸、异亮氨酸、苯丙氨酸和缬氨酸等8种。

### 二、半必需氨基酸

半必需氨基酸是指人体内合成能力较低,在生长发育及机体需要增多时,必须部分从食物中摄取的氨基酸,如精氨酸、组氨酸等。

### 三、非必需氨基酸

非必需氨基酸是指人体内能自行合成而不需从食物中摄取的氨基酸。此类氨基酸也是人体的重要氨基酸。它包括甘氨酸、谷氨酸、脯氨酸以及羟脯氨酸等。

人体必需氨基酸的需要量及其比值,如表1-1所示。

表1-1　　　　　　　　人体必需氨基酸的需要量及其比值

| 氨基酸(名称) | 初生至9岁 | | 10~12岁 | | 成人 | |
| --- | --- | --- | --- | --- | --- | --- |
| | 毫克/千克体重/日 | 构成比例 | 毫克/千克体重/日 | 构成比例 | 毫克/千克体重/日 | 构成比例 |
| 色氨酸 | 17 | 1.0 | 4 | 1.0 | 3.5 | 1.0 |
| 缬氨酸 | 93 | 5.5 | 33 | 8.3 | 10 | 2.8 |
| 异亮氨酸 | 87 | 5.1 | 30 | 7.5 | 10 | 2.8 |
| 苏氨酸 | 87 | 5.1 | 35 | 8.8 | 7 | 2.0 |
| 苯丙氨酸 | 125 | 7.4 | 27 | 6.8 | 14 | 4.0 |
| 蛋氨酸 | 58 | 3.4 | 27 | 6.8 | 13 | 3.7 |
| 赖氨酸 | 103 | 6.0 | 60 | 15.0 | 12 | 3.4 |
| 亮氨酸 | 28 | 1.6 | 7 | 1.8 | 12 | 3.4 |

## 问题四　如何提高食物蛋白质的营养价值?

蛋白质的营养价值的高低,取决于蛋白质中所含必需氨基酸被人体内摄取的程度。这是由于食物蛋白质所含的氨基酸,在种类、含量和比例方面与人体组织蛋白质都有一定差别,因此,总有一部分氨基酸不能用于合成组织蛋白质,最后在体内被分解。这样,不同的蛋白质就有不同的利用率。凡食物中蛋白质含有的必需氨基酸成分和比例越接近于人体内蛋白质含有者,其利用率就越高。利用率越高的蛋白质对人体的营养价值就越高,常见食物蛋白质的营养价值排名如表1-2所示。

表1-2　　　　　　　　常见食物蛋白质的营养价值排名

| 食物名称 | 排序 | 食物名称 | 排序 |
| --- | --- | --- | --- |
| 鸡蛋 | 1 | 猪肉 | 6 |
| 牛奶 | 2 | 蚕豆 | 7 |

续表

| 食物名称 | 排序 | 食物名称 | 排序 |
|---|---|---|---|
| 虾 | 3 | 花生 | 8 |
| 大米 | 4 | 马铃薯 | 9 |
| 牛肉 | 5 | 面粉 | 10 |

**一、充分利用蛋白质的互补作用**

几种营养价值较低的蛋白质混合,使营养价值提高的作用,称之为不同蛋白质的互补作用。蛋白质的互补作用在饮食的选择、调配和提高蛋白质的营养价值上有着重要意义。在配备膳食时要注意下列原则:

(1)同性蛋白质无互补作用或互补作用弱。同性蛋白质,主要指动物蛋白质之间,如畜肉与禽肉、禽肉与鱼肉、乳类与蛋类;植物蛋白之间,如大米与麦粉、麦粉与玉米等。

(2)异性蛋白质之间有互补作用或互补作用强。异性蛋白质,如各种肉类与各种谷类和各种豆类蛋白质、各种谷类与各种豆类蛋白质等。在配备食物时要做到粗细粮的搭配、荤素的搭配、粮菜的搭配,混合食用。如饺子、包子、各种带馅的面食等,都是利用蛋白质的互补作用来改善其营养价值的,这样才有利于人体的生长发育。食物混合后蛋白质的生理价值如表1-3所示。

表1-3　　　　　　　　　食物混合后蛋白质的生理价值

| 食物名称 | 生理价值(%) | |
|---|---|---|
| | 单独食用 | 混合食用 |
| 大豆 | 64 | 77 |
| 小麦 | 67 | |
| 面粉 | 67 | 89 |
| 小米 | 57 | |
| 大豆 | 64 | |
| 牛肉 | 69 | |

(3)蛋白质的互补作用必须在同一餐食用时才发生作用。否则,时间间隔越长,其互补作用就越低,所以必须每日每餐都要混合膳食,以发挥所吃蛋白质食物的作用。

**二、提高食物中蛋白质的消化率**

蛋白质的消化率是指某种蛋白质可被人体消化酶(胃蛋白酶、胰蛋白酶等)分解的程度。蛋白质消化率愈高,则其被人体吸收利用率就越大,营养价值就越高。

蛋白质的消化受诸多因素的影响。一般植物性食品中蛋白质由于被纤维素所包围,与消化酶接触程度较差,因此其蛋白质消化率通常比动物性食品蛋白质消化率低。

但植物性食品经过加工烹调后，其纤维素可被破坏、软化或去除，消化率可适当提高。例如食用熟大豆粒时，其蛋白质消化率仅为60%，如制成豆浆或豆腐，蛋白质消化率可提高到90%。

食物经过烹调后，蛋白质消化率乳类为97%～98%；肉类为92%～94%；蛋类为98%；米饭为82%；面包为79%；玉米面窝头为66%；马铃薯为74%。

### 问题五　人体需要的蛋白质是多少？其来源有哪些？

根据科学试验，正常人体每天蛋白质的破坏系数为23g，因而在理论上认为每人每天有23g蛋白质补偿脏器与组织中的蛋白质的分解消耗量就可以了。但实际测定显示，每日蛋白质的供给量按破坏系数计算是不可行的，不足以满足人体生长发育之需要。我国成人蛋白质供给量应占热能供给量的10%～14%。具体来讲，每人每日每千克体重应补充1.5g蛋白质，一般每人每日不能低于70g，劳动强度大者应适当增加至90～120g，其中优质蛋白质必须在56g以上。蛋白质的来源如表1-4所示。

表1-4　　　　　　　　　　　　供给蛋白质的主要食物

| 食物 | 蛋白质含量(%) | 营养性 | 食物 | 蛋白质含量(%) | 营养性 |
|---|---|---|---|---|---|
| 牛奶 | 3.3 | 完全 | 整麦 | 12.4 | 完全 |
| 鸡蛋 | 12.3 | 完全 | 干黄豆 | 69.2 | 完全 |
| 瘦牛肉 | 20.3 | 完全 | 鲜豌豆 | 6.4 | 不完全 |
| 整米 | 9.5 | 完全 | 玉米 | 8.6 | 不完全 |

人体需要的蛋白质来源主要分为动物性来源和植物性来源。

一、动物性来源

此类蛋白质为完全性蛋白质，生理价值高，主要有肉类食品，如猪、牛、羊和禽类等，平均含量为16%～20%；蛋类平均为12%～14%；鱼类平均为18%；乳类平均含量为3%。

二、植物性来源

1. 谷类蛋白质

此类蛋白质是一种不完全性蛋白质，质地差，不能作为人体唯一的蛋白质来源。谷类蛋白质在谷类植物中的平均含量为7%～12%，其中大米含6.8%，麦粉含9.4%，玉米含8.5%，小米含11.7%。

2. 豆类蛋白质

豆类蛋白质主要含在大豆中，平均含量为39%；而染豆中的含量较低，一般在19%～28%。豆中蛋白质是一种完全性蛋白质，可作为人体唯一的蛋白质来源。但是,豆粒中蛋白质的利用率较低,只有做成豆浆、豆腐等豆制品,才能大大提高其生理价值。所以,民间把豆浆比成"乳",把豆腐比成"肉",是有一定道理的。

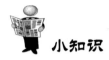

## 小知识

### 日本的长寿之王——纳豆

纳豆,源于中国(即老百姓平时做的"酱豆"),传入日本后,日本人根据其风土发展了纳豆,由大豆经纳豆菌发酵而成,是盛产于日本的一种保健食品。研究表明,纳豆营养价值有:

(1)防止骨质疏松症。纳豆菌含有相当高的维生素 $K_2$,可生成骨蛋白质,再与钙共同生成骨质,增加骨密度,防止骨折。

(2)溶栓作用。纳豆中含有大量能溶解血栓的纳豆激酶,这种酶是一种溶纤维蛋白酶,可预防血栓类疾病的发生。经常食用纳豆可周期性增加血浆中的溶纤活性,有效预防心脑血管栓塞。痔也是血栓的一种,故纳豆也可用以口服或外涂。

(3)预防高血压。纳豆中含有的醇素,食用后可排除体内部分胆固醇,分解体内酸化型脂质,使异常血压恢复正常。

(4)抑制癌细胞的生长。纳豆中含有染木素、胰蛋白酶抑制剂,是抗癌的主要成分。纳豆的防癌抗癌功效已在动物实验中得到证实。纳豆中还含有抗氧化剂组分,可通过降低低密度脂蛋白胆固醇水平,有效减慢动脉粥样硬化进程。

(5)抗氧化、延缓衰老。纳豆的粗提物中含有丰富的卵磷脂、不饱和脂肪酸、维生素 E 等抗氧化成分,可有效降低血脂、胆固醇及清除过氧化脂质沉着的斑块,调节皮肤细胞和皮肤表面水与脂肪的平衡,促进血液循环,改善皮肤弹性,令皮肤光洁柔软,达到延缓衰老之功效。

(6)防治肥胖症。纳豆中的粘液素具有很好的减肥效果。粘液素是由谷氨酸多肽以特别的结构组成,它具有与膳食纤维相似的作用,在人体肠道内不被吸收,吸水率比膳食纤维还高,与膳食纤维一起膨胀,使人体得到饱腹感,减少人体对脂肪的吸收。另外,纳豆中的维生素 $B_2$ 支持体内脂肪燃烧,防止脂肪在体内堆积,达到减肥之效。

同时,纳豆对引起大规模食物中毒的"罪魁祸首"——病原性大肠杆菌 O157 的发育具有很强的抑制作用。

(资料来源:百度百科,有删节。)

# 任务二　认识脂肪

## 问题一　什么是脂肪？

脂肪，广义的脂肪包括中性脂肪和类脂质，狭义的脂肪仅指中性脂肪。中性脂肪是构成机体的储备脂肪；而类脂质是细胞原生质组成的固定脂，因此又称原生质脂。在机体生命过程中，脂肪对体内物质转运和能量的传递过程起重要作用，是人体不可缺少的重要营养物质。脂肪广泛存在于动植物食品中。

## 问题二　脂肪的功能有哪些？

脂肪占人体体重的 10% ~ 20%。正常情况下，男性平均为 13.2%，女性为 15%，主要分布在人体皮下、体腔、肌肉间隙和脏器周围，是机体不可缺少的营养物质。

### 一、构成组织

脂肪中的必需脂肪酸①是构成人体内细胞膜和原生质、脑组织、神经细胞的重要物质。同时，脂质中胆固醇还是组成维生素 D、胆汁酸、性激素、肾上腺激素的重要原料，这些物质在调节、维持机体代谢过程中起着重要作用。

### 二、保护脏器

人体内的脂肪组织填充在神经、血管和内部器官之间，保护这些器官免受外来伤害。此外，体内脂肪还有支撑内脏、使内脏保持一定位置的作用。若体内脂肪被过度消耗时，可致内脏下垂病，如肝下垂、肾下垂和胃下垂等。

### 三、溶媒作用

脂肪是维生素 A、维生素 D、维生素 E 和维生素 K 的溶媒。上述维生素只有溶解在脂肪中才能在体内被吸收利用。脂肪摄取不足时，可造成脂溶性维生素的缺乏。

### 四、保温防寒

脂肪是不导热体，人体皮下脂肪具有保持体内温度、使热量不外散的作用，特别是冬季可以使人抵御寒冷的袭击。

### 五、能量贮存

体内脂肪是热能贮存库。当摄入食物的能量过高时，体内可将一部分热能转化为

---

① 必需脂肪酸是指人体内不能制造或合成，必须每日从食物中摄取的脂肪酸，如亚油酸、花生四烯酸等。

脂肪贮存于体腔和皮下,以备摄入能量不足时使用。另外,脂肪又是高能量物质,1g脂肪在体内氧化可产生9kcal(38kJ)热能。

### 六、增味饱腹

脂肪可增加食物美味,促进食欲。脂肪富含热量,是一种比较浓缩的食物,在胃内停留时间长,使人不易饥饿,饱腹作用强。

### 问题三　如何评价脂肪的营养价值?

脂肪的营养价值是指油脂类的含脂量、消化率和对人体的生理作用。通常,含脂量高、易消化而且含有大量必需脂肪酸和脂溶性维生素的油脂,其营养价值就高,否则营养价值就低。

#### 一、脂肪的消化率

脂肪的消化受很多因素的影响,如油脂的种类、熔点等。一般来讲,植物油比动物脂肪容易消化,猪油消化率比牛脂和羊脂高。脂肪的熔点可直接影响其消化率。含不饱和酸较多以及熔点较低的脂肪较易消化,一般认为熔点在50℃以上者消化率较低。油脂的消化率如表1-5所示。

表1-5　　　　　　　　　　　　油脂的消化率

| 油脂名称 | 消化系数(%) | 油脂名称 | 消化系数(%) |
| --- | --- | --- | --- |
| 玉米油 | 96.9 | 向日葵油 | 96.5 |
| 棉子油 | 97.2 | 茶子油 | 91.2 |
| 花生油 | 98.3 | 奶油 | 97.0 |
| 芝麻油 | 98.0 | 鸡油 | 96.7 |
| 椰子油 | 97.9 | 鱼油 | 95.2 |
| 大豆油 | 97.5 | 猪油 | 97.0 |

#### 二、必需脂肪酸的含量

脂肪中必需脂肪酸的含量是决定脂肪营养价值的重要因素。一般来说,植物油含有多种亚油酸和亚麻油酸,故其营养价值要比动物油高。常见食用油脂必需脂肪酸的含量如表1-6所示。

表1-6　　　　　　　　　　常见食用油脂肪酸的含量

| 油脂名称 | 必需脂肪酸(%) | 油脂名称 | 必需脂肪酸(%) | 油脂名称 | 必需脂肪酸(%) |
| --- | --- | --- | --- | --- | --- |
| 棉子油 | 75 | 羊脂 | 2.0 | 猪油 | 6.3 |
| 花生油 | 80 | 牛脂 | 3.9 | 鱼油 | 16.4 |
| 豆油 | 87 | 奶油 | 3.6 | 向日葵油 | 64 |

### 三、食用油脂营养价值评估

(1)植物油。植物油的含脂量为100%。其含有的人体必需的不饱和脂肪酸,比例高达75%~94%,还含有一定量的胡萝卜素、核黄素和维生素E。植物油消化吸收完全,营养价值较高。

(2)动物脂。动物脂的含脂量为99%,含有人体不需要的饱和脂肪酸,含量达50%以上,故营养价值较低,但含有人体所需脂溶性维生素,特别是维生素A、维生素D。人体可适量食用一些动物脂肪。

### 问题四　人体脂肪的供给量是多少?

人体脂肪的供给量是根据人的年龄、生理变化和劳动强度来确定的。

(1)正常成人,其脂肪供给量应占总热量的20%~25%。一般认为人的每日食物中有50g脂肪即可满足生理需要。从事劳动强度大的体力劳动,处于妇女妊娠、哺乳期和青少年发育期的人,均应增加脂肪的供给量;而中年人要适当控制脂肪的摄取量,老年人要限制脂肪和胆固醇食物的摄取量,特别是动物脂肪类物质的摄取量。

(2)患有肝脏病、高血压病和高血脂的人,一定要严格限制动物脂肪和胆固醇食物的摄入量,以防导致脂肪肝和加重动脉粥样硬化等。

### 问题五　人体摄入脂肪有哪些来源?

#### 一、动物脂类

动物脂类主要指动物体内的贮存脂,在长温下呈固态,习惯上称为脂,如猪脂(猪油)、牛脂(牛油)、羊脂和禽脂,以及奶油、蛋黄中的脂肪等。

#### 二、植物油类

植物油类是指植物的种子或果实经加工制成的油类,在常温下呈液态,习惯上称为油。它包括植物种子的油类,如芝麻油、菜子油、豆油、玉米油、花生油和棉子油等;植物果实的油类,如核桃油、松子油、葵花子油、瓜子油和茶油等。

必需脂肪酸的最好来源是植物油类,动物脂中含量较少。含必需脂肪酸较高的是玉米油、大豆油、麻油和花生油等。

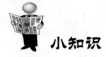

### 小知识

#### 如何合理用油

(1)动物脂含有的饱和脂肪酸高,过多的饱和脂肪酸可使血管硬化,进而提高血压。饱和脂肪酸不是完全不能吃，只是不宜摄入过多，完全没有饱和脂肪酸对身体也不利。由于家畜食物如鸡、猪、羊的皮、五花肉、内脏等都含有大量的饱和脂肪酸，每日摄入这些食物中的饱和脂肪酸已足够满足身体需要。此时在食用油中还有猪油、奶油、牛油等，就对身体不利了。正因如此，我们应该尽量避免食用荤油。

（2）植物油是不饱和脂肪酸的最主要来源，但每一种植物油的脂肪酸组成与比例都不一样，有的相差甚远。可以在一段时期内几种植物油交替食用，使摄入体内的脂肪酸种类、比例比较符合需要。食用调和油的生产商根据我国人民的习惯膳食中脂肪酸的种类、含量，将几种植物油混合调合，使植物油中的脂肪酸配合食物中的脂肪酸后更趋于平衡，满足人体需要。因此食用对脂肪酸进行调配过的调和油是一种简便易行的、健康摄取脂肪的方法。

（3）植物油不可用于煎炸。当植物性食油经过长时间的加热时，其不饱和脂肪酸会转变成饱和脂肪酸，譬如用来炸油条、炸鸡、煎葱油饼所用的植物油中的不饱和脂肪酸，由于重复的加热作用，变成对血管不利的饱和脂肪酸。因此不宜用植物油来煎炸食品。炒菜时，在烹调油热后即可放入食品，莫待油烧到过热。

# 任务三　认识碳水化合物

## 问题一　什么是碳水化合物？

碳水化合物是由碳、氢、氧三种元素组成的一大类化合物，是地球上最丰富的有机物，化学中也称为糖类。含碳水化合物较多的食物一般价格比较便宜，在体内氧化速度较快，能够及时供给能量以满足机体需要，所以是人体摄取能量最经济和最主要的来源。它们也是机体的重要组成部分，与机体某些营养素的正常代谢关系密切，具有重要的生理功能。

一、碳水化合物的分类

食物中的碳水化合物分成两类：人体可以吸收利用的有效碳水化合物，如单糖、双糖、多糖；另一类是人体不能消化的无效碳水化合物，如纤维素。

（一）单糖

单糖是指结构上由 3 ~ 6 个碳原子构成的最简单的糖。食物中常见的单糖有葡萄糖、果糖和半乳糖。其特点是：有甜味，葡萄糖甜度为 74；果糖是糖中最甜者，甜度为170；半乳糖甜度为 32.1。单糖为结晶体，易溶于水，可被人体直接吸收利用。它是一切复杂糖的基本组成单位,是自然界分布最广、最重要的糖类。

(二)双糖

双糖是由两个单糖分子组成的糖类。此类糖主要包括蔗糖、麦芽糖和乳糖。此糖味甜,蔗糖甜度是糖的基础甜度,为100;麦芽糖甜度为32.5;乳糖甜度为20。双糖易溶于水,要经过人体消化酶和酸的作用才能分解为单糖。蔗糖为大单斜结晶体,极易溶于水,熔点160℃~186℃,是食品工业的原料,也是制作点心、冷饮食品的甜味剂,还是烹制甜菜,糖醋味、甜咸味菜肴的调味品,并且制成焦糖可作菜肴的酱红色用。麦芽糖是饴糖的主要成分。饴糖是糕点、面包的配方原料和烹饪常用的原料。饴糖加热时随温度的升高可增加成品色泽,在面团中添加还可起黏结和松发作用,用于制作饼皮松。

(三)多糖

多糖由若干个相同的单糖分子缩合而成,是一种高分子化合物,味不甜,主要包括淀粉、糊精、糖原和纤维素。淀粉是植物贮藏性物质,一般集中在植物的块根、块茎、果实、种子中,呈白色粉末,最终分解为葡萄糖被机体吸收利用。淀粉糊化后的淀粉糊由三部分组成:一部分是淀粉液,另一部分是淀粉糖,还有一部分是淀粉胶。淀粉糊中所含淀粉胶的胶粒越多,黏性就越大。包含在植物块茎(如藕、甘薯、马铃薯等)中的淀粉,所含淀粉胶粒往往较谷类(如米、面粉等)为多,所以它们的黏性较大,烹饪上常用它们来挂糊上浆、勾芡。糊精是淀粉遇酸或加热后的生成物。糊精溶于凉水,有黏性,可制黏贴剂。糖原是葡萄糖聚合而成的多糖体,为动物体中的能量物质,存在于动物的肌肉和肝脏中,当肝淀糖原过多时可转化为脂肪,贮存于体内组织里。

(四)纤维素

纤维素是较复杂的多糖,是构成植物细胞壁的主要物质,存在于果、菜、醋粮、豆类、植物的叶与茎中,不溶于水,仅在水中膨胀,不能被人消化吸收,但对粪便的排泄起重要作用。

**小知识**

### 膳食中的纤维素

并非所有的碳水化合物都可以被消化并转化为葡萄糖。难以消化的碳水化合物被称为纤维素。人类膳食中的纤维素主要含于蔬菜和粗加工的谷类中,虽然不能被消化吸收,但有促进肠道蠕动,利于粪便排出等功能。草食动物则依赖其消化道中的共生微生物将纤维素分解,从而得以吸收利用。食物纤维素包括粗纤维、半粗纤维和木质素。食物纤维素是一种不被消化吸收的物质,过去认为是"废物",现在认为它在保障人类

健康,延长生命方面有着重要作用,因此,称它为第七种营养素。其主要作用如下:

(1)有助于肠内大肠杆菌合成多种维生素。

(2)纤维素比重小,体积大,在胃肠中占据空间较大,使人有饱食感,有利于减肥。

(3)纤维素体积大,进食后可刺激胃肠道,使消化液分泌增多和胃肠道蠕动增强,可防治便秘。

(4)高纤维饮食可通过胃排空延缓、肠转运时间改变、可溶性纤维在肠内形成凝胶等作用而使糖的吸收减慢。亦可通过减少肠激素如抑胃肽或胰升糖素分泌,减少对胰岛B细胞的刺激,减少胰岛素释放与增大周围胰岛素受体敏感性,使葡萄糖代谢加强。

(5)近年研究证明,高纤维饮食使I型糖尿病患者单核细胞上胰岛素受体结合增加,从而节省胰岛素的需要量。由此可见,糖尿病患者进食高纤维素饮食,不仅可改善高血糖症,减少胰岛素和口服降糖药物的应用剂量,还有利于减肥,防治便秘、痔疮等疾病。

## 二、碳水化合物的生理功用

碳水化合物,即糖是人体热能的主要来源,并且还是构成细胞、组织不可缺少的物质,对机体生长发育起着重要作用。

### 1. 供给热能

机体的生理机能代谢和劳动所消耗的能量主要靠糖来补充和维持。它具有经济、易消化、产能迅速、满足体内急需、体内氧化完全而无中间代谢产物的特点。每克糖在体内氧化产生4.0kcal(16.74kJ)能量。

糖还是脑组织、肌肉组织特别是心肌和骨骼肌等活动所需的能量来源。当机体缺糖时可造成头昏、心慌、心跳、出冷汗、四肢酸困,严重者可引起昏厥。

### 2. 构成组织

糖是构成机体的重要物质并参与细胞的多种活动。例如糖脂是细胞膜与神经组织结构的成分之一;糖与蛋白结合的糖蛋白,是一些具有重要生理功能的物质(如抗体、某些酶和激素)的组成部分;核糖及脱氧核糖(是由葡萄糖代谢过程转化而来)是核酸的重要组成部分。糖对维持神经系统的机能活动也有特别的作用。

### 3. 维持血糖

机体所有细胞、组织和血液循环中都有一定的葡萄糖。血液正常含糖量为每百毫升80~120mg,若缺乏或过多均可造成组织损害。如血糖高于每百毫升120mg以上时,为高血糖症,易于导致糖尿病;如果血糖低于每百毫升80~70mg时,称为低血糖症,此时人体易发生低血糖休克,甚至导致肝组织损害。

### 4. 防止酸中毒

当人体摄入足够的糖类食物时,可防止脂肪过多氧化所造成的酸中毒,即当糖类食物摄取不足时,因体内缺糖动用大量脂肪氧化产能而产生的中间代谢产物——酮体所致的酸中毒。

5. 保护蛋白

人体在摄入蛋白质的同时,摄入足量的糖类食物,体内便有足够的糖产能,使组织中游离氨基酸浓度增高,有利于蛋白质的合成,提高蛋白质的利用率。

6. 促进肠蠕动,有利于粪便排出

人类膳食中的纤维有 50% 以上可被肠道细菌的酶分解形成乳酸、乙酸以及其他短链低级脂肪酸;纤维素吸水浸涨后,可增加粪便的体积,粪便体积的增加和低级脂肪酸的形成,可促进肠道的蠕动和粪便的排出。根据流行病学调查结果,在膳食中含有大量纤维素的人群中,出现结肠炎以及结肠癌的机会较少。凡纤维素含量多者,其胆固醇在血清、肝脏和主动脉中的沉积较少,可预防动脉粥样硬化。

**问题二 碳水化合物的食物来源有哪些? 合理的摄入量是多少?**

一、碳水化合物的食物来源

碳水化合物的食物来源丰富,如表 1-7 所示为常见食物的碳水化合物及粗纤维含量。其中谷类、薯类和豆类是淀粉的主要来源,一般谷类提供的碳水化合物占总能量的 50% 左右较合理。水果、蔬菜主要提供包括非淀粉多糖如纤维素和果胶、不消化的抗性淀粉、单糖和低聚糖类等碳水化合物。牛奶能提供乳糖。总之,我国居民应以谷类食物作为碳水化合物的主要摄入来源,日常生活中可增加豆类及豆制品的摄入量以及多吃水果、蔬菜和薯类。

表 1-7　　　　　　　　　　　几种常见食物的碳水化合物含量

| 食物 | 碳水化合物总量(%) | 粗纤维 | 食物 | 碳水化合物总量(%) | 粗纤维 |
|---|---|---|---|---|---|
| 蔗糖 | 99.5 | 0 | 冰淇淋 | 20.6 | 0.8 |
| 玉米淀粉 | 87.6 | 0.1 | 煮熟玉米 | 18.8 | 0.7 |
| 葡萄干 | 77.4 | 0.9 | 葡萄 | 15.7 | 0.6 |
| 小麦面粉(70%) | 76.1 | 0.3 | 苹果 | 14.5 | 1.0 |
| 空心粉(干) | 75.2 | 0.3 | 豇豆 | 7.1 | 1.0 |
| 全麦面包 | 47.7 | 1.6 | 卷心菜 | 5.4 | 0.8 |
| 大米 | 24.2 | 0.1 | 牛肝 | 5.3 | 0 |
| 烤马铃薯 | 21.1 | 0.6 | 全脂粉 | 4.9 | 0 |
| 香蕉 | 22.2 | 0 | 煮熟奶 | 2.0 | 0.61 |

二、碳水化合物的摄入量

碳水化合物的摄入量是根据人的生长发育、体力劳动的不同决定的。我国规定,成人轻体力劳动每日需要碳水化合物 7.5g/千克体重;中等体力劳动需要碳水化合物

8.3g/千克体重;重体力劳动需要碳水化合物13.3g/千克体重。儿童由于生长发育,需糖量比成人多,每日每千克体重需供给10g左右的碳水化合物食物。

膳食中缺乏碳水化合物将导致人体全身无力、疲乏、血糖含量降低,产生头晕、心悸、脑功能障碍等,严重者会导致低血糖昏迷。反之,当膳食中碳水化合物过多时,就会转化成脂肪贮存于体内,使人产生肥胖而导致各类疾病如高血脂、糖尿病等。

# 任务四　认识维生素

## 问题一　什么是维生素?

维生素,又名维他命,是维持机体生命活动过程所必需的一类微量的低分子有机化合物。维生素的种类很多,化学结构各不相同,在生理上既不是构成各种组织的主要原料,也不是体内的能量来源,但在人体生长、代谢、发育过程中发挥着重要的作用。

一、维生素的共同特点

目前已知有20多种维生素,通常维生素具有以下共同的特点:

(1)以其本体的形式或可被机体利用的前体形式存在于天然食物中(如表1-8所示)。没有一种天然食物含有人体所需的全部维生素。

表1-8　　　　　　　　　　各类维生素与常见食品一览表

| 维生素 | 常见食品 |
| --- | --- |
| 维生素 A | 鳗鱼、肝脏类、蛋、脱脂牛奶、奶酪、菠菜、海苔 |
| 维生素 B | 南瓜子、粟子、胡桃、芝麻、花生、红豆、鲤鱼、鲋鱼、腌渍鲑鱼卵、牡蛎、海胆、牛肝、奶粉、西洋芹、毛豆、荞麦面、猪肉 |
| 维生素 $B_1$ | 荞麦面、纳豆、鳗鱼肝、泥鳅、比目鱼、鳕鱼、海胆、牡蛎、鱿鱼干、肝脏类、蛋、脱脂牛奶、奶酪、菠菜、萝卜叶、西洋芹、芦笋、木耳、香菇、松茸、海苔、海带 |
| 维生素 $B_6$ | 啤酒酵母、人参、鸡肉、蛋、葵花子、小麦胚芽 |
| 维生素 $B_{12}$ | 牛肝、鸡肝、鸡肉、蛋、奶酪、鲑鱼、鳕鱼、鲔鱼、比目鱼、海扇贝、沙丁鱼、蛤子、牡蛎、文蛤 |
| 烟碱酸 | 花生、沙丁鱼、旗鱼、柴鱼、青花鱼、鲑鱼、秋刀鱼、比目鱼、花枝、肝脏、香菇、海带芽、海苔 |
| 泛酸 | 肝脏、蛋、牛肉、鸡肉、猪肉、奶粉、奶酪、豆类 |
| 胆碱 | 大豆、卵磷脂、肝脏、蛋黄、小麦胚芽、菠菜、牛腿肉 |
| 维生素 C | 草莓、白菜、柠檬、凤梨、木瓜、菠菜、青椒、秋葵、高丽菜、青花菜、绿芦笋、葱 |
| 维生素 E | 小麦胚芽油、花生、奶油、青花菜、肝脏、燕麦片、豌豆、番薯、菠菜 |
| 维生素 H | 啤酒酵母、肝脏、大豆、胚芽火、蛋黄、核果 |
| 维生素 P | 葡萄、柳橙、葡萄柚、橘子、高丽菜、西红柿、青花菜、荞麦面 |

（2）大多数维生素不能在体内合成，也不能大量贮存于组织中，必须由食物供给。即使有些维生素（如维生素 K、维生素 $B_6$）能由肠道细菌合成一部分，也不能替代从食物中获得这些维生素。

（3）维生素一般不构成人体组织，也不提供能量，常以辅酶或辅基的形式参与酶的功能。

（4）维生素每日的生理需要量很少，仅以 mg 或 μg①（微克）计，但在调节物质代谢过程中起着十分重要的作用，不可缺少。

（5）不少维生素具有几种结构相近、生物活性相同的化合物，如维生素 $A_1$ 与维生素 $A_2$，维生素 $D_2$ 和维生素 $D_3$，吡哆醇、吡哆醛、吡哆胺等。

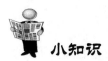 小知识

### 维生素的命名知识

维生素一般采用 A、B、C、D 等大写拉丁字母命名，这是按发现的先后顺序排列的（有些则不是），并无内在含义。由于维生素具有不同的生理功能，又出现了以功能命名的名称，如维生素 A 又称为抗干眼病维生素，维生素 D 又称为抗佝偻病维生素，维生素 C 又称为抗坏血酸等。随着对维生素化学组成和结构研究的进展，许多维生素又以其化学结构命名，如维生素 A 被命名为视黄醇，维生素 $B_2$ 被命名为核黄素等。为了改变命名的混乱状况，国际理论及应用化学会及国际营养科学会在 1967 年及 1970 年先后提出过维生素命名法则的建议，使混乱的命名状况有些改进和明确，但迄今为止，仍沿用习惯名称。

（资料来源：百度百科，有删改。）

二、维生素的分类

根据维生素的溶解性可将其分为脂溶性维生素和水溶性维生素两大类。

（一）脂溶性维生素

脂溶性维生素包括维生素 A、维生素 D、维生素 E、维生素 K，其特点是：不溶于水，可溶于脂肪及有机溶剂，常与食物中的脂类共存，在酸败的脂肪中容易被破坏。脂溶性维生素在肠道吸收时随淋巴系统吸收，从胆汁少量排出，其吸收过程复杂，在体内吸收的速度慢，摄入后主要贮存于肝脏或脂肪组织中，如有大剂量摄入时，可引起中毒，

---

① 符号 μg（英语：microgram）。1 微克等于一百万分之一克；1 微克 = 1000 纳克；1000 微克 = 1 毫克；1000000 微克 = 1 克。

如摄入过少,可出现缺乏症状。

（二）水溶性维生素

水溶性维生素包括维生素 $B_1$、维生素 $B_2$、维生素 $B_6$、维生素 $B_{12}$、叶酸、泛酸、烟酸、胆碱、生物素等 B 族维生素和维生素 C,其特点是:溶于水,通常以简单的扩散方式被机体吸收,吸收速度快,在满足了组织需要后,多余的水溶性维生素及其代谢产物会从尿中排出,在体内没有非功能性的单纯的贮存形式存在。水溶性维生素一般无毒性,但极大量摄入时也可出现毒性,如摄入过少,可较快地出现缺乏症状。

另外,"类维生素",也有人建议称为"其他微量有机营养素",包括如生物类黄酮、肉毒碱、辅酶 Q(泛醌)、肌醇、硫辛酸、对氨基苯甲酸、乳清酸和牛磺酸等。

三、维生素与人体健康

维生素是人体进行正常代谢所必需的营养物质,大多数维生素是作为辅酶分子的结构物质参与生化反应的。视黄醇、生育酚等较少数的维生素具有一些特殊的生理功能。

人体早期维生素缺乏往往无明显临床症状,称为"维生素不足症"。某些维生素长期缺乏或严重不足可引起人的代谢紊乱和病理现象,就称为"维生素缺乏症"。

维生素缺乏,首先可能是因为选择食物不当或食物加工、烹调、储藏不当使维生素遭受破坏和丢失,造成维生素摄入量不足引起的。其次,人体对维生素的吸收利用率降低造成维生素摄入量不足。再次,膳食成分影响了人体对维生素的吸收利用。另外,处于妊娠期、哺乳期、生长发育期以及特殊生活和工作环境的人群,疾病恢复期的病人,他们对维生素的需要量都相对增高,也很容易出现维生素缺乏的症状。

我国人民容易发生摄入不足的维生素主要有维生素 A、维生素 $B_1$、维生素 $B_2$、维生素 $B_6$、维生素 C、维生素 D、烟酸等。

四、维生素的相互关系

维生素与其他营养素之间存在一定关系。高脂肪膳食可大大提高人体对核黄素的需要量,而高蛋白膳食则有利于核黄素的利用和保存。由于硫胺素、核黄素、尼克酸等都与能量代谢有密切关系,因此其需要量随着热能需要量增加而增加。

维生素之间也存在相互影响的关系。动物实验表明维生素 E 能促进维生素 A 在肝内的贮存。当老鼠缺乏硫胺素时,其组织中的核黄素水平下降而尿中的排出量增高。

各种维生素之间,维生素与其他营养素之间保持平衡非常重要,如果摄入某一种营养素不适当,可引起或加剧其他营养素的代谢紊乱。

**问题二　脂溶性维生素的性质、生理内能,缺乏与过量症状是什么?**

脂溶性维生素包括维生素 A、维生素 D、维生素 E、维生素 K。

一、维生素 A

1. 性质

狭义的维生素 A 仅指视黄醇,广义的则包括维生素 A 和维生素 A 原。

动物性食物来源的、具有视黄醇生物活性功能的维生素 A ,包括视黄醇、视黄醛、视黄酸等物质。

植物中不含维生素 A,在黄、绿、红色植物和真菌中含有类胡萝卜素,其中一部分被动物摄食后可转化为维生素 A。可在体内转变成维生素 A 的类胡萝卜素称为维生素 A 原,如 α-胡萝卜素、β-胡萝卜素、γ-胡萝卜素等。

2. 生理功能

维生素 A 的生理功能主要如下:

(1)维持正常视觉。

(2)维持上皮的正常生长与分化。

(3)促进生长与生殖。

(4)促进骨骼和牙齿的发育。

(5)抑癌作用。

(6)维持机体正常免疫功能。

3. 缺乏与过量

维生素 A 缺乏可引起眼病和上皮组织角化、肿瘤等疾病。维生素 A 缺乏,最早的症状是机体暗适应能力下降,严重者可致夜盲症、干眼病。维生素 A 缺乏还会引起机体上皮组织分化不良,免疫功能低下和对感染敏感性增强。

维生素 A 吸收后可在体内,特别是在肝脏内大量贮存。摄入大剂量维生素 A 可引起急性毒性,表现为恶心、呕吐、头痛、视觉模糊等。

中国营养学会 2000 年提出维生素 A 的可耐受最高摄入量(UL),成年人为 3000μg/d,孕妇为 2400μg/d,婴幼儿为 2000μg/d。孕妇为 2400μg/d,婴幼儿为 2000μg/d。

4. 参考摄入量及食物来源

中国营养学会 2000 年修订的《中国居民膳食营养素参考摄入量》提出:中国居民男性成人每人每天摄入维生 A 800μgRE/d,女性 700μgRE/d。0 ~ 1 岁的婴儿为 400μgRE/d,1 ~ 3 岁的幼儿为 500μgRE/d,4 ~ 7 岁的为 600μgRE/d,7 ~ 13 岁的为 700μgRE/d。由于维生素 A 过量和缺乏对妊娠都有严重的不良影响,故建议妊娠前期 RNI 为 800μgRE/d,妊娠中后期为 900μgRE/d,乳母为 1200μgRE/d。

各种动物性食品是维生素 A 最好的来源,动物肝脏维生素 A 最为丰富,鱼肝油、鱼卵、奶、禽蛋等也是维生素 A 的良好来源;维生素 A 原的良好来源是深色或红黄色的蔬菜和水果。膳食中维生素 A 和维生素 A 原的比例最好为1:2。

二、维生素 D

1. 性质

维生素 D 具有抗佝偻病的作用,又称为抗佝偻病维生素,以维生素 $D_2$(麦角钙化醇)及维生素 $D_3$(胆钙化醇)最为常见。

维生素 $D_2$ 和维生素 $D_3$ 在自然界常以酯的形式存在,为白色晶体,溶于脂肪和有机溶剂,其化学性质比较稳定。在中性和碱性溶液中耐高热和氧化,但对光敏感,易被紫外线照射而被破坏,在酸性溶液中维生素 D 逐渐被分解,脂肪酸败也可引起维生素 D 的破坏。通常的储藏、加工和烹调不会影响维生素 D 的生理活性,但过量射线照射,可形成少量具有毒性的化合物,且无抗佝偻病活性。

2. 生理功能

维生素 D 的主要生理功能如下:

(1)促进小肠钙吸收。

(2)促进肾小管对钙、磷的重吸收。

(3)通过维生素 D 内分泌系统调节血钙平衡,影响骨骼钙化。

(4)免疫调节功能。

3. 缺乏症与过多症

(1)维生素 D 缺乏症。婴儿缺乏维生素 D 可引起佝偻病,这是一种由于骨质钙化不足,骨中无机盐的质量分数①减少,骨骼变软和弯曲变形的病理现象。

成人,尤其是孕妇、乳母、老年人等对钙需求量较大的人群,在缺乏维生素 D 和钙、磷时,容易出现骨质软化症或骨质疏松症。

另外,缺乏维生素 D,钙吸收不足,甲状旁腺功能失调或其他原因会造成机体血清钙水平降低,引起人手足痉挛症,表现为肌肉痉挛,小腿抽筋、惊厥等。

(2)维生素 D 过多症。食物来源的维生素 D 一般不会过量,但摄入过量维生素 D 补充剂可引起维生素 D 过多症。婴幼儿最容易发生维生素 D 中毒,每天摄入维生素 $D_3$ 仅 50μg 可出现维生素 D 过多症的症状。由于过量摄入维生素 D 具有潜在的毒性,目前普遍认可的维生素 D 摄入量是以不超过 25μg/d 为宜,而我国的可耐受最高摄入量(UL)为 20μg/d。

4. 参考摄入量和食物来源

如表 1-9 所示为维生素 D 的推荐摄入量(RNI)。

---

① 这里的质量分数指某种物质质量占总质量的比例。本书以 mg/g、百分比为单位。

| 表1-9 | | 维生素D的推荐摄入量 | | 单位:μg/d |
|---|---|---|---|---|
| 人群 | 婴儿至10岁 | 11~49岁 | >50岁 | 孕妇 | 乳母 |
| RNI | 10 | 5 | 10 | 10 | 10 |

经常晒太阳是人体廉价获得充足有效的维生素D₃的最好来源。成年人只要经常接触阳光,在一般膳食条件下不会发生维生素D缺乏症。在阳光不足或空气污染严重的地区,可采用膳食进行补充。

维生素D的主要食物来源包括高脂海水鱼及其鱼卵、动物肝脏、蛋黄、奶油和奶酪等动物性食品。鱼肝油是最常见的维生素D补充剂。瘦肉、奶、坚果中仅含微量的维生素D,牛奶和人奶中的维生素D含量很少,蔬菜、谷物及其制品、水果几乎不含维生素D。我国不少地区使用维生素A、D强化牛奶,使维生素D缺乏症得到了有效的控制。

三、维生素E

1. 性质

维生素E溶于酒精、脂肪和脂溶剂,对热及酸稳定,即使加热至200℃亦不被破坏。但维生素E对氧十分敏感,易被氧化破坏,油脂酸败加速对维生素E的破坏。维生素E对碱和紫外线敏感。

食物中的维生素E在一般烹调条件下损失不大,但较长时间的煮、炖、油炸造成的脂肪氧化,都有可能使维生素E活性明显降低。干燥脱水食品中的维生素E更容易被氧化。

2. 生理功能

维生素E的主要生理功能如下:

(1)抗氧化作用。

(2)预防衰老。

(3)与动物的生殖功能和精子生成有关。

(4)调节血小板的黏附力和聚集作用。

另外,维生素E还具有促进肌肉正常生长发育,治疗贫血等作用。

3. 缺乏症与过多症

维生素E缺乏症在人类极为少见,表现为溶血性贫血。低的维生素E营养状况可能增加发生动脉粥样硬化、癌症(如肺癌、乳腺癌)、白内障以及其他老年退行性病变的危险性。

维生素E摄入过多没有明显的毒性症状。

4. 参考摄入量和食物来源

中国营养学会2000年修订的《中国居民膳食营养素参考摄入量》标准中,推荐的维生素 E 的适宜摄入量为 14mg $\alpha$ - 生育酚/d,大约折合维生素 E 30mg/d。当多不饱和脂肪酸摄入量增多时,相应地应增加维生素 E 的摄入量,一般每摄入 1g 多不饱和脂肪酸,应相应摄入 0.4mg 维生素 E。如考虑到预防慢性病,可以营养补充剂的形式供给更高剂量的维生素 E。

维生素 E 在自然界中分布甚广,一般情况下人体不会缺乏。食用油脂中总生育酚质量分数最高,为 72.37mg/100g,维生素 E 质量分数较高的食品还有麦胚等谷类食物,约为 0.96mg/100g;蛋类、鸡(鸭)肫、豆类、硬果、植物种子、绿叶蔬菜中含有一定量的维生素 E;肉、鱼类动物性食品、水果及其他蔬菜维生素 E 的质量分数较低。奶类总生育酚质量分数很少,只有 0.26mg/100g。

### 问题三　水溶性维生素的性质、生理功能、缺乏与过量症状是什么?

水溶性维生素包括维生素 C 和 B 族维生素(维生素 $B_1$、维生素 $B_2$、维生素 $B_6$、维生素 $B_{12}$、烟酸、叶酸、泛酸、生物素等)。

一、维生素 C

1. 性质

维生素 C,又名抗坏血酸,是不稳定的维生素,温度、pH 值、氧、酶、金属离子、紫外线等因素都可影响其稳定性。

2. 生理功能

维生素 C 的主要生理功能如下:

(1)促进生物氧化还原过程,维持细胞膜完整性。

(2)作为酶的辅助因子或辅助底物参与多种重要的生物合成过程。

(3)促进类固醇的代谢。

(4)改善对铁、钙和叶酸的利用。

(5)促进伤口愈合。

另外,维生素 C 还参与将非活性形式的叶酸转变为有活性的四氢叶酸,使叶酸能够发挥作用的活动。维生素 C 还可促进机体抗体的形成,提高白细胞的吞噬作用,对铅、苯、砷等化学毒物和细菌毒素具有解毒作用,还可阻断致癌物质亚硝胺的形成。

3. 缺乏症与过多症

当人体维生素 C 摄入严重不足时,可引起坏血病,表现为疲劳倦怠、皮肤出现淤点、毛囊过度角化,继而出现牙龈肿胀出血,眼球结膜出血,机体抵抗力下降,伤口愈合迟缓,关节疼痛,同时伴有轻度贫血以及多疑、抑郁等神经症状。

维生素 C 的毒性很低。但是一次口服数克时可能会出现高尿酸、腹泻、腹胀、溶血等症。1996 年国际生命科学学会提出人体安全摄入量上限为 1000mg/d。吸烟者对维生素 C 需要量比非吸烟者高 40%。服用某些药物如阿司匹林和避孕药,以及心理紧张和高温环境下,都可能使机体对维生素 C 的需要量增加。

4. 参考摄入量和食物来源

我国居民维生素 C 的推荐摄入量如表 1 – 10 所示。

表 1 – 10　　　　　　　　　　维生素 C 的推荐摄入量　　　　　　　　　　单位:mg/d

| 人群 | 0 岁 | 0.5 岁 | 1 岁 | 4 岁 | 7 岁 | 11 岁 | 14 ~ 50 岁 | 孕妇 | 乳母 |
|------|------|--------|------|------|------|-------|-----------|------|------|
| RNI | 40 | 50 | 60 | 70 | 80 | 90 | 100 | 100 ~ 130 | 130 |

抗坏血酸主要存在于新鲜的蔬菜和水果中,如柿子椒、番茄、菜花、苦瓜及各种深色叶菜类,水果中的柑橘、柠檬、青枣、山楂等维生素 C 质量分数非常高,可达 30 ~ 100mg/100g。猕猴桃、沙棘、刺梨等维生素 C 质量分数尤为高,可达 50 ~ 100mg/100g 以上。除动物肝、肾、血液外,牛奶和其他动物性食品质量分数甚微。植物种子(粮谷、豆类)几乎不含维生素 C,但豆类发芽后形成的绿豆芽、黄豆芽则含有维生素 C。

二、硫胺素

1. 性质

硫胺素又称维生素 $B_1$ 或抗脚气病维生素,是人类发现最早的维生素之一。

常见的硫胺素以盐酸盐的形式存在,略带酵母气味,易溶于水,微溶于乙醇。硫胺素在干燥和酸性溶液中稳定,对温度和氧气也较稳定,但在熔点(249℃)时容易分解。在紫外线照射下或碱性环境中硫胺素会加速分解破坏,铜离子会加快硫胺素的分解。烹调食品时如果加碱过多,或油炸食品温度过高,都会导致硫胺素的大量损失。

2. 生理功能

硫胺素在肝脏被磷酸化,成为焦磷酸硫胺素,并以此构成重要的辅酶参与机体代谢。硫胺素在体内参与 α – 酮酸的氧化脱羧反应,对糖代谢十分重要。

另一方面,硫胺素还作为转酮酶的辅酶参与磷酸戊糖途径的转酮反应,这是唯一能产生核糖以供合成 RNA 的途径。

3. 缺乏症

硫胺素在体内贮存量极少,若摄入不足可引起硫胺素缺乏症,即脚气病。如人长期以精白米面为主食,缺乏其他副食补充;机体处于特殊生理状态而未及时补充营养;肝损伤、酒精中毒等疾病,都可导致脚气病。人患脚气病,主要损害神经、血管系统,导致多发性末梢神经炎及心脏功能失调。发病早期可伴有疲倦、烦躁、头痛、食欲不振、便秘和工作能力下降等症状。

硫胺素摄入过量可由肾脏排出,其毒性非常低。目前,人类尚未有硫胺素中毒的记载。

4. 参考摄入量与食物来源

硫胺素的需要量与能量摄入量有密切关系。推荐的膳食摄入量为 0.5mg/4.2MJ（1000kcal），相当于可造成硫胺素缺乏症的数量的 4 倍，这个数量足以使机体保持良好的健康状态。但是，每日能量摄入不足 8.4MJ 的人，其硫胺素摄入量不应低于 1mg。

硫胺素的推荐摄入量：成人男性为 1.4mg/d，女性为 1.3mg/d，孕妇和乳母分别为1.5mg/d 和 1.8mg/d。

硫胺素广泛分布于整个动、植物界，并且可以多种形式存在于各类食物中。其良好来源是动物的内脏（肝、肾、心）、瘦肉、谷物、豆类和坚果，硫胺素质量分数为 0.4 ~ 0.7mg/100g。目前谷物仍为我国传统膳食中硫胺素的主要来源，未精制的谷类食物含硫胺素达 0.3 ~ 0.4mg/100g，过度碾磨制造精白米、精白面，会造成硫胺素大量丢失。除鲜豆外，蔬菜含硫胺素较少。

三、核黄素

1. 性质

核黄素又称维生素 $B_2$，为橙黄色针状结晶体，带有微苦味，水溶性较低。在酸性条件下对热稳定，加热到 100℃时仍能保持活性，在碱性环境中易被分解破坏。

食物中黄素蛋白等核黄素复合物在肠道经蛋白酶、焦磷酸酶水解而释放出来被吸收。胃酸和胆盐有助于核黄素释放，有利于核黄素的吸收。

2. 生理功能

核黄素是机体许多重要辅酶的组成成分。核黄素在体内以黄素单核苷酸和黄素腺嘌呤二核苷酸的形式，作为多种黄素酶类的辅酶，在生物氧化过程中起电子传递的作用，催化氧化还原反应，在呼吸链的能量产生中发挥极其重要的作用。

另外，核黄素还在氨基酸和脂肪氧化、嘌呤碱转化成尿酸、芳香族化合物的羟化、蛋白质与某些激素的合成以及体内铁的转运过程中发挥重要作用。

近年研究发现，核黄素具有抗氧化活性，对于机体抗氧化防御体系至关重要。核黄素还参与维生素 $B_6$ 和烟酸代谢。人体若缺乏核黄素会影响对铁的吸收。

3. 缺乏症

摄入不足和酗酒是核黄素缺乏最常见的原因。

人体核黄素缺乏症表现为疲倦、乏力，出现口角裂纹、口腔黏膜溃疡及地图舌等口腔症状，皮肤出现丘疹或湿疹性阴囊炎，脂溢性皮炎，眼部出现角膜毛细血管增生等。

长期缺乏核黄素，还可导致儿童生长迟缓，轻中度缺铁性贫血。核黄素辅酶参与叶酸、吡哆醛、尼克酸的代谢，因此在严重缺乏时常常伴有其他 B 族维生素缺乏的表现。

一般来说，核黄素溶解度低，肠道吸收有限，因而无过量或中毒的担忧。

4. 参考摄入量与食物来源

核黄素是许多氧化还原酶的成分，与体内能量代谢有关，人体热量需要量高时，核黄素的需要量也要相应增加,制定膳食核黄素摄入量,一般按热能摄入量计算,可按 $0.31 \sim 0.35mg/4.2$ MJ(1000kcal)计。

核黄素的良好食物来源主要是动物性食物,尤其是动物内脏如肝、肾、心以及蛋黄、乳类食物,鱼类以鳝鱼为好。植物性食物中则以绿叶蔬菜类如菠菜、韭菜、油菜及豆类为好。野菜的核黄素质量分数也较高,一般蔬菜中的核黄素质量分数相对较低。天然存在于谷类食物的核黄素质量分数与其加工精度有关,加工精度较高的粮谷的质量分数较低。由于我国居民的膳食构成以植物性食物为主,因此核黄素成为最容易缺乏的营养素之一。

### 四、烟酸

#### 1. 性质

烟酸,又称为维生素PP、尼克酸、抗癞皮病因子。

烟酸溶于水和乙醇,尼克酰胺的溶解性明显好于尼克酸。烟酸对酸、碱、光、热稳定,一般烹调造成的损失小,是性质最为稳定的一种维生素。

#### 2. 生理功能

烟酸在体内几乎参与细胞内生物氧化还原的全过程,起电子载体的作用。烟酸对DNA的复制、修复和细胞分化起重要作用,在维生素 $B_6$、泛酸和生物素存在下参与脂肪、类固醇的生物合成。

此外,烟酸还是葡萄糖耐量因子的重要成分,具有增强胰岛素效能的作用。另据资料显示,大剂量服用烟酸有降低血胆固醇、甘油三脂和扩张血管的作用。

#### 3. 缺乏症与过多症

烟酸缺乏症又称癞皮病,主要出现于以玉米、高粱为主食的人群中,损害皮肤、口、舌、胃肠道黏膜以及神经系统。其典型病例可有皮炎、腹泻和痴呆等。人体初期症状有体重减轻、食欲不振、失眠、头疼、记忆力减退等,重度缺乏时表现为皮肤、消化道和神经系统病变。烟酸缺乏常与硫胺素、核黄素缺乏同时存在。

人体过量摄入烟酸的副作用有皮肤发红、眼部感觉异常、高尿酸血症,偶见高血糖症。

#### 4. 参考摄入量与食物来源

人体烟酸的来源有两条途径,除了直接从食物中摄取外,还可在体内由色氨酸转化而来,平均约60mg色氨酸转化为1mg烟酸。

烟酸广泛存在于动植物性食物中,良好的来源为蘑菇、酵母,其次为动物内脏(肝、肾)、瘦肉、全谷、豆类等,绿叶蔬菜也含相当数量的烟酸。乳类和蛋类烟酸质量分数较低,但是含有丰富的色氨酸,在体内可以转化为烟酸。一些植物中的烟酸常与大分子结合而不能被哺乳动物吸收,如玉米、高粱中的烟酸有64% ~73%为结合型烟酸,不能被人体吸收,导致以玉米为主食的人群容易发生癞皮病。但是,结合型烟酸在碱性溶液中可以分离出游离烟酸,而被动物和人体利用。

五、维生素 B₆

1. 性质

维生素 B₆ 是一类含氮化合物,以磷酸盐的形式广泛分布于动、植物体内。

维生素 B₆ 易溶于水及酒精,对热较稳定,一般在酸性溶液中稳定,而在碱性环境中容易被分解破坏。

维生素 B₆ 主要在小肠吸收。吸收后的维生素 B₆ 以辅酶的形式分布于组织中,通常人体内含 $40 \sim 150mg$。

2. 生理功能

维生素 B₆ 是体内多种酶的辅酶,参与近百种酶反应。

此外,维生素 B₆ 还参与烟酸的形成,影响核酸和 DNA 的合成等。动物实验证实维生素 B₆ 可能对免疫系统有影响。

维生素 B₆ 摄入不足可导致维生素 B₆ 缺乏症。维生素 B₆ 缺乏症一般常伴有多种 B 族维生素摄入不足症状,主要表现为脂溢性皮炎、口炎、口唇干裂、舌炎,易激怒、抑郁等。

3. 参考摄入量与食物来源

美国食品与营养委员会建议人体每摄入 1g 蛋白质时,应摄入维生素 B₆0.02 mg,妊娠、哺乳期的人应适当增加。我国居民维生素 B₆ 的膳食参考摄入量推荐为 1.2mg/d。

维生素 B₆ 可以通过食物摄入和肠道细菌合成两条途径获得。虽然维生素 B₆ 的食物来源很广泛,但一般质量分数均不高。动物性食物中的维生素 B₆ 质量相对较高,植物性食物中维生素 B₆ 大多与蛋白质结合,不易被吸收。

含维生素 B₆ 质量分数较高的食物为白色的肉类(鸡肉、鱼肉等),其次为肝脏、蛋、豆类、谷类,水果和蔬菜中的维生素 B₆ 质量分数也较高,但柠檬类果实中的维生素 B₆ 质量分数较低,奶及奶制品质量分数低。

六、叶酸

1. 性质

叶酸为黄色结晶体,微溶于水,钠盐易溶于水,不溶于乙醇、乙醚及其他有机溶剂。叶酸在酸性溶液中对热不稳定,在中性和碱性条件下十分稳定,即使加热到 $100℃$,维持 1 小时也不被破坏。

2. 生理功能

叶酸在体内许多重要的生物合成中,作为一碳单位的载体发挥重要功能。

叶酸还可通过蛋氨酸代谢影响磷脂、肌酸、神经介质的合成;可促进苯丙氨酸与酪氨酸、组氨酸与谷氨酸、半胱氨酸与蛋氨酸的转化。叶酸还是构成血红蛋白的成分,可预防恶性贫血。

3. 缺乏症

人膳食摄入不足、酗酒等常导致叶酸缺乏。叶酸严重缺乏的典型临床表现为巨幼红细胞缺乏性贫血,患者出现红细胞成熟障碍,伴有红细胞和白细胞减少,还可能引起智力退化。叶酸缺乏还可导致癌前病变。

叶酸缺乏可使同型半胱氨酸向蛋氨酸转化出现障碍,进而导致同型半胱氨酸血症。已经证实,同型半胱氨酸对血管内皮细胞有毒害作用,导致动脉粥样硬化及心血管疾病。此外,孕妇在孕期早期缺乏叶酸,会导致胎儿神经管畸形,并使得孕妇的胎盘早剥现象发生率明显升高。

人体叶酸缺乏还有身体衰弱、精神委靡、健忘、失眠、胃肠功能紊乱和舌炎等症状。儿童可见有生长发育不良。

4. 参考摄入量和食物来源

叶酸的摄入量以膳食叶酸当量(DFE)表示。食物叶酸的平均生物利用率为50%,叶酸补充剂与膳食叶酸混合时的生物利用率为85%,相当于膳食叶酸的1.7倍。

成人每日需要叶酸400μg,妊娠和哺乳期间叶酸需要量明显增加。妊娠期人体叶酸推荐摄入量规定为600μg/d,哺乳期为500μg/d。叶酸广泛存在于动植物性食物中,其良好来源为肝、肾、绿叶蔬菜、马铃薯、豆类、麦胚、坚果等。

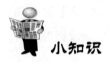

**小知识**

### 服用维生素的六大误区

误区一:维生素吃得越多,越有助于健康

维生素是人体营养的重要来源,与人体健康关系密切,但并非可以无限量地服用。水溶性维生素如维生素B、维生素C能够随尿液排出体外,但在排泄之前,它们要经过人的机体组织,服用过量则有损健康。脂溶性维生素如维生素A、维生素D、维生素E、维生素K等容易沉淀在脂肪组织和肝脏中,服用过量可引起中毒。

误区二:素食者摄入的维生素更多

必须承认维生素大都存在于蔬菜水果中,但是经医学调查发现,只靠吃植物性食品摄取营养的素食者,容易患维生素D和维生素$B_{12}$缺乏症。维生素D和维生素$B_{12}$存在于肉制品及蛋奶制品中,所以平时多喝一些牛奶,吃一些蛋类,可保证维生素全面摄入。

误区三:服用大量维生素 A 对眼睛有好处

维生素 A 是防治夜盲症的良药。但人长期大量服用,就会出现毛发干枯或脱落,皮肤干燥瘙痒,食欲不振,体重减轻,四肢疼痛,贫血,恶心呕吐等中毒现象。维生素 A 能够顺利地通过胎盘屏障,因而准妈妈补充维生素 A 时剂量不能过大,补充过多不仅对母体不利,也会影响到胎儿的生长发育。

误区四:儿童多吃维生素 E 有好处

过去,普遍认为维生素 E 的毒性极低,即使大量长时间地服用也无须考虑其不良反应。其实不然,目前已经发现过量摄入维生素 E,反而会加重组织的过氧化物质的生成,并引起或加重其他维生素的缺乏。大量的维生素 E 可引起短期的胃肠道不适,婴儿大量摄入维生素 E 可使坏死性小肠结肠炎发生率明显增加。

误区五:多吃维生素 D 可以壮骨、补钙

这种认识是极其错误的。人体对维生素 D 的耐受性并不相同,儿童每日摄入量更是不能超过400mg。妊娠期和婴儿初期人体过多摄取维生素 D,可引起婴儿出生体重过低。严重者伴有智力发育不良及骨硬化。每天多晒晒太阳,人体皮肤就能够自行合成维生素 D,与其盲目补充,不如多晒太阳,做做户外运动。

误区六:每天服维生素 C 能预防心脏病

医生建议,每天摄取大约80mg 维生素 C 就能满足身体的需要。如果过量服用就有可能导致腹泻、牙龈出血,甚至加速肾结石形成以及造成心脏循环系统方面的疾病。

大量维生素 C 可降低血中含铜量,孕妇过量补充,胎儿出生后易患坏血病。

(资料来源:百度百科,有删改。)

# 任务五　认识矿物质

**问题一　什么是矿物质? 它是怎样分类的? 分别有哪些特点?**

矿物质(又称无机盐),英文名为 mineral。矿物质是人体内无机物的总称,是地壳中自然存在的化合物或天然元素。矿物质和维生素一样,是人体必需的元素。矿物质是无法在人体自身产生、合成的,人体每天矿物质的摄取量也是基本确定的,但随年龄、性别、身体状况、环境、工作状况等因素有所不同。

人体重量中的96%是有机物和水分,4%是无机元素。人体内有50多种矿物质,在这些无机元素中,已发现有20种左右的元素是构成人体组织、维持生理功能、生化代谢所必需的,除碳、氢、氧、氮主要以有机化合物形式存在外,其余均称为无机盐或矿物质。

**一、矿物质的分类**

按照矿物质在人体内的含量和膳食中的需要量不同,矿物质分为常量元素和微量元素两大类。

**1. 常量元素**

一般来说,在人体中,元素的含量在0.01%以上的称为常量元素(也称主要元素或宏量元素),即氧、碳、氢、氮、硫、磷、钙、钠、钾、氯和镁等11种元素。它们构成人体总重量的99.95%。其中前6种是蛋白质、脂肪、碳水化合物与核酸的主要成分,占人体总重量的94%,又称基本构成元素;后5种是人体体液的必需成分,又称常量矿物元素。一般把钙、磷、硫、钾、钠、氯和镁称为必需常量矿物元素。

**2. 微量元素**

人体中含量在0.01%以下的称为微量元素(或者痕量元素)。目前已发现人体必需的或可能必需的微量元素有铁、锰、钴、铜、锌、硒、钼、碘、氟、钒、镍、砷、铬、锂、硅、锡等16种,另一类微量元素是必需性尚不明确的微量元素。另外铅、镉、汞、砷、铝、锡和锂低剂量,可能具有功能作用,并具有潜在的毒性。

无机盐既存在于植物性食物中,也存在于动物性食物中。植物性食物中的无机盐来自土壤,动物需要的无机盐可从植物性食物中获得,或可通过直接供给动物所需要的无机盐来获得。人类主要是从植物性食物和动物性食物中摄取无机盐,以满足人体的正常需要。

**二、矿物质的特点**

矿物质的主要特点是:

(1)矿物质在体内不能合成,每天必须从食物和饮水中摄取。摄入体内的矿物质经过机体的新陈代谢,每天都有一定数量从人的粪、尿、汗、头发、指甲及皮肤黏膜脱落而排出体外,因此矿物质必须不断地从膳食中供给。

(2)矿物质在体内分布极不均匀。如钙和磷主要分布在骨骼和牙齿,铁分布在红细胞,碘集中在甲状腺,钴分布在造血系统,锌分布在肌肉组织等。

(3)矿物质相互之间存在协同或拮抗作用。如膳食中钙和磷比例不合适,可影响这两种元素的吸收;过量的镁干扰钙的代谢,过量的锌影响铜的代谢,过量的铜可抑制铁的吸收。

(4)某些微量元素在体内需要量很少,但其生理剂量与中毒剂量范围较窄,摄入过多易产生毒性作用,如硒易因摄入过量引起中毒,对硒的强化应注意用量不宜过大。

**问题二　矿物质的生理功能有哪些?**

矿物质(无机盐)不能产生热能,但无机盐在人体内有十分重要的营养生理功能,归纳起来有以下五个方面：

（1）构成机体组织的重要成分，如钙、磷、镁构成骨骼、牙齿等。人体缺乏钙、镁、磷、锰、铜，可能引起骨骼或牙齿不坚固。

（2）为多种酶的活化剂、辅因子或组成成分，如：钙为凝血酶的活化剂、锌为多种酶的组成成分。

（3）为某些具有特殊生理功能物质的组成部分，如：碘为甲状腺素的组成成分，铁为血红蛋白的组成成分。

（4）维持机体的酸碱平衡及组织细胞渗透压。酸性无机盐（氯、硫、磷）和碱性（钾、钠、镁）无机盐适当配合，加上重碳酸盐和蛋白质的缓冲作用，维持着机体的酸碱平衡；无机盐与蛋白质一起维持组织细胞的渗透压；缺乏铁、钠、碘、磷可能会引起疲劳等。

（5）维持神经肌肉兴奋性和细胞膜的通透性：钾、钠、钙、镁是维持神经肌肉兴奋性和细胞膜通透性的必要元素。人体内矿物质不足可出现许多症状。

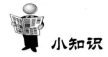 小知识

### 人为什么会缺乏矿物质

正常情况下的人体可以通过平衡多样化的膳食，得到矿物质的良好补充。但是由于各种原因，人体也会发生矿物质缺乏。目前导致我国居民矿物质缺乏的主要因素如下：

一、不健康饮食方式

矿物质在食物中的含量不同，人体每天均有一定量的损耗，只有通过平衡和多样化膳食，才能够得到良好的补充。海产品、动物性食物、五谷杂粮、坚果类食物的矿物质含量丰富。动物性食品不仅比植物性食品富含锌、铜、铁等必需微量元素，而且吸收利用率也比较高。如果有偏食、挑食、素食、饮食过于精细等习惯，就容易发生矿物质缺乏。酗酒、抽烟等也会干扰矿物质的吸收利用。

二、食物加工不当

谷类食品中的矿物质主要存在于谷物的外皮和胚芽当中，如果加工过于精细，谷物外皮和胚芽中的矿物质就随糠麸一起丢失。水果和蔬菜削皮，过分淘洗米和菜，蔬菜切得过碎，烹调时间过长，也会使所含矿物质损失增加。

三、食物中含拮抗物质

食物中，草酸盐、植酸盐能够与钙、铁、锌、镁等金属元素结合，形成人体难以吸收

的盐类,从而降低人体对矿物质的吸收利用。如菠菜、柿子、苋菜、竹笋、茶叶含草酸、植酸、鞣酸较多,能干扰矿物质的吸收。膳食纤维、茶叶和咖啡中的酚类化合物干扰铁的吸收。食品发酵能破坏这些拮抗物质,提高矿物质的利用率。

### 四、矿物质之间相互干扰

一些矿物质在体内含量过高时,会干扰其他元素,如钙、磷、镁、铁、锌、铜等的吸收。又如镉、汞、银可干扰铜的吸收,铅能干扰锌、铁的吸收利用,钙、磷可干扰铁、铜的吸收利用,硫离子和多价磷酸盐能与铜、锌结合,影响铜、锌的吸收。

### 五、特殊生理需要

人体处于迅速生长发育期、妊娠和哺乳期、某些疾病的恢复期,或是运动量过大、劳动强度过大时,对矿物质的需求量都会显著增加,如不及时补充就会导致体内矿物质的缺乏。高温作业或在炎热的夏季,人体大量出汗可造成钠、钾、氯等元素的丢失,如不及时补充,也会导致体内矿物质缺乏。

某些消化系统疾病,如严重的腹泻、呕吐会使体内矿物质丢失加重,造成缺乏;胃肠道功能低下、手术切除部分胃肠道、肾脏疾病、内分泌功能紊乱等,也会导致矿物质的吸收障碍或排泄增加,使得体内矿物质缺乏。

特殊的地理环境中元素分布不均衡,某些地区的环境致当地的食物和饮水天然缺乏某些矿物质。如我国有些地区发生的克汀病、克山病就是由于当地环境中缺乏碘、硒造成的。

(资料来源:百度百科,有删改。)

**问题三　常量元素有哪些?其生理功能、吸收与排泄特点、参考摄入量与食物来源分别是怎样的?**

### 一、钙

钙是人体质量分数最多的矿物质元素之一。

成年人体内钙总量达 850~1200g,相当于体重的 1.5%~2.0%。其中 99% 的钙集中在骨骼和牙齿,少量为无定形钙。其余 1% 的钙以结合或离子状态存在于软组织、细胞外液和血液中,称为混溶钙池。这部分钙与骨骼钙维持着动态平衡,是维持体内细胞正常生理状态所必需的。人体内有相当强大的保留钙和维持细胞外液中钙浓度的机制,当膳食中的钙元素严重缺乏或机体发生钙异常丢失时,可通过骨脱钙化纠正低钙血症,保持血钙的稳定。

1. 生理功能

(1)构成骨骼和牙齿。骨骼和牙齿是人体中含钙最多的组织。

(2)维持神经与肌肉活动。这些活动包括神经肌肉的兴奋、神经冲动的传导、心脏的正常搏动等。如血钙增高可抑制神经肌肉的兴奋性,反之则引起神经肌肉兴奋性增强,导致手足抽搐。

(3)激活体内某些酶的活性。钙对许多参与合成、转运的酶都有调节作用,如三磷酸腺苷酶、琥珀酸脱氢酶、脂肪酶以及一些蛋白质分解酶等。

此外,钙还参与血凝过程、激素分泌、维持体液酸碱平衡以及细胞内胶质稳定等。

2. 吸收与排泄

(1)吸收。钙在小肠通过主动转运与被动(扩散)转运吸收。

钙吸收率为20%～60%。凡能降低肠道 pH 值或增加钙溶解度的物质均促进钙的吸收;凡能与钙形成不溶性物质的因子,均干扰钙的吸收。

钙的吸收率受膳食中草酸盐与植酸盐的影响,它们可与钙结合形成难以吸收的钙盐类物质。

膳食纤维也会干扰钙的吸收,可能是其中的糖醛酸残基与钙结合所致。脂肪摄入量过高,可使大量脂肪酸与钙形成钙皂,从而影响钙的吸收。

对钙吸收有利的物质包括维生素 D、乳糖、蛋白质等。

此外,钙的吸收还与机体状况有关。

(2)排泄。钙的排泄主要通过肠道与泌尿系统。大部分钙通过粪便排出,每日排入肠道的钙大约为400mg,其中有一部分可被重新吸收。正常膳食时,钙从尿中排出量约为摄入量的20%。钙也可通过汗、乳汁等排出,如高温作业者每日汗中丢失钙量可高达1g左右。乳母通过乳汁每日排出的钙为150～300mg。

3. 参考摄入量与食物来源

钙的适宜摄入量(AI)标准以及食物来源分别如表1-11、表1-12 所示。

**表1-11**                 **钙的适宜摄入量标准**              单位:mg/d

| 人群 | 婴儿 | 儿童 | 青少年 | 成人 | 老年 | 孕妇 | 乳母 |
|------|------|------|--------|------|------|------|------|
| AI | 300～400 | 600～800 | 1000 | 800 | 1000 | 1000～1200 | 1200 |

**表1-12**                 **富含钙的食物**              单位: mg/100g

| 食物 | 含量 | 食物 | 含量 | 食物 | 含量 |
|------|------|------|------|------|------|
| 虾皮 | 991 | 苜蓿 | 713 | 酸枣棘 | 435 |
| 虾米 | 555 | 荠菜 | 294 | 花生仁 | 284 |
| 河虾 | 325 | 雪里红 | 230 | 紫菜 | 264 |
| 泥鳅 | 299 | 苋菜 | 187 | 海带(湿) | 241 |
| 红螺 | 539 | 乌塌菜 | 186 | 黑木耳 | 247 |
| 河蚌 | 306 | 油菜苔 | 156 | 全脂牛乳粉 | 676 |
| 鲜海参 | 285 | 黑芝麻 | 780 | 酸奶 | 118 |

钙无明显毒作用,摄入过量会有增加肾结石的危险性,并干扰铁、锌、镁、磷等元素的吸收利用。由于目前社会上滥补钙的现象时有发生,为安全起见,我国规定,标准成人钙的可耐受最高摄入量(UL)为2g/d。

钙的摄入应考虑两个方面,即食物中钙的质量分数与吸收利用率。

二、磷

磷是人体质量分数较多的元素之一。在成人体内质量分数为650g左右,占体内无机盐总量的1/4,平均占体重1%左右。人体内85%～90%的磷以羟基磷灰石形式存在于骨骼和牙齿中。其余10%～15%与蛋白质、脂肪、糖及其他有机物结合,分布于几乎所有组织细胞中,其中一半左右存在于肌肉中。

磷在体内代谢受维生素D、甲状旁腺素以及降钙素调节。

1. 生理作用

(1)构成骨骼、牙齿以及软组织。

(2)调节能量释放。

(3)构成生命物质成分。

(4)酶的重要组成成分。

(5)促进物质活化,以利于体内代谢的进行。

此外,磷酸盐还参与调节酸碱平衡。磷酸盐能与氢离子结合,以不同形式、不同数量的磷酸盐类从尿中排出,从而调节体液的酸碱度。

2. 吸收与排泄

磷的吸收与排泄大致与钙相同。磷主要在小肠吸收,人体摄入混合膳食时,吸收率达60%～70%。

膳食中的磷主要以有机物形式存在,摄入后在肠道磷酸酶的作用下游离出磷酸盐,并以磷酸盐的形式被吸收。植酸形式的磷不能被机体充分吸收利用。此外,人的年龄愈小,磷的吸收率愈高。

3. 参考摄入量和食物来源

磷的需要量与人体的年龄关系密切,同时还取决于蛋白质摄入量。据研究,维持体内生理平衡时需要磷的量为520～1200mg/d。其无可观察到副作用水平为1500mg。磷的适宜摄入量如表1－13所示。

表1－13　　　　　　　　　　　磷的适宜摄入量　　　　　　　　　　　单位:mg/d

| 人群 | 0岁 | 半岁 | 1岁 | 4岁 | 7岁 | 11岁 | 14岁 | 18岁 | 50岁 |
|------|-----|------|-----|-----|-----|------|------|------|------|
| AI | 150 | 300 | 450 | 500 | 700 | 1000 | 700 | 700 | 700 |

磷的来源广泛,一般都能满足人体所需。磷是与蛋白质并存的,并含在蛋白质和钙丰富的肉、鱼、禽、蛋、乳及其制品中,如瘦肉、蛋、奶、动物肝脏、肾脏,磷的质量分数

很高;海带、紫菜、芝麻酱、花生、坚果含磷也很丰富。粮食中磷为植酸磷,不经加工处理利用率较低。蔬菜和水果含磷较少。如表 1 - 14 所示为富含磷的食物。

表 1 - 14　　　　　　　　　　　富含磷的食物　　　　　　　　　　　单位:mg/d

| 食物 | 含量 | 食物 | 含量 | 食物 | 含量 |
| --- | --- | --- | --- | --- | --- |
| 紫菜 | 710 | 香菇 | 414 | 花生 | 399 |
| 鸡蛋黄 | 532 | 奶粉 | 883 | 鸡 | 189 |
| 甲鱼 | 430 | 蟹 | 616 | 瘦肉 | 177 |
| 牛奶 | 195 | 青鱼 | 246 | | |

**问题四　微量元素有哪些? 其生理功能、吸收与代谢特点、参考摄入量与食物来源分别是怎样的?**

一、铁

铁是人体必需微量元素中质量分数最高的一种,总量为 4 ~ 5g。

铁主要以功能性铁的形式存在于血红蛋白、肌红蛋白以及含铁酶中,占体内总铁量的 60% ~ 75%,其余则以铁蛋白等形式贮存于肝、脾、骨髓中,约占 25%。

1. 生理作用

铁的最主要功能是构成血红蛋白、肌红蛋白,参与组织呼吸过程。

铁还参与人体许多重要的生理功能,如参与过氧化物酶的组织呼吸过程,促进生物氧化还原反应的进行;促进 $\beta$ - 胡萝卜素转化为维生素 A、嘌呤与胶原的合成、抗体的产生、脂类从血液中转运以及药物在肝脏的解毒等。

铁还对血红蛋白和肌红蛋白起呈色作用,在食品加工中具有重要作用。

2. 吸收与代谢

人体铁的来源有两条途径:一是从食物中摄取,二是再次利用血红蛋白被破坏时释放出的血红蛋白铁。人体对铁的吸收利用率很低,只有 10% ~ 20%。

影响铁的吸收利用率的因素主要有:

(1)铁的存在形式。二价铁盐比三价铁盐更容易被机体利用。

(2)食物成分。维生素 C、核黄素、某些单糖、有机酸、动物蛋白有促进非血红素铁吸收的作用。

(3)肉因子。动物肉类、肝脏可促进铁吸收,一般将肉类中可提高铁吸收利用率的因素称为“肉因子”或“肉鱼禽因子”。

(4)生理因素。体内铁的需要量与贮存量对血红素铁或非血红素铁的吸收都有影响。当贮存量多时,铁吸收率降低;反之贮存量低,需要量及吸收率增高。随着人的年龄增长,铁的吸收率下降。

3. 参考摄入量与食物来源

我国建议铁的膳食适宜摄入量如表 1 – 15 所示。其无可观察到副作用水平为 65mg(UL50mg)。

表 1 – 15　　　　　　　　铁的膳食适宜摄入量　　　　　　　　单位:mg/d

| 人群 | 儿童 | 青少年 | 成人 | 孕妇 | 乳母 |
| --- | --- | --- | --- | --- | --- |
| AI | 10 | 20 | 15 | 35 | 25 |

食物含铁量通常都不高(如表 1 – 16 所示)。但是,肉、禽、鱼类及其制品却是食物铁的良好来源,尤其是肌肉、肝脏、血液含铁量高,利用率高。海米、蟹黄、蛋黄、红糖等也是铁的良好来源。植物性食品以豆类、硬果类、山楂、草莓、发菜、口蘑、黑木耳、紫菜、莲子、糯米等含铁较多。蔬菜含铁量不高,油菜、苋菜、菠菜、韭菜等含有植酸等,铁的利用率不高。

表 1 – 16　　　　　　　　富含铁的食物　　　　　　　　单位:mg/100g

| 食物 | 含铁量 | 食物 | 含铁量 | 食物 | 含铁量 | 食物 | 含铁量 |
| --- | --- | --- | --- | --- | --- | --- | --- |
| 稻米 | 2.3 | 芹菜 | 0.8 | 芝麻酱 | 58.0 | 大油菜 | 7.0 |
| 核桃仁 | 3.5 | 玉米 | 1.1 | 红小豆 | 7.4 | 虾米 | 11.0 |
| 桂圆 | 44.0 | 大豆 | 8.2 | 标准粉 | 3.5 | 鸡蛋 | 2.0 |
| 猪肉(瘦) | 3.0 | 玉米 | 1.1 | 大豆 | 8.2 | 猪肝 | 22.6 |
| 干红枣 | 1.6 | 绿豆 | 6.5 | 黑木耳 | 97.4 | 大白菜 | 4.4 |
| 菠菜 | 2.5 | 带鱼 | 1.2 | 芹菜 | 0.8 | 海带(干) | 4.7 |

 小知识

### 甘蔗——补铁补血效果真的不错

甘蔗是人们喜爱的冬令水果之一,其含糖量十分丰富,为18%～20%。值得一提的是,甘蔗的糖分是由蔗糖、果糖、葡萄糖构成的,极易被人体吸收利用。甘蔗还含有多量的铁、钙、磷、锰、锌等人体必需的微量元素,其中铁的含量特别多,每公斤达9mg,居水果之首,故甘蔗素有"补血果"的美称。

二、碘

人体内的碘含量为 20～50mg。甲状腺组织内含碘最多,约占体内总碘量的20%(约8mg)。其余的碘存在于血浆、肌肉、肾上腺和中枢神经系统等组织内。

1. 生理作用

碘在体内主要参与甲状腺素合成,故其生理作用也通过甲状腺素的作用表现出来。

机体缺乏碘,可导致甲状腺肿,幼儿缺碘还导致先天性生理和心理变化,引起呆小症。

2. 吸收与代谢

膳食与饮水中的碘基本以无机碘的形式存在,极易被吸收。

有机碘在人体肠道内被降解,释放出碘化物而被吸收,而约有80%的甲状腺素未经变化即可被吸收。

吸收的碘在人体内迅速转运至血浆。其中大约30%的碘被甲状腺利用,合成为甲状腺素,并被贮存于体内唯一贮存碘的甲状腺内。其余的碘则常与血液中蛋白质结合,遍布各组织。

在代谢过程中,甲状腺素分解脱离的碘部分被重新利用,部分通过肾脏排出体外,部分在肝内合成甲状腺素葡萄糖酸酯或硫酸酯,随胆汁进入小肠,从粪便排出体外。

体内的碘约90%由尿排出,近10%由粪便排出,通过其他途径如随汗液或通过呼吸排出的较少。哺乳妇女可从乳汁中排出一定量的碘(7~14μg/d)。

3. 碘缺乏症与碘过量症

人体碘缺乏时可造成甲状腺素合成与分泌不足,引起垂体促甲状腺激素代偿性合成与分泌增多,刺激甲状腺增生肥大,称为甲状腺肿。

甲状腺肿可由环境或食物缺碘造成,常为地区性疾病,称为地方性甲状腺肿。

若孕妇严重缺碘,可殃及胎儿发育,使新生儿生长损伤,尤其是损伤神经组织与肌肉组织,使其认知能力低下,造成呆小症。

如果人体摄入碘过高,也可导致高碘性甲状腺肿。

4. 参考摄入量与食物来源

人体对碘的需要量受年龄、性别、体重、发育及营养状况等影响。中国营养学会建议的供给量为:成人为150μg,孕妇为175μg,乳母为200μg。碘的无可观察到副作用水平为1000μg(UL850μg)。

人体所需的碘可由饮水、食物和食盐中获得,其中80%~90%由食物摄入。食物及饮水中碘的质量分数受各地土壤地质状况的影响。海洋是天然的"碘库",海洋食物往往含有丰富的碘,碘质量分数一般高于陆生食物,有些食物还具有聚碘的能力。含碘量丰富的食物有海带、紫菜等;鲜鱼、蚶干、蛤干、干贝、淡菜、海参、海蜇等含碘量也比较高。每百克海带(干)含碘24000μg,紫菜(干)含碘1800μg,淡菜(干)含碘1000μg,海参(干)含碘600μg。海盐含碘量一般在30μg/kg以上,但随着加工精度提高,海盐中含碘量会降低,有时低于5μg/kg。富含碘的食物如表1-17所示。

表 1 – 17　　　　　　　　　　　　　富含碘的食物　　　　　　　　　　　单位：μg/kg

| 名称 | 含碘量 | 名称 | 含碘量 |
|---|---|---|---|
| 海带(干) | 240000 | 蛏干 | 1900 |
| 紫菜(干) | 18000 | 干贝 | 1200 |
| 发菜(干) | 11000 | 淡菜 | 1200 |
| 鱼肝(干) | 480 | 海参(干) | 6000 |
| 蚶(干) | 2400 | 海蜇(干) | 1320 |
| 蛤(干) | 2400 | 龙虾(干) | 600 |

### 三、锌

锌是人体必需的微量元素。人体含锌量为 2 ~ 2.5g,主要存在于肌肉、骨骼、皮肤中。按单位重量含锌量计算,以视网膜、脉络膜、前列腺为最高,其次为骨骼、肌肉、皮肤、肝、肾、心、胰、脑和肾上腺等。

1. 生理作用

(1)作为酶的组成成分或作为酶的激活剂。

(2)促进生长发育与组织再生。

(3)作为味觉素的结构成分,促进食欲。

(4)参与创伤组织的修复。缺锌时伤口不易愈合,锌对于维持皮肤健康也是必需的。

(5)维护免疫功能。锌能直接影响胸腺细胞的增殖,使胸腺素分泌正常,以维持细胞免疫的完整。

2. 吸收与排泄

锌主要在小肠内被吸收,与血浆中的蛋白质或传递蛋白结合进入血液循环。锌的吸收率为 20% ~ 30%。

锌的吸收受许多因素的影响。高蛋白、中等磷酸质量分数的膳食有利于锌的吸收;维生素 D、葡萄糖、乳糖、半乳糖、柠檬酸有利于锌的吸收。

锌在体内代谢后,主要通过粪便、尿液排出。

3. 参考摄入量与食物来源

同位素实验研究发现,人体每日需要锌 6mg,考虑到不同膳食中锌的吸收率不同,其供给量亦有差异。若以我国居民膳食中锌的平均吸收率为 25% 计算,锌的推荐摄入量为:1 ~ 9 岁 10mg,成年男子 14.6mg,孕妇、乳母 20mg。锌的无可观察到副作用水平为 30mg。

锌的来源广泛,但动、植物性食物的锌质量分数和吸收率有很大差异。植物性食品由于含植酸盐、膳食纤维等较多,因此锌的吸收率较低。一般以动物性食物如贝壳类海产品、红色肉类、动物内脏等作为锌的良好来源。按每100g含锌量计算,牡蛎最高可达100mg以上,畜禽肉及肝脏、蛋类在2~6mg,鱼及其他海产品在1.5mg左右,畜禽制品为0.3~0.5mg。植物中,豆类及谷类含锌量为1.5~2.0mg,但利用率低,且在碾磨中质量分数下降,其中谷类发酵后,由于植酸减少,有利于锌的吸收。蔬菜及水果类中锌的质量分数较低,牛奶中锌的质量分数也较低。如表1-18所示为含锌较高的食物。

表1-18　　　　　　　　　　　　富含锌的食物　　　　　　　　　　　　单位:mg/100g

| 食物 | 含量 | 食物 | 含量 | 食物 | 含量 | 食物 | 含量 |
|------|------|------|------|------|------|------|------|
| 小麦胚粉 | 23.4 | 山羊肉 | 10.42 | 鲜赤贝 | 11.58 | 章鱼 | 5.18 |
| 花生油 | 8.48 | 猪肝 | 5.78 | 红螺 | 10.27 | 鲜扇贝 | 11.69 |
| 黑芝麻 | 6.13 | 海蛎肉 | 47.05 | 牡蛎 | 9.39 | 鸡蛋黄粉 | 6.66 |
| 口蘑白菇 | 9.04 | 蛏干 | 13.63 | 蚌肉 | 8.50 | | |

 **小知识**

### 锌与幼儿生长发育

锌对促进儿童身体及智力发育、增强体质很重要。人体缺锌可引起食欲减退、异食癖(如吃土、吃墙皮)、免疫功能降低;严重缺锌可导致认知行为改变,影响智力发育。但如果大量补锌,又会导致高锌血症,甚至锌中毒,同样危害健康。

根据孩子缺锌的程度,一般先采取食补的方法,如多吃海产品、肉类、动物肝脏、禽蛋等含锌丰富的食物,必要时可在医生的指导下服用葡萄糖酸锌等锌制剂进行补充治疗,疗程通常在2~3个月。父母切勿盲目给孩子补充锌制剂,尤其是含有多种微量元素的复合制剂,这是不科学的。服用锌制剂时,应当与其他元素制剂分开服用,以免相互竞争转运蛋白,抑制吸收。比如钙制剂会影响锌的吸收,所以宜早晚吃钙,中午吃锌,间隔3小时以上。

(资料来源:百度百科,有删节。)

四、硒

硒在人体内的质量分数很低,总量为14~20mg,广泛分布于所有组织和器官中,其中肝、胰、肾、心、脾、牙釉质等部位锌的质量分数较高,脂肪组织最低。

1. 生理作用

(1)起抗氧化作用。

（2）起解毒作用。

（3）保护心血管、维护心肌的健康。

（4）增强机体免疫功能。

此外，硒还有促进生长、保护视觉器官等作用。

2. 吸收与代谢

硒在小肠内吸收，无机硒与有机硒都易于被吸收，其吸收率都在50%以上。硒吸收率的高低与硒的化学结构、溶解度有关。如蛋氨酸中硒的吸收率大于无机形式的硒，溶解度大者吸收率也高。

硒被吸收后，通过与血浆蛋白结合被转运至各器官与组织中。代谢后大部分硒经尿排出，粪中的硒绝大多数为未被吸收的食物硒，少量为代谢后随胆汁、胰液、肠液一起分泌到肠腔的硒。此外，硒也可从汗中排出。

3. 参考摄入量与食物来源

硒缺乏可导致克山病与大骨节病。

我国根据膳食调查结果，确定预防克山病所需的硒最低日需要量为：男性19μg/d、女性14μg8/d。2000年中国营养学会提出硒的推荐摄入量为50μg/d（7岁以上人群）。

硒摄入过多可致中毒。如我国湖北恩施县的地方性硒中毒，与当地水土中硒的质量分数过高，导致粮食、蔬菜、水果中含高硒有关。硒的无可观察到副作用水平为200μg（UL400ug）。

食物中硒的质量分数受当地水土中硒的质量分数影响很大。食物中硒的分布规律为：动物＞鱼类＞肉类＞谷类和蔬菜。动物性食品肝、肾、肉类及海产品是硒的良好食物来源，蔬菜和水果含硒较少。食品进行加工可损失部分硒。

另外人体可以通过摄入酵母硒、硒代半胱氨酸等有机硒，亚硒酸钠等无机硒进行营养强化和补充。如表1-19所示为含硒较高的食物。

表1-19　　　　　　　　　　　　富含硒的食物　　　　　　　　　　　　单位：μg/100g

| 食物 | 含量 | 食物 | 含量 | 食物 | 含量 | 食物 | 含量 |
|------|------|------|------|------|------|------|------|
| 鱼子酱 | 203.09 | 青鱼 | 37.69 | 瘦牛肉 | 10.55 | 扁豆 | 32.00 |
| 海参 | 150.00 | 泥鳅 | 35.30 | 干蘑菇 | 39.18 | 甘肃软梨 | 8.43 |
| 章鱼 | 86.64 | 黄鳝 | 34.56 | 小麦胚粉 | 65.20 | 猪肉 | 11.97 |
| 牡蛎 | 77.10 | 鳕鱼 | 24.8 | 花豆（紫） | 74.06 | 蛏子 | 41.68 |
| 蛤蜊 | 57.77 | 猪肾 | 111.77 | 白果 | 14.50 | 鲜赤贝 | 55.14 |
| 鲜淡菜 | 57.35 | 猪肝（卤煮） | 28.70 | 豌豆 | 41.80 | 羊肉 | 32.20 |

五、铜

铜在人体内总量为50～200mg，分布于体内各器官组织中，以肝和脑中浓度最高，其他脏器相对较低。

1. 生理作用

(1)影响铁代谢,维持正常造血机能。

(2)促进人体结缔组织形成。

(3)保护机体细胞免受超氧离子的损伤。铜是超氧化物歧化酶的成分,能催化超氧离子成为氧和过氧化氢,有利于超氧化物转化,从而保护活细胞免受毒性很强的超氧离子的毒害。

此外,铜与生物合成儿茶酚胺、多巴以及黑色素有关,可促进正常黑色素形成,保持中枢神经系统的健康。

2. 吸收与代谢

铜主要在胃和小肠上部被吸收,吸收率约为40%,某些膳食成分如锌、铁、维生素C与果糖会影响铜的吸收。

吸收后的铜被运送至肝脏和骨骼等脏器与组织内,用以合成含铜蛋白和含铜酶。

铜在体内不是一种贮存金属,极易从肠道进入体内,又迅速从体内排出。正常人每日通过粪、尿和汗排出铜。约占总排出量80%的铜通过胆汁排出,其次为小肠黏膜,从尿中排出的量约为摄入量的3%。

3. 参考摄入量与食物来源

世界卫生组织(WHO)提出婴幼儿每日每公斤体重铜的需要量为80μg,儿童为40μg,成人为30μg。铜的适宜摄入量为2.0~3.0mg。

铜摄入过量常发生于误服大量铜盐、饮用与铜容器长时间接触的饮食物(多是饮料),常可致急性中毒,食用大量含铜较高的食物如牡蛎、动物肝、蘑菇等(每人2~5mg/d),尚未见慢性中毒现象。

铜的无可观察到副作用水平为9mg(UL10mg)。

铜广泛存在于各种食物中。牡蛎、贝类、坚果中铜的质量分数特别高(约为0.3~2mg/100g),含铜质量分数较高的还有肝、肾、鱼、麦芽与干豆类(0.1~0.3mg/100g)等,绿叶蔬菜含铜量较低,牛奶含铜也较少,而人奶中铜的质量分数稍高。

六、锰

人体内锰的总量为10~12mg,主要存在于肝脏、肾脏、胰和骨骼中,唾液和乳汁也有一定量的锰。

锰在人体内一部分作为金属酶的组成成分,一部分作为酶的激活剂起作用。含锰酶包括精氨酸酶、丙酮酸羧化酶、锰超氧化物歧化酶等,它们参与脂类、碳水化合物的代谢,也是蛋白质、DNA与RNA合成所必需的物质,当锰缺乏时,动物体内肝微粒体中脂类过氧化物就会出现增高现象。

人体缺乏锰(每人<350μg/d)还伴有严重的低胆固醇血症、体重减轻、头发和指

甲生长缓慢等现象。膳食中锰在小肠内吸收,吸收率不高,为2%~15%,个别为25%。膳食成分如钙、磷浓度高时,锰吸收率降低。当铁缺乏时,锰吸收率增高,反之也发现当锰缺乏时,铁吸收率提高。吸收入人体内的锰90%以上从肠道排出体外,尿中排出极少(1%~10%)。

中国营养学会提出成年男子锰的适宜摄入量为3.5mg/d。锰摄入过多可致人体中毒,损害中枢神经系统。但食物一般不易引起人锰中毒。锰的无可观察到副作用水平为10mg(UL10mg)。

茶叶含锰最为丰富,平均为15μg/g以上。含锰较多的食物还有坚果(>10μg/g)、粗粮(>5μg/g)、叶菜、豆类(2.5μg/g左右)。精制的谷类和肉蛋奶类较低(<2μg/g),但是其吸收和存留较多,也是锰的良好来源。

## 七、铬

铬在自然界有两种形式:三价铬和六价铬。三价铬是人体必需的微量元素,六价铬则对人体有毒性。铬在人体的量为5~10mg,主要存在于骨、皮肤、脂肪、肾上腺、大脑和肌肉中。铬在人体组织中的质量分数随年龄增长而降低。

铬在糖代谢中作为一个辅助因子对胰岛素起启动作用,已知铬是葡萄糖耐量因子的重要组成成分。铬还影响脂肪的代谢,有降低血清胆固醇和提高HDL胆固醇的作用,从而减少胆固醇在血管壁的沉积,可预防动脉粥样硬化。此外,铬还有促进蛋白质代谢和生长发育,增加免疫球蛋白等作用。

当人体铬摄入不足时,可导致生长迟缓,葡萄糖耐量损害,血糖、尿糖增加,易患糖尿病、高血脂症、冠心病等。

铬的安全和适宜摄入量,美国营养标准推荐委员会1989年建议为50~200μg/d。中国营养学会建议成年人铬的适宜摄入量为50μg/d,孕妇由于葡萄糖耐量明显高于非孕妇女,故应提高铬的供给量。铬的无可观察到副作用水平为1000μg/d(UL500μg/d)。

无机铬的吸收率很低(<3%),当与有机物结合时,其吸收率可提高至10%~25%。膳食中某些因素可影响铬的吸收率,抗坏血酸可促进铬的吸收,低浓度草酸盐(0.1mmol/L)可使体内铬含量增高,而植酸盐却明显降低其吸收率。膳食中高单糖与双糖不利于铬的吸收。铬代谢后主要由肾排出,少量经胆汁从肠道排出体外,皮肤、汗腺也有少量排泄。

铬的良好食物来源为肉类及整粒的粮食、豆类。乳类、蔬菜、水果中其质量分数低。啤酒酵母、干酵母、牡蛎、肝脏、蛋黄含铬量高,铬活性也大。粮食经加工精制后,铬的质量分数明显降低。白糖中铬的质量分数也低于红糖。

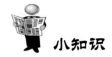

## 小知识

### 生活中常见的有害微量元素

微量元素的种类不仅包括对人体生命活动必不可缺的必需微量元素,还包括对人体有害的微量元素。环境科学的发展使人们认识到,由于环境污染,一些有害的微量元素能通过呼吸或饮食方式等侵入人体,对人体产生致畸、致突变、致癌的作用。

比如铅,我们在生活中随时都可能接触到如彩釉陶瓷、涂有颜色的儿童玩具、印有彩色画页的图书、彩色塑料、搪瓷、马口铁食具的焊锡、用金属罐烧制的爆米花等,这些都含有铅。铅对儿童的毒害作用尤为严重。古罗马的皇室贵族们喜欢将葡萄酒、果汁贮存于铅制器皿中,并用铅制成管子,引水入室,久而久之,造成铅中毒,妇女流产、死胎或不育,即使生了孩子,长大了也是低能儿。有的历史学家甚至认为,罗马帝国的衰亡,铅中毒是主要因素。

现代生活中,城市交通车水马龙,汽车排放的铅尘污染着城市大气;铅的冶炼,含铅制品的生产以及垃圾焚烧,也向大气释放着含铅化合物。尤其是汽车尾气,可以说是造成大气铅污染的罪魁。汽车尾气排放的铅尘,有三分之一沉降在道路两旁30m范围内,其余的则以溶胶状态悬浮于大气中。人体吸收铅尘后,大部分不易排出,它们进入人体血液,蓄积到骨骼、牙齿中,干扰血红素的合成,引起贫血,同时损害神经系统,严重时损害脑细胞。

再比如铝,生活中,人体摄入的铝约有99.7%来自食品、饮料和饮水,比如铝制酸性食品罐头、易拉罐啤酒和果汁、食品添加剂、铝箔包装的糖果、铝制炊具等。由于酸雨的危害,使土壤中溶出的铝增多,从而引起水中铝含量增高,人食用水后铝进入人体。另外,人们在净化水的过程中,向水中加入明矾(化学名称硫酸钾铝,化学式 $KAl(SO_4)_2 \cdot 12H_2O$),也增加了水中铝的含量。近年来多方面研究表明,现代人体内铝的含量比古代人高出一倍多。

目前,家庭中使用的铝制炊具很多,因此,为防止铝侵入人体,建议不要用铝制炊具烹调酸、碱性食物,不要用铝制容器长期存放食品。我国人民食用早点时爱吃油条,长期食用加入明矾炸制的油条是有害的。炸制油条最好使用无铝疏松剂。

砷、汞、镉是早就被人们认识了的有害微量元素。20世纪50年代,发生在日本的怪病"水俣病"、"痛痛病"等震惊世界的公害事件,就是由于水体受到汞和镉的污染造成的。

总之,我们对有害微量元素的来源、存在和侵入人体的途径要有所了解,不断增强环境保护意识。同时,饮食中多添加有益微量元素(比如锌、铁、硒、钼等)含量丰富的食物,这有助于体内有害微量元素的排出。

(资料来源:百度百科,有删改。)

# 任务六　走进水世界

人对水的需要量仅次于氧气,所以水是人体最重要的组成成分,也是占人体重量最多的一种化合物。水在人体内的含量随年龄、性别而异,对于新生儿,水占体重的75% ~ 80%,成年男子约为60%,成年女子为45% ~ 56%,这种男女之间的差异,与体内脂肪含量的多少有关。水与生命活动息息相关,人体内若损失水分10%时,许多正常的生理作用就会受到严重的影响。若体内损失水分20%时,就会引起狂躁、昏迷而导致死亡。

**问题一　水的生理功能有哪些?**

一、水是构成机体的重要成分

成年人体重的60%是由水组成的。血液、淋巴、脑脊液含水量高达90%以上;肌肉、神经、内脏、细胞、结缔组织等含水量为60% ~ 80%,脂肪组织和骨骼含水量在30%左右。

二、促进物质代谢过程

水参与各种物质代谢,是各种营养素的良好溶剂,能使许多物质溶解,有助于体内的化学反应。水的流动性大,有利于体内物质的运输,在营养物质的消化、吸收、生物氧化、循环、排泄等生理过程中起着重要作用。

三、调节体温

水的比热数值和蒸发数值比较大,当高温时,可经皮肤蒸发水分散热,这种性质有利于人体维持体温的正常。

四、机体的滑润剂

水是机体关节、肌肉和内脏器官的润滑剂,对人体组织和器官起保护作用。

**问题二　什么是水的代谢和平衡?**

人体在正常情况下,经皮肤、呼吸道、尿和粪便等形式将一定数量的水排泄到体外,因此应当补充相应数量的水。每人每天排出的水和摄入的水必须保持基本相等,这称为"水平衡"。

人体需要的水,约有一半来自饮料(饮水、汤),另一半则来自饭菜所含的水和食物在体内氧化时所产生的水,一般正常人水的出入量是平衡的。

### 问题三    人体对水的需要量是多少?其来源有哪些?

**一、水的需要量**

人体对水的需要量因气候、年龄、工作性质的不同而异。高温作业、夏季重体力劳动者,吃高蛋白质或油腻重的食物者需要多饮水。正常成年人每日供给水分的数量与其摄入热量约相等,如每日摄入热能2400kcal,则需摄入水分约为2400ml。

**二、水的来源**

1. 食物中含有的水

各种食物中均含有水,不同的食物含水量也不相同,成人每日从食物中摄取大约1000 ml水。

2. 饮水

人的饮水量因气温、劳动、生活习惯不同而异,成人每日饮水、汤、乳或其他饮料大约为1200ml。

3. 代谢水

代谢水即来自体内碳水化合物、脂肪、蛋白质代谢时氧化产生的水。来自代谢过程的水为200～400ml。

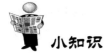

## 小知识

### 我国居民饮用水的种类及其水质标准

一、我国居民饮用水的种类

(一)自来水

自来水是最常见的生活饮用水,其水源一般来自江河湖泊,是属于加工处理后的天然水,为暂时硬水。

(二)纯净水

纯净水是蒸馏水、太空水的合称,是一种安全无害的软水。纯净水是以符合生活饮用水卫生标准的水为水源,采用蒸馏法、电解法、逆渗透法及其他适当的加工方法制得,纯度很高,不含任何添加物,可直接饮用。

(三)矿泉水

我国对饮用天然矿泉水的定义是:从地下深处自然涌出的或经人工开发的、未受污染的地下矿泉水,含有一定量的矿物盐、微量元素或二氧化碳气体,在通常情况下,其化学成分、流量、水温等动态指标在天然波动范围内相对稳定。与纯净水相比,矿泉水含有丰富的锂、锶、锌、溴、碘、硒和偏硅酸等多种微量元素,饮用矿泉水有助于人体对这些微量元素的摄入,并调节肌体的酸碱平衡。但饮用矿泉水应因人而异。由于矿泉水的产地不同,其所含微量元素和矿物质成分也不同,不少矿泉水含有较多的钙、镁、钠等金属离子,是永久性硬水。

（四）活性水

活性水包括磁化水、矿化水、高氧水、离子水、自然回归水、生态水等。这些水均以自来水为水源,一般经过过滤、精制和杀菌、消毒处理制成,具有特定的活性功能,并且具有相应的渗透性、扩散性、溶解性、代谢性、排毒性、富氧化和营养性功效。

（五）净化水

净化水是通过净化器对自来水进行二次终端过滤处理制得的。净化原理和处理工艺一般包括粗滤、活性炭吸附和薄膜过滤等三级系统,能有效地清除自来水管网中的红虫、铁锈、悬浮物等成分,降低浊度,达到国家饮用水卫生标准。但是,净水器中的粗滤装置要经常清洗,活性炭也要经常换新,时间一久,净水器内胆易堆积污物,繁殖细菌,形成二次污染。净化水易取得,是经济实惠的优质饮用水。

（六）天然水

天然水包括江、河、湖、泉、井及雨水。饮用这些天然水应注意水源、环境、气候等因素,判断其洁净程度。取自天然的水经过过滤、臭氧化或其他消毒过程的简单净化处理,既保持了天然性又达到洁净。在天然水中,泉水杂质少,透明度高、污染少,属暂时硬水,加热后,呈酸性碳酸盐状态的矿物质被分解,释放出碳酸气,口感特别微妙。然而,由于各种泉水的含盐量及硬度有较大的差异,也并不是所有泉水都是优质的,有些泉水含有硫磺,不能饮用。

二、我国的水质标准

（一）感官指标

色度不超过15度,浑浊度不超过5度,不得有异味、臭味,不得含有肉眼可见物。

（二）化学指标

pH值6.5~8.5,总硬度不高于25度,铁不超过0.3mg/L,锰不超过0.1mg/L,铜不超过1.0mg/L,锌不超过1.0mg/L,挥发酚类不超过0.002mg/L,阴离子合成洗涤剂不超过0.3mg/L。

（三）毒理指标

氟化物不超过1.0mg/L,适宜浓度0.5~1.0mg/L,氰化物不超过0.05mg/L,砷不超过0.05mg/L,镉不超过0.01mg/L,铬（六价,"价"表示铬的量词,六价以上铬有毒）不超过0.05mg/L,铅不超过0.05mg/L。

（四）细菌指标

细菌总数不超过 100 个/ml,大肠菌群不超过 3 个/L。

以上四个指标,主要是从饮用水最基本的安全和卫生方面考虑的。

（资料来源:百度百科,有删节。）

# 任务七　了解人体热能

## 问题一　什么是人体热能?

自然界存在着各种形式的能,如热能、光能、化学能、机械能、核能等。这些"能"彼此相互转化,并可做"功"。植物能把吸收到的太阳光和热能转变为化学能,以满足自身生长发育、开花结果的需要。食草类动物又利用植物中的化学能转化成自身需要的各种能。人类则是通过食用动、植物食物摄入化学能,并根据自身需要转变成热能、化学能和机械能等,用以维持生命,从事各种脑力和体力活动。人体所需要的热能不仅消耗在各种劳动、体育锻炼、文化娱乐等行为上,而且即使处于完全安静入睡的状态下,为保证心脏跳动的血液循环、胃肠蠕动、体温维持甚至做梦等也都要消耗一定的热能。

人体所需要的热能来自碳水化合物、脂肪、蛋白质三种生热营养素。从一段较长的时间来看,健康的成人从食物中摄取的热能与消耗的热能经常保持相对的平衡状态。一般情况下,一个人在 5 ~7 天内的热能需要与热能摄入之间存在着量的平衡关系,称为能量平衡,一旦这种平衡关系被破坏,就会影响到人体的新陈代谢。当摄入的能量超过人体需要时,一般就在体内贮存起来;当摄入能量不足时,机体就会动用自身储备的能量。人体贮存热能的主要形式是脂肪,因此,热能的储备与利用,可以在体重的增加或减少上表现出来。

## 问题二　怎样表示热能单位和生热系数?

### 一、热能的单位

热能的单位,习惯上用卡(cal)或千卡(kcal)来表示,在营养学上通常用千卡(kcal)表示,用以衡量机体所需要的能量和食物所产生的热,它比物理学上所用的热能单位卡(cal)大 1000 倍。1kcal 是 1000g 水由 15°C 上升到 16°C 所需要的能量或热量。

目前,国际上对所有形式的能(包括热能),均以焦耳(J)为计量单位。1 焦耳是用

1 牛顿力把 1 千克重量的物体移动 1 米所需要的能量。1000 焦耳（J）= 1 千焦耳（kJ）。1000 千焦耳（kJ）= 1（大焦耳、兆焦耳）（MJ），现在营养工作中也有以千焦耳或大焦耳表示热能单位的。两种热能单位的换算方法如下：

1 千卡（kcal）= 4.184 千焦耳（kJ）

1000 千卡（kcal）= 4184 千焦耳（kJ）= 4.184（大焦耳、兆焦耳）（MJ）

1 千焦耳（kJ）= 0.239 千卡（kcal）

1000 千焦耳（kJ）= 239 千卡（kcal）

1（大焦耳、兆焦耳）（MJ）= 239 千卡（kcal）

二、营养素的生热系数

实验证明，1g 蛋白质、脂肪和碳水化合物在弹式测热器内完全燃烧，它们产生的热能分别是：蛋白质 5.65kcal；脂肪 9.45 kcal；碳水化合物 4.1 kcal。脂肪、碳水化合物在体内生理氧化的最终产物与体外完全燃烧的产物一致，都是二氧化碳和水。因此，1g 碳水化合物和脂肪在体内生理氧化的热能与体外物理燃烧的热能相同。而蛋白质在体内不能完全氧化分解，其最终产物除二氧化碳和水外，还有尿素、肌酐及其他含氮物质。这些物质不再进行分解，而是随尿、汗等排出体外。每克蛋白质在体内氧化分解所产生的这部分含氮有机物，若在测热器内完全燃烧可产生 1.3 kcal 热量，故计算蛋白质在体内产生的热能时，应扣除这部分热能。此外，食物中的三种生热营养素，在人体内不可能全部被消化吸收。在普通混合膳食中，正常人对蛋白质、脂肪、碳水化合物的消化吸收率分别是 92%、95%、98%，因此，应扣去消化过程中的损失。这样，每克生热营养素在体内实际产生的热能（即生热系数）为：

蛋白质（5.65 − 1.3）× 92% = 16.7kJ/g（4kcal/g）

脂肪 9.45 × 95% = 37.7kJ/g（9kcal/g）

碳水化合物 4.10 × 98% = 16.7kJ/g（4kcal/g）

三、三磷酸腺苷（ATP）与能量代谢

产热营养素在体内最后都被氧化成为二氧化碳和水，并释放出热量，这个过程被称为生物氧化。在生物氧化过程中释放出的能量以 ATP 的形式贮存起来，当机体需要时，ATP 分解放出能量。所以，ATP 与能量代谢密切相关。

**问题三　影响人体热能需要量的因素有哪些？**

人体需要能量的多少，主要取决于以下几个方面：维持基础代谢需要的能量，从事劳动和各种体力活动所消耗的能量，食物特殊动力作用（Specific Dynamic Action，SDA）所消耗的能量，生长期、包括生长发育所需要的能量。其中最主要的是体力劳动所消耗的能量，其所占的比例较大。

一、维持基础代谢需要的能量

基础代谢所需要的能量是维持生命基（础）本活动所必需的能量。它是指机体在18℃～25℃室温环境中，处于空腹、安静、清醒、松弛、静卧的休息状态下，为维持体温，保证内脏器官和循环系统等最基本的生命活动所需要的最低能量。（空腹是指在进行基础代谢测定之前12～15小时停止进食。）

在同一牛理条件下，人体的基础代谢比较接近，但仍然受到许多因素的影响，如体型、年龄、性别、某些特殊生理状况等。其中，以体型的影响较大。人体的体型又与体表面积、身高、体重密切相关。

在正常条件下，相同的身高和体重，其体表面积基本一致。我国成年人的体表面积，一般用下列公式推算：

$$A(\text{m}^2) = 0.00659H(\text{cm}) + 0.0126W(\text{kg}) - 0.1603$$

式中，$A$、$H$、$W$分别表示体表面积（m²），身高（cm）及体重（kg）。

单位时间内人体每平方米体表面积所消耗的基础代谢热能称为基础代谢率（BMR），其单位是 kcal/m²/h。一般来说，基础代谢率与身体体表面积有关，同时还受年龄、性别、气候、疾病、营养状况、内分泌腺活动等因素的影响。例如，女子的基础代谢率比男子低2%～12%，老年人比成年人低10%～15%，儿童比成年人高10%～12%，妊娠期的基础代谢率随胎儿的生长而相应增加等。

因此，在实际工作中，人体每天的基础代谢常以体表面积乘以人体基础代谢率，再乘以24小时计算。

二、从事劳动和各种体力活动所消耗的能量

人体从事劳动和各种体力活动都要消耗热能，是热能消耗变化最大的部分。它直接受劳动的性质、强度、工作时间、动作熟练程度等诸因素的影响。劳动强度愈大，劳动时间愈长，劳动熟练程度愈差，消耗的热能就愈高。

按照劳动强度不同，把劳动分为五级：

1. 极轻体力劳动

这主要是指身体主要处于座位工作状态的劳动，如办公室工作、开会、读书，装配或修理钟表、收音机。

2. 轻体力劳动

这主要是指以站立为主的工作，例如商店售货员售货，化学实验工作和教师讲课等。

3. 中等体力劳动

如重型机械操作，拖拉机驾驶，汽车驾驶和机械化农田劳动，学生的日常活动，电工安装，钣金工切削等，属于中等体力劳动。

4. 重体力劳动

如非机械化农业劳动、炼钢、舞蹈和体育运动等,属于重体力劳动。

5. 极重体力劳动

如非机械化的装卸工作、采矿、伐木和开垦土地等,属于极重体力劳动。

成年人每日能量供给量如表 1 - 20 所示。

表 1 - 20　　　　　　　　　成年人每日能量供给量表　　　　单位:kcal/kg 标准体重

| 体型 | 体力活动量 | | | |
|------|------|------|------|------|
| | 极轻体力 | 轻体力 | 中体力 | 重体力 |
| 消瘦 | 30 | 35 | 40 | 40 ~ 45 |
| 正常 | 20 ~ 25 | 30 | 35 | 40 |
| 肥胖 | 15 ~ 20 | 20 ~ 25 | 30 | 35 |

### 三、食物特殊动力作用

食物特殊动力作用,是指人体摄入食物后,使安静状态下的机体发生能量代谢的增高,导致机体向外界散失的热量比进食前有所增加,这种由于摄取食物而引起机体能量代谢的额外增高称为食物特殊动力作用,也有人称为食物特殊生热作用,它只是增加机体的能量消耗,并非增加能量。

不同营养素表现出的 SDA 也不一样,摄取蛋白质时额外耗去热能最多,相当于该蛋白质所产生热能的 30%,摄入碳水化合物约耗去产生热能的 5% ~ 6%,摄入脂肪时消耗热能最少,仅相当于其产生热能的 4% ~ 5%。成人摄入混合膳食时,由于 SDA 的作用,额外增加的热能消耗约相当于其基础代谢所需热能的 10%,每日大约 150kcal 左右。

关于食物特殊动力作用的基本原理,现在认为是由机体对食物的代谢反应所引起的,因为营养素所含能量并非完全被机体利用,只有在转变为 ATP 或其他高能磷酸键以后才能被利用、做功,如葡萄糖和脂肪所含能量的 38% ~ 40% 可转变为 ATP,蛋白质则仅有 32% ~ 34%。不能转变为 ATP 的部分将以热的形式向外散发,这有助于维持体温。

对于一个健康成年人来说,每日热能的消耗与需要是一致的。消耗包括基础代谢、体力活动、食物特殊动力作用三部分热能消耗的总和。对于正在生长发育的儿童,还需要增加生长发育所需要的热能。

### 问题四　如何测定热能? 其计算方法有哪些?

### 一、直接测热法

测定对象进入一个特殊设备的小室内,小室四周被水层所包围,机体所散失的热量即被水吸收,并使水温升高,测出在一定时间内水温上升的度数,即表示这段时间内机体所散发的热量,反映机体热能代谢情况,并表示机体热能的需要量。但此法所用的设备笨重复杂。

### 二、间接测热法

由于食物在人体内氧化时,需消耗吸入的氧气,生成二氧化碳,释放出能量,因此,从测定人体消耗掉的氧气量和二氧化碳的生成量,可以计算出人体所释放的热能,此法称为间接测热法。测定时用气袋收集一定时间内受试者的全部呼出气体,分析呼出气体中的含氧量和含二氧化碳的量,将呼出气与吸入的空气对比,即可算出此时间段内机体所消耗的氧气和二氧化碳的生成量。同一时间内二氧化碳的生成量与氧耗量之比,称为呼吸商,呼吸商不同,每消耗一升氧所产生的热量也不同。

### 三、食物热能的简单计算

先计算摄入食物的总量,然后根据食物成分表,计算其中所含的热量,即可求出机体摄入食物的总热量。

具体方法是先查出所吃食物产热营养素的含量各是多少,再分别乘以各营养物质的生热系数,三者热量之总和,即为该食物的热量。

例1:100g 米饭的热量是多少?

解:查食物成分表可知:

100g 米饭中含蛋白质 1.9g,脂肪 0.5g,碳水化合物 28.8g,其热量是:$1.9 \times 4 + 0.5 \times 9 + 28.8 \times 4 = 531.4$ kJ（127kcal）

例2:牛奶一杯(200g),发热量是多少?

解:查食物成分表可知:100g 牛奶含蛋白质 3.3g,脂肪 4.0g,糖 5.0g,200g 牛奶含蛋白质 6.6g,脂肪 8.0g,糖 10.0g,其热量是:

$6.6 \times 4 + 8.0 \times 9 + 10.0 \times 4 = 577.4$kJ(138kcal)

### 问题五　能量有哪些食物来源? 其摄入量如何?

#### 一、能量的食物来源

人体所需要热能的来源是食品中的三大基础营养素,它们在体内氧化都可以产生能量,但是其中的碳水化合物是人体能量的主要来源,其次是脂肪,再次是蛋白质。在合理的膳食中,这三种营养素之间应该有一个适当的比例。根据我国国民的膳食习惯和要求,碳水化合物为总热能的 55% ~ 65%,脂肪为 20% ~ 30%,蛋白质为10% ~15%。

#### 二、能量推荐摄入量

人体对热能的需要量随着劳动强度的种类、年龄、性别、生理特点等因素的影响而有所不同,一般成年人的热能摄入量与消耗量保持平衡。在热能平衡时,成人体重维持相对的稳定,能够维持健康和进行正常的劳动及各项活动。

如果人体每天吃进的食物中所产生的热量不能满足机体的需要,或者人体长期处于饥饿状态,那么体内贮存的糖逐渐消耗,脂肪被氧化供给热量,蛋白质也消耗,就会表现出氮的负平衡,人体的各种生理功能就会受到严重的影响,产生疾病。相反,成年人特别是40岁以上的成年人,摄入的食物中所含热量如果超过了人体需要量,多余的营养素就会在体内转化为脂肪贮存起来,长期如此,就有可能出现肥胖症。

三、衡量人体标准体重的方法

1. 人体标准体重计算公式

体重(kg) = 身高(cm) − 105。

实际体重比标准体重多或少10%以内者,属于正常范围。

超过标准体重的10%为过重。

超过20%为肥胖,低于20%属于消瘦。

2. 体质指数(Body Mass Index,BMI)

BMI = 体重(kg)/身高(m²)

正常值 18 ≤ BMI ≤ 25。

热能过剩不但使人体态臃肿,动作迟缓,工作效率低,而且对健康不利。

 **场景回顾**

日本人之所以长寿,究其原因,除了日本有多雨的良好自然环境和发达国家完备的医疗体系以外,非常重要的是日本人的饮食结构很合理。

日本人饮食中,碳水化合物、脂肪和蛋白质三大营养素比例相对合理,尤其是脂肪的摄入量相对于欧美人要少得多,饮食比较清淡。理想的营养平衡,脂肪摄入量应该占总摄入量的25%左右,日本人的脂肪摄入量基本保持这一比例,而欧美人很多情况下高达40%以上。日本人饮食中的蛋白质大量来自豆类和鱼类,豆腐等豆类食品的食用频率也非常高。另外,由于日本是个岛国,鱼类、水产品在日本人的餐桌上一直占有非常重要的地位,例如刺身、寿司都是日本人日常食用的食物。上述原因使得日本人的人均寿命居世界前列。

 **项目小结**

人体的各种生理活动,如胃肠蠕动、神经传导、体液的维持,以及工作、学习、运动所需要的能量都来源于食物,身体的生长发育和组织更新所需要的原料,也是由食物供给的。食物是人类赖以生存的重要物质。食物中能够供给人体能量,维持机体正常生理功能和生长发育、生殖等生命活动的有效成分称为营养素。营养素在人体内有三大功能:作为建造和维持人体的构成物质;作为产热和脂肪沉积的能量来源;对人体各种功能、生命过程起调节和控制作用。除氧气外,人体所需营养素主要有糖类(含纤维素)、脂肪(包括类脂质)、蛋白质、矿物质、维生素和水等六大类。其中,碳水化合物、脂肪、蛋白质三种生热营养素为人体提供所需要的热能。

　　人类在进化过程中不断地寻找食物、选择食物,并合理地利用食物,改进膳食结构,以求达到人体营养生理需要和膳食营养供给之间的平衡。这种营养平衡直接或间接地影响着人的生长发育、生殖繁衍、劳动能力和平均寿命等素质指标。只有合理营养、科学烹调食物,才能达到增强体质、预防疾病、提高工作效率和延缓机体衰老的目的。

 **课后练习**

**一、填空题**

1. 人体所需营养素主要有:糖类(含纤维素)、脂肪(包括类脂质)、_____、_____、维生素和水等六大类。

2. 从营养学角度,根据营养效能,蛋白质分为以下三类:_____、_____和_____。

3. 骨骼和_____是人体中含钙最多的组织。

4. 人体所需水的来源有:食物中含有的水、饮水和_____。

5. 人体所需要的热能来自_____、_____和蛋白质三种生热营养素。

**二、选择题**

1. 营养素在人体内的功能有(　　　)。

A. 作为建造和维持人体的构成物质

B. 作为产热和脂肪沉积的能量来源

C. 对人体各种功能、生命过程起调节和控制作用

D. 以上各项都有

2. 蛋白质的基本组成单位是(　　　)。

A. 氨基酸　　　　B. 单糖　　　　C. 脂肪酸　　　　D. 核黄素

3. 碳水化合物的食物主要来源,其中不包括(　　　)。

A. 肉类　　　　B. 薯类　　　　C. 谷类　　　　D. 豆类

4. 以下不属于脂溶性维生素的有(　　　)。

A. 维生素 A      B. 维生素 D     C. 维生素 E      D. 维生素 C

5. 当维生素 C 摄入严重不足时,可引起(　　　)。

A. 坏血病      B. 夜盲症     C. 佝偻病      D. 蛀牙

三、问答题

1. 什么是蛋白质的互补作用?

2. 脂肪的功能有哪些?

3. 如何评价食用油脂的营养价值?

# 项目二  各类食品的营养价值与特殊功效

## 项目学习目标

◇ 掌握各种食品的营养特点和营养价值
◇ 熟悉合理调配膳食的原则和方法

## 场景

早在 2005 年,中国癌症研究基金会公布的一项调查数据就显示,中国的乳腺癌发病率的增长速度超过欧美。中国抗癌协会理事长在首届"中国的乳腺癌防治国际论坛"开幕式上说:"近年来,中国妇女乳腺癌发病率呈急剧上升趋势,成为城市中死亡率上升最快的癌症。"

早期的流行病学研究发现,日本妇女患乳腺癌的比例比西方国家低 23 倍,日本男人患前列腺癌的比例也低于西方国家。探求原因,专家发现豆类食品的摄入是东西方饮食差异最大的地方。西方饮食中几乎不含大豆制品。那么大豆是怎样起到预防癌症的作用呢?

请认真学习本项目,找到答案。

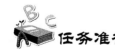

## 任务准备

食品是人体获得所需热能和各种营养素的基本来源,是满足人体营养需要的物质基础。食品的种类繁多,不同的食品其营养价值也是不同的。

# 任务一　了解食品的分类及其营养价值

**问题一　食品分为哪些类型？**

食品是人体获得所需热能和各种营养素的基本来源,是满足人类营养需要的物质基础。食品的种类繁多,可依其性质和来源、生产方式进行分类。

**一、依据食品的性质和来源分类**

依据性质和来源,食品可分成以下三类:

(1)动物性食品。如畜禽肉类、内脏、乳、蛋和水产食品等。

(2)植物性食品。如粮谷、油料、蔬菜、水果、薯类、硬果等。

(3)以以上两类天然食品为原料而制取的各种精纯食品和制品等。如糖、油、酒、罐头和各种制成品。

**二、根据食品的生产方式分类**

根据生产方式,食品又可以分为以下五类:

(1)无公害食品。这是指在良好的生态环境中,通过应用无公害技术进行生产,有毒、有害物质含量限制在安全允许范围之内,符合通用卫生标准,并经有关部门认定的安全食品。如图 2-1 所示为无公害食品标志。

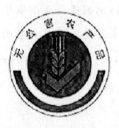

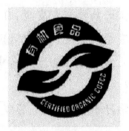

图 2-1　无公害食品标志　　　　图 2-2　有机食品标志

(2)有机食品。这是根据有机农业生产、加工出来的,经过授权的有机食品颁证组织颁发证书,供人们食用的食品。如图 2-2 所示为有机食品标志。

(3)绿色食品。这是遵循可持续发展原则,按照特定生产方式生产,经中国绿色食品发展中心认定、许可使用绿色食品商标标志的无污染、安全、优质的营养类食品。绿色食品分为 A 级和 AA 级二个等级。如图 2-3 所示为绿色食品标志。

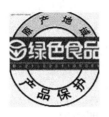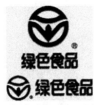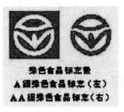

图2-3 绿色食品标志

（4）转基因食品（Genetically Modified Food, GMF）。其又称 GM 食品，基因修饰食品，是指那些转入植物、动物或微生物细胞中的基因而获得良好特性的生物制成的食品。它具有高产、生长期短、抗病虫害、便于贮存运输、改善营养成分和品质以及去毒等优点，故 1990 年开始生产以来，发展迅速。转基因作物主要有大豆、烟草、棉花、西红柿、甜椒、玉米、水稻等，转基因作物以美国种植最多，1998 年产量占全球总量的 80%，1999 年美国大豆、玉米转基因食品占总量的 50%。我国从 20 世纪 80 年代末开始进行转基因食品的研究开发，近年来已取得突破性进展，如中国农业大学研发的耐贮转基因番茄，中国水稻研究所研发的转基因水稻，北京大学研发的抗病虫害番茄、甜椒等。据不完全统计，我国已有番茄、甜椒、抗虫棉等 6 个品种获准投入商业化生产。2012 年 2 月 10 日，国际农业生物技术应用服务组织（ISAAA）在北京发布的转基因作物年度报告显示，与 2010 年相比，2011 年全球转基因作物种植面积增长 8%，达到 1.6 亿公顷。在 29 个种植转基因作物的国家中，美国以 6990 万公顷居第一位，其次是巴西、阿根廷、印度、加拿大，我国以 390 万公顷居第 6 位，比 2010 年增加了 40 万公顷。

关于转基因食品的安全，一直存有许多争议。转基因食品可能造成的遗传基因污染，导致不可预测的物种出现，改变生态平衡，使人类食物营养结构改变，从而给人类生存和健康带来危害，这些问题值得我们慎重考虑。

目前国内市场上出售的转基因食品实行标志制度，更多的是为了尊重消费者的知情权，不标注转基因食品标志，并不代表转基因食品就不安全。美国采取的就是自愿标志制度，即转基因食品可以不标注转基因食品标志，而欧盟采取的是强制性标志制度。我国已经制定了相关转基因食品的法规文件，国务院于 2001 年 5 月 22 日颁布了《农业转基因安全管理条例》。2002 年农业部、卫生部公布了《农业转基因生物进口安全管理办法》、《农业转基因生物标识管理办法》、《农业转基因生物安全许可管理办法》、《转基因食品卫生管理办法》等法规以规范转基因食品管理，维护我国食物安全。

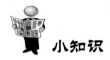 **小知识**

## 我国及世界部分转基因食品鉴别知识

①大豆。

非转基因大豆:椭圆形,有点扁;肚脐为浅褐色;豆大小不一;打出来的豆浆为乳白色。转基因大豆:圆形,滚圆;肚脐为黄色或黄褐色;豆大小差不多;打出来的豆浆有点黄,用此豆制作的豆腐等制品都带黄色。简单的检验方法:用水检测。非转基因大豆用水浸泡三天会发芽。转基因大豆则不会发芽,只不过是个体膨胀而已。

②胡萝卜。

非转基因胡萝卜:表面凸凹不平,一般不太直,从头部到尾部是从粗到细的形状,且头部往外凸出来。转基因胡萝卜:表面相对较光滑,一般是直的,它的尾部有时比中间还粗,且头部往内凹。另外,胡萝卜只有在秋冬季节才有,夏季的则是转基因产品。

③土豆。

非转基因土豆:样子比较难看,一般颜色比较深,表面坑坑洼洼,同时表皮颜色不规则,削皮之后,其表面颜色很快会变深,皮内为白色。转基因土豆:表面光滑,坑坑洼洼很浅,颜色比较淡。削皮之后,其表面无明显变化。检验方法:先削皮后看其表面颜色变化。

④玉米。

转基因玉米:甜脆、饱满、体形优美、头颗粒尾差不多。

⑤大米。

在中国取得转基因大米合法种植权的地区是湖北。平时,我们需要注意那些形状细长的、很亮的米。转基因大米很容易与东北"长粒香"混淆。买的时候一定看清原产地。

⑥西红柿。

转基因西红柿:颜色鲜红很好看,果实较硬,不易裂果。

⑦其他鉴别方法。

对于进口水果,可以查其标签来鉴别。一般说来,在标签的最下方印有出口国的名称,中间的英文字母标明水果的名称,最上方的英文字母标示的是出口企业的名称。在每个标签的中间一般有4位阿拉伯数字:3字开头的表示是喷过农药;4字开头的表示是转基因水果;5字开头的表示是杂交水果。

(资料来源:百度百科,有删节。)

（5）保健食品。1996年我国卫生部发布了《保健食品管理办法》，为我国保健食品提出一个明确概念。1997年我国颁布实施的《中华人民共和国国家标准——保健（功能）食品通用标准》进一步规范了保健（功能）食品的定义，如图2-4所示为保健食品标志。该标准规定：

①保健食品具有普通食品的属性，具有营养价值，能满足人们对食品的色、香、味等感官要求，具有食用安全性，同时又具有调节机体功能的保健作用。

②保健食品应具有功能性。保健食品调节人体机能，如调节免疫功能、延缓衰老功能、改善记忆功能、抗疲劳功能等。

③保健食品适于特定的人群食用。保健食品由于具有某种功能作用，因而只对该项功能失调的人群才有保健作用，而该项功能良好的人使用这种保健食品不仅无效，可能还会产生不良影响。

**图2-4　保健食品标志**

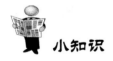 **小知识**

### 天然的保健品——蜂胶

蜂胶是蜜蜂从植物的芽苞、树皮或茎秆伤口上采集来的黏性分泌物，与其上颚分泌物和部分蜂蜡混合，形成柔软而带有黏性的固体胶状物质。蜂胶呈褐、灰褐色，或有青绿色，味苦，有芳香气味。

在自然界，蜂胶是蜜蜂的保护神，在狭小拥挤的蜂房中居住的几万只蜜蜂不生病，主要归功于神奇的蜂胶。蜂胶具有高强度的天然抗菌、抑菌作用。蜜蜂将之涂抹在巢房表面和各个角落、缝隙，可以很好地预防病害，在自然界中很少有其他天然物质可与之相媲美。

各国科学家研究证实，蜂胶含有丰富而独特的生物活性物质，使其具有抗菌、消炎、抗氧化、增强免疫、降血糖、降血脂、抗癌、治疗白血病等多种功能，对人体有着广泛的医疗保健作用,现已成为各国科学工作者研究的热点,并成为新兴的保健品,备受推崇。

人经常服用蜂胶制品,能有效调节体内分泌系统,分解体内毒素,增强体质,并可净化血液,促进皮下组织血液循环,营养肌肤,延缓衰老。

蜂胶的产量很低,一群数量是 3 万~5 万的蜜蜂,一天一般只能采集 1~2 克的蜂胶,所以非常珍贵,人们称之为"紫色黄金"或"软黄金"。

(资料来源:百度百科,有删节。)

**问题二　食品的营养价值及影响因素有哪些?**

食品的营养价值通常指食品中所含营养素的种类、数量、相互比例和热能满足人体需要的程度,以及被人体所消化吸收及利用的程度。

食品的营养价值是相对的,不同种类或同一产品对于某种营养素而言都是不同的。另外,还应注意食品中天然存在的抗营养素或毒性物质,如生大豆中的抗胰蛋白酶因素,菠菜等含有的大量草酸,高粱含有较多的单宁等。这些物质对食品的营养价值都有一定的影响,故应通过适当加工烹调使之破坏或消除。

食品的营养价值在很大程度上受贮存、加工和烹调的影响,如米、面过于精白将损失大量的维生素 $B_1$,精制的食盐将失去丰富的碘,水果制成罐头会被破坏大量的维生素 C 等。但使用科学合理的加工方法常可改善和保持食品原来的营养价值。如大豆做成各种制品,可明显提高所含蛋白质的消化率;面粉经过发酵,可减少植酸对钙、铁、锌等无机类元素的不利影响。

综上所述,食品的营养价值主要决定于食品的性质,即食品营养成分的天然组成及其各种工艺处理下受到的影响。

# 任务二　了解植物性食品的营养价值及特殊功效

**问题一　谷类的结构和营养素分布是怎样的? 其营养价值又有哪些?**

一、谷类的结构和营养素分布

各种谷类种子形态大小不一,但结构基本相似,除荞麦外,都是由谷皮、糊粉层、胚乳、胚芽四个主要部分组成。如图 2-5 所示。

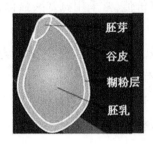

图 2－5　谷类的结构

1. 谷皮

谷皮为谷粒的外壳,由多层坚实的角质化细胞构成,对胚芽和胚乳起保护作用。其主要成分为纤维素、半纤维素,食用价值不高,常因影响谷的食味和口感而在加工时去除。

2. 糊粉层

糊粉层位于谷皮与胚乳之间,除含有较多的纤维素外,还含有较多的磷和丰富的B族维生素及无机盐,有重要生理营养意义。另外,糊粉层还含有一定量的蛋白质和脂肪。在碾磨加工时,糊粉层易与谷皮同时脱落而混入糠麸中。

3. 胚乳

胚乳位于谷粒的中部,占谷粒重量的 83% ~ 87%,是谷类的主要部分,由许多淀粉细胞构成,含大量淀粉和一定量的蛋白质。越靠近胚乳周边部位,蛋白质的质量分数较高,越靠近胚乳中心,蛋白质的质量分数越低。

4. 胚芽

胚芽位于谷粒的下端,占谷粒重量的 2% ~ 3%,富含脂肪、蛋白质、无机盐、B族维生素和维生素 E。胚芽质地比较软而有韧性,不易粉碎,但在加工时因易与胚乳分离而损失。

二、谷类的营养价值

1. 蛋白质

谷类蛋白质含量一般在 7% ~ 15% 之间,主要由谷蛋白、白蛋白、醇溶蛋白和球蛋白组成。不同谷类各种蛋白质所占的比例不同。

大多数谷类蛋白质的必需氨基酸组成不平衡。一般而言,谷类蛋白质的谷氨酸、脯氨酸、亮氨酸的质量分数高,赖氨酸的质量分数少,苏氨酸、色氨酸、苯丙氨酸、蛋氨酸含量偏低。

谷类蛋白质的生理价值分别为:大米 77,小麦 67,大麦 64,高粱 56,小米 57,玉米60,其蛋白营养价值低于动物性食物。但由于谷类食物在膳食中所占比例较大,所以也是膳食蛋白质的重要来源。

为提高谷类蛋白质的营养价值,常采用氨基酸强化和蛋白质互补的方法。

**2. 碳水化合物**

谷类碳水化合物质量分数大约为 70%,其中 90% 为淀粉,集中在胚乳的淀粉细胞内,糊粉层深入胚乳的部分也有少量淀粉。

谷类中的淀粉因结构上与葡萄糖分子的聚合方式不同,可分为直链淀粉和支链淀粉,其质量分数因品种而异,直接影响食用风味。

**3. 脂肪**

谷类脂肪以甘油三酯为主,还有少量的植物固醇和卵磷脂。

**4. 矿物质**

谷类所含矿物质以磷、钙为主。此外,铜、镁、钼、锌等微量元素的质量分数也较高,总量为 1.5%~3%;谷类食物含铁较少,仅为 1.5~3mg / 100g。

**5. 维生素**

谷类是膳食中 B 族维生素的重要来源。谷类原料中的维生素 A、维生素 D、维生素 C 的质量分数很低,或几乎不含。

**三、加工贮存对谷类营养价值的影响**

**1. 加工对谷类营养价值的影响**

加工的精度与谷类营养素的保留程度有着密切关系,加工精度越高,营养素损失越大,维生素尤以 B 族维生素改变显著,无机盐及含赖氨酸比较高的蛋白质损失较大。

如果谷类加工粗糙、出粉(米)率高,虽然营养素损失减少,但口感和食味差。同时,由于植酸和纤维素质量分数较高,还将影响其他营养素的吸收,如植酸与钙、铁、锌等形成植酸盐,不能被机体利用。对谷类含有的各类营养素的消化吸收率相应降低,还可能影响其他同时摄入的食物中的营养素的吸收。

**2. 贮存对谷类营养价值的影响**

谷类的贮存一般选择避光、通风、干燥和阴凉的环境,在正常的贮藏条件下,谷类种子由于水分质量分数低,生命活动进行得十分缓慢,各种营养成分基本不发生变化。

 **小知识**

### 米与面的营养价值对比

小麦和水稻是世界上两大主粮,对于米和面,哪种营养更好?在许多地方都有争论。

营养学家的研究结果显示,小麦中含有较多的维生素 $B_1$,以面为主食的人不容易患脚气病;大米中维生素 $B_1$ 的含量只有小麦的一半左右,如果副食吃得少,容易发生维生素 $B_1$ 缺乏症。

在消化程度方面,大米和面食没有什么差别,都是容易消化的食品。但是米饭含水量比馒头、烙饼等面食高,因而单位重量的热能比较低。这可能就是有人埋怨"吃面食容易发胖"的原因吧。

在蛋白质方面,虽然面的蛋白质数量比米中的高,但是其中蛋白质的质量却比米中的低。面中含有40%的醇溶蛋白,其中严重缺乏赖氨酸;米中醇溶蛋白含量低于20%,米蛋白的生理价值在常见谷类中较高。也就是说,在蛋白质利用率方面,米和面扯平了。

在维生素方面,以前人们生活水平低、副食很少,吃米多,确实容易患营养缺乏症。可如今人们的饮食上各种鸡、鱼、肉、蛋换着吃,维生素 $B_1$ 需求不再成为主要问题,面食的优势也就难以体现了。

当然,在我国的许多贫困地区,生活还没有达到富裕水平,除了主食之外其他食品比较缺乏。在这个时候,面与米相比仍然具有一定优势,有助于预防多种营养缺乏症。

总的来说,米和面的优劣难以绝对比较,具体的营养价值与其品种、产地、加工的精度、烹调的方法有很大的关系。吃米的人没有必要为了"面的营养好"而拒绝大米,改吃面食;吃面的人也没有必要为了米的赖氨酸含量高(也只是相对的)而拒绝吃面。我们的饮食结构应该多样化,不论是米、面、粗粮都经常换着吃,并做好烹调,把主食与其他食品合理地搭配,以获得充足的营养素。

(资料来源:百度百科,有删节。)

### 问题二  豆类及其制品的营养价值及特殊功效有哪些?

#### 一、豆类的营养价值

豆类按食用部分的主要营养成分可分为两大类。

一类豆类含高蛋白质(35% ~40%)、较少碳水化合物(35% ~40%)、中等脂肪(15% ~20%),如大豆(黄豆、黑豆和青豆)、花生、四棱豆等。另一类豆类含高碳水化合物(55% ~70%)、中等蛋白质(20% ~30%)、少量脂肪(5%以下),如豌豆、蚕豆、绿豆、赤小豆、芸豆等。

豆类是我国人民膳食中优质蛋白质的重要来源。

#### 1. 大豆的营养价值及特殊功效

大豆含有35% ~40%的蛋白质,是谷类的3~5倍,为植物性食品中含蛋白质最多的食品,黑豆的蛋白质甚至高达50%。大豆的蛋白质为优质蛋白,其氨基酸组成接近人体需要,含有的八种人体必需氨基酸的组成与比例也符合人体"理想蛋白质氨基酸组成模式"的需要,除蛋氨酸的质量分数略低外,其余与动物性蛋白质的相似。

大豆的脂肪含量为15%～20%,其中不饱和脂肪酸占85%,且以亚油酸最多,高达55%左右。此外,大豆脂肪中还含有1.64%的大豆磷脂和抗氧化能力较强的维生素E。

大豆中的碳水化合物含量为35%～40%,其中一半可供人体利用,以五碳糖和糊精比例较大,淀粉较少;另一半是人体不能消化吸收的棉子糖和水苏糖,存在于大豆细胞壁,在肠道细菌作用下发酵产生二氧化碳和氨,可引起人体腹胀。

此外,大豆还含有丰富的钙、磷、铁,只是由于大豆中膳食纤维等抗营养因子的影响,钙和铁的消化吸收率不高。大豆中的硫胺素、核黄素、尼克酸等B族维生素的质量分数较谷类高,并含有一定量的胡萝卜素和维生素E。

2. 其他豆类的营养价值及特殊功效

(1)豌豆。豌豆中蛋白质的质量分数为20%～25%,以球蛋白为主,氨基酸组成中色氨酸的质量分数较高,蛋氨酸相对较少。脂肪的质量分数仅为1%左右。碳水化合物为57%～60%,幼嫩的青豌豆子粒中含有一定量的蔗糖,因而带有甜味。豌豆中的B族维生素较为丰富,幼嫩子粒含有少量维生素C。钙、铁在豌豆中含量较高,但消化吸收率不高。

(2)赤小豆。赤小豆中蛋白质的质量分数为19%～23%,胱氨酸和蛋氨酸为其限制性氨基酸。脂肪的质量分数为1%～2%,碳水化合物的质量分数为55%～60%,大约一半为淀粉,其他成分类似豌豆。

(3)绿豆。绿豆的营养成分类似豌豆,蛋白质的质量分数为18%～23%,但碳水化合物除淀粉外,还有纤维素、糊精等。

二、豆制品的营养价值

豆制品包括非发酵性的大豆制品(如豆浆、豆腐、豆腐干、腐竹等)和发酵性大豆制品(如腐乳、豆豉、臭豆腐等)。淀粉质量分数较高的豆类还可制作粉丝、粉皮等。

1. 豆腐

豆腐制作过程中,由于在加工时大豆经过浸泡、磨浆、过滤、煮浆等工序,去除了大量的粗纤维和植酸,蛋白质受热变性,胰蛋白酶抑制剂被破坏,因此其营养素的利用率有所提高。

2. 豆腐干

豆腐干经压榨成型,水分大量排出,含水量只有65%～78%,各种营养成分由此而浓缩。千张的水分质量分数更低,蛋白质的质量分数可达到20%～35%。

3. 豆浆

豆浆是中国人常用的饮料,由于萃取了大豆中的可溶性蛋白质,其蛋白质的质量分数可达2.5%~5%,脂肪质量的分数为0.5%~2.5%,碳水化合物的质量分数为1.5%~3.7%。豆浆的营养成分接近牛奶,但是较牛奶的脂肪质量分数少,且不饱和脂肪酸比例大。

4. 粉条、粉皮、凉粉

粉条、粉皮、凉粉是以富含淀粉的豆类加工制成的。由于制作时大部分蛋白质以"酸水"的形式被弃去,故其成分主要为碳水化合物。如粉条质量分数在90%以上,其他成分甚微。凉粉含水95%,碳水化合物质量分数为4.5%左右,其他成分很少。

5. 豆芽

大豆和绿豆发制成豆芽,除含原有营养成分外,还可产生抗坏血酸,当新鲜蔬菜缺乏时,豆芽是抗坏血酸的良好来源。大豆芽中含天门冬氨酸较多,常用来吊汤增鲜。

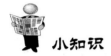 小知识

### 老少皆宜的营养食品——豆浆

豆浆是我国人民喜爱的一种饮品,又是一种老少皆宜的营养食品,在欧美享有"植物奶"的美誉。豆浆含有丰富的植物蛋白和磷脂,还含有维生素和烟酸。此外,豆浆还含有铁、钙等矿物质,尤其是其所含的钙,虽不及豆腐,但比其他任何乳类都高,非常适合于老人和婴儿。其功效如下:

(1)鲜豆浆被我国营养学家推荐为防治高血脂症、高血压、动脉硬化等疾病的理想食品。多喝鲜豆浆可预防老年痴呆症的发生。

(2)饮用鲜豆浆可防治缺铁性贫血。豆浆对于贫血病人的调养,比牛奶作用要强。

(3)以喝熟豆浆的方式补充植物蛋白,可以使人的抗病能力增强,从而达到抗癌和保健作用。

(4)长期坚持饮用豆浆能防治气喘病。

(5)中老年妇女饮用豆浆,能调节内分泌系统,减轻并改善更年期症状,促进体态健美和防止衰老。青年女性常喝豆浆,能减少面部青春痘、暗疮的发生,使皮肤白皙润泽,容光焕发。

(资料来源:百度百科,有删节。)

## 问题三 日常生活中,杂粮分别有哪些? 各自的营养价值及特殊功效又是怎样?

### 一、薯类

#### 1. 马铃薯

每100g马铃薯块茎含水分75 ~ 82g,淀粉17.5g,糖1.0g,粗蛋白2.0g。马铃薯还含有丰富的维生素C、B族维生素和胡萝卜素等,铁、磷等矿物质的质量分数也较高。虽然蛋白质的质量分数低,但其中赖氨酸和色氨酸质量分数较高,消化吸收率较高,营养价值较高。马铃薯淀粉质量分数远高于一般的蔬菜,每100g可产热量334.4 ~ 376.2kJ,具有主食原料的特点。

#### 2. 红薯

每100g鲜红薯含水分73 ~ 82g,碳水化合物高于马铃薯,为15.2 ~ 29.5g。其蛋白质质量分数较马铃薯低,为0.8 ~ 1.8g。红薯含有丰富的$\beta$ - 胡萝卜素和维生素C,以及少量的B族维生素和矿物质。

#### 3. 山药

每100g山药块茎含水分76.7 ~ 82.6g,碳水化合物14.4 ~ 19.9g,蛋白质1.5 ~ 1.9g。干制山药对慢性肠炎、糖尿病等有辅助疗效。

### 二、其他

#### 1. 玉米

玉米的蛋白质质量分数为8% ~ 9%,由于蛋白质缺乏赖氨酸和色氨酸,生物效价仅为60,故蛋白质营养价值较低。玉米所含的尼克酸为结合型化合物,不能被人体吸收,常导致以玉米为主食地区人群易发生癞皮病。黄色玉米中含有一定量的胡萝卜素,而新鲜玉米还含有少量维生素C。

玉米胚的脂肪质量分数较高,不饱和脂肪酸质量分数达85%,其中亚油酸高达47.8%,对降低胆固醇有一定疗效。胚芽油中含有丰富的维生素E,有抗脂肪氧化,抗衰老作用。

#### 2. 高粱

高粱米中的蛋白质质量分数为9.5% ~ 12%,亮氨酸的质量分数较高,而赖氨酸、色氨酸的质量分数较低,生物效价仅为56。由于高粱含有一定量的鞣质和色素,煮熟后常显红色,带有明显的涩味,妨碍消化,使蛋白质的消化率更低。高粱米含脂肪和铁比大米高。

#### 3. 荞麦

荞麦又称为三角麦,其蛋白质中赖氨酸的质量分数约比小麦和大米高2倍,营养价值高。另在荞麦中含有较丰富的亚油酸、芦丁等,可防治高血压和心血管疾病,对于降低血糖也有一定作用。

如表2-1所示为常见五谷杂粮特点及功效。

表2-1　　　　　　　　　　　常见五谷杂粮特点及功效

| 品名 | 特点 | 功效 |
|---|---|---|
| 小麦 | 性凉,味甘 | 具有养心安神,益肾,健胃厚肠,除热止渴,敛汗,止痢等功效。主治糖尿病、神志不安、虚烦不眠、心悸怔忡、癔病、脾虚泄泻等症 |
| 燕麦 | 性温,味甘 | 具有益肝和脾、滑肠催产的功效。主治病后体虚、糖尿病、纳呆、便秘、难产等症。此外还有止汗、止血的功效,或治虚汗、盗汗、出血等症。由于其滑肠、催产,故孕妇禁食 |
| 荞麦 | 性凉,味甘 | 具有清热利湿、开胃宽肠、下气消积等功效。主治头风疼痛、胃肠积滞、痢疾热泻、疮疖、丹毒、糖尿病、白浊带下等症;外用可清热解毒。由于荞麦中含有红色荧光素,花中尤多,部分人食用后可产生光敏感症(荞麦病),如耳、鼻等处发炎肿胀,眼结膜炎,咽炎,喉炎,支气管炎等,应当引起注意。因其性寒,食之能动寒气、发痼疾,患皮肤过敏及脾胃虚寒者禁食 |
| 小米 | 性凉,味甘,咸 | 具有清虚热、补虚损、健脾胃等功效。主治病后、产后体虚、脾胃虚弱、不思饮食、呕吐泄泻、小儿消化不良、口干烦渴等症;还有滋阴液、养精气的功效,可治口干、腰膝酸软、止泄痢、利小便;外用还可治赤丹及烫、火灼伤等。小米为碱性食物 |
| 玉米 | 性平,味甘 | 具有调中开胃、通便利水,降糖、降血脂等功效。主治胃纳不佳、慢性肾炎水肿、尿路结石、腹水尿少、糖尿病、高血脂症、浮肿、黄疸等症 |
| 大豆 | 性平,味甘 | 具有补虚清热、利便、除湿、健脾、宽中等功效。主治面黄体弱、胃中积热、水肿、小便不利、风湿痹痛、习惯性便秘等症。黄豆有"宽中下气、利大便、消肿毒"的功效。常服可防治高血压、动脉硬化、糖尿病等病症 |
| 黑豆 | 性平,味甘 | 具有补肾滋阴、补血活血、除湿利水、祛风解毒等功效。主治肾虚消渴、不孕不育、耳聋、盗汗自汗、产后诸疾,中风脚弱、血虚目暗、下血、水肿胀满、脚气、黄疸浮肿等症。还可治风痹筋挛、骨痛 |
| 薏米 | 性凉,味甘,淡 | 具有清热排脓、利水渗湿、健脾止泻等功效。主治水肿、脚气、风湿痹痛、脾虚泄泻、小便短赤、筋脉挛急、肺脓肿、肠痈、阑尾炎、热淋、石淋消渴等症 |
| 绿豆 | 性寒,味甘 | 具有清热解毒、消暑利尿等功效。主治热痱疮痈、各种水肿、水火烫伤、乳痈、消渴、痄腮、暑热烦渴及各种中毒等症。并有降血脂、抗过敏功效,可治荨麻疹等变态反应性疾病 |
| 豌豆 | 性平,味甘 | 具有和中下气、解毒利水等功效。主治小便不畅、下腹胀满、产后乳汁不下、糖尿病、脚气、痈肿等症 |
| 豇豆 | 性平,味甘 | 具有健脾补肾功效。主治食积、腹胀、小儿消化不良、嗳气、糖尿病、带下等症。外用可消肿解毒 |
| 扁豆 | 性平,味甘 | 具有祛暑、化湿、健脾和中等功效。主治暑湿杂症、脾虚泄泻、赤白带下,小儿疳积等症 |
| 豆腐 | 性凉,味甘 | 具有宽中和胃、生津润燥、清热解毒等功效。主治目赤、消渴、便秘、咽痛、肺热痰多、胃火口臭等症,并解硫、碘、酒精中毒 |

## 问题四 常见水果和蔬菜的营养价值及特殊功效各自有哪些?

一、新鲜水果和蔬菜的营养价值

1. 碳水化合物

蔬菜和水果所含碳水化物包括糖、淀粉、纤维素和果胶物质。

2. 维生素

新鲜蔬菜水果是维生素 C、胡萝卜素、核黄素和叶酸的重要来源。但是维生素 A、维生素 D 在蔬菜中的质量分数低。

3. 矿物质

新鲜蔬菜水果中含钙、磷、铁、钾、钠、镁、铜等较为丰富,是膳食中无机盐的主要来源,对维持体内酸碱平衡起重要作用。绿叶蔬菜一般每 100g 含钙 100mg 以上,含铁 1~2mg,如菠菜、雪里红、油菜、苋菜等。新鲜水果也是钙、磷、铁等矿物质的良好来源,其中钾的质量分数特别丰富。

4. 其他生理活性物质

新鲜蔬菜水果中还含有一些酶类、杀菌物质和具有特殊功能的生理活性成分。

二、食用菌类的营养价值

食用菌的蛋白质质量分数为鲜重的 3%~4%,干重的 20%~40%,介于肉类和蔬菜之间,含氨基酸种类齐全。此外,食用菌含维生素较多,包括硫胺素、核黄素、尼克酸、烟酸、维生素 D 和少量的维生素 C 等。矿物质的质量分数亦较丰富,尤其是含磷质较多。

研究发现部分食用菌含有特殊的真菌多糖,但要注意的是食用菌含有嘌呤较多,痛风病人应限制食用。

另外,部分菌类是有毒的,人误食后会引起中毒,造成肝脏受损、精神错乱、恶心、呕吐、腹痛、腹泻、黄疸、血红蛋白尿,严重时发生休克、衰竭、死亡。

三、食用野菜和野果的营养价值

野菜含有丰富的蛋白质、糖、粗纤维、矿物质和维生素,如胡萝卜素、维生素 $B_2$、维生素 C 和叶酸,钙、铁也较多,是维生素和矿物质的良好来源。

野果的特点是富含维生素 C、胡萝卜素、有机酸和生物类黄酮。

野生蔬菜虽然含有人体所需的各种营养物质,但有些野菜因含有某种有毒物质(如生物碱、苷类物质和毒蛋白),如食用不当可能会引起中毒。生活中,往往通过水煮和浸泡来消除或减少其所含的毒物。

四、水果和蔬菜加工制品的营养价值

1. 果蔬干制品的营养价值

果蔬干制品包括以新鲜果蔬脱水干制而成的干菜、果干,以及以果仁供食用的干果,如核桃仁等。

优点:由于脱水,干货原料失去大部分水分,含水量一般低于15%。原料中蛋白质、脂肪、糖类、矿物质、维生素质量浓度提高,营养价值高于新鲜原料。

(1)陆生干菜。

陆生干菜包括玉兰片、笋干、黄花以及数量众多的食用菌类。笋类的蛋白质质量分数为15%,碳水化合物为50%,粗纤维多达5%~7%,由于草酸质量分数较多,其所含的钙、铁不易被吸收,故食用前需浸泡去除。干制食用菌碳水化合物质量分数在50%以上,蛋白质质量分数在15%~25%,并含有钙、磷、铁等矿物质。银耳和木耳的蛋白质质量分数仅为5%~10%,碳水化合物的质量分数在65%左右,但钙、磷、铁的质量分数十分丰富。个别食用菌蛋白质的质量分数甚至高达30%。

(2)海产干菜。

海产干菜富含碘,是预防和治疗甲状腺肿的重要食物。紫菜、海带、石花菜是我国常见海产干菜。干制的紫菜、海带蛋白质质量分数可达25%,碳水化合物可达50%以上,其中有相当的数量是对人体健康有益的甘露醇。另外,海产干菜的钙、铁和膳食纤维质量分数也较高。

(3)果干。

果干由鲜果制成,常见的有葡萄干、红枣、柿饼、桂圆等。在干制时,大分子碳水化合物转化生成了低分子糖,甜味明显。但维生素尤其是维生素C损失严重。

(4)果仁。

烹饪常用的果仁包括富含蛋白质(15%~25%)和脂肪(40%~65%)的核桃仁、腰果、松仁、各种瓜子和富含淀粉(40%~65%)的莲子、板栗等两类。果仁所含脂肪中,不饱和脂肪酸的质量分数较高,同时钙、铁等无机盐质量分数也较高,部分果仁还含有较多的硫胺素和核黄素。

2. 罐头制品的营养价值

果蔬原料在制罐时需要经过高温杀菌,有类似煮、蒸的致熟过程。由于经过水洗、加热等处理,尤其是罐头杀菌时需采用高压高温杀菌,对热敏感的维生素如维生素C、硫胺素、核黄素、尼克酸等损失较多。一些特殊产品,如制作橘瓣罐头时,还会采用碱液浸泡脱去橘瓣囊衣,加重硫胺素、核黄素的损失。蛋白质、氨基酸还可能在高温杀菌时与还原糖发生羰氨反应而损失。果蔬罐头制作时常需加入糖液或淡盐水作为罐液,会造成部分矿物质和其他水溶性的营养物质损失。

 小知识

## 十大抗癌水果

**1. 猕猴桃**

猕猴桃含丰富的维生素,尤其是维生素 C 的含量是橘子的 4～12 倍、苹果的 30 倍、葡萄的 60 倍。近年的研究证实,猕猴桃中含有一种阻断人体内致癌的"亚硝胺"生成的活性物质,因而有良好的抗癌作用。

**2. 山楂**

山楂能活血化淤、化滞消积、开胃消食,同时还含有丰富的维生素 C。中医认为,癌瘤为实性肿块,往往具有气滞血淤征象,由于山楂能活血化淤,能抑制癌细胞的生长,所以适宜多种癌瘤患者的治疗。尤其是对消化道和妇女生殖系统恶性肿瘤患者,兼有食欲不振时更为适宜。

**3. 杏**

杏适宜多种癌症患者食用。据研究,杏是含维生素 $B_{17}$ 最丰富的果品,而维生素 $B_{17}$ 是极为有效的抗癌物质,对癌细胞具有杀灭作用。有报道称,美国用维生素 $B_{17}$ 治疗癌症,经治疗的 250 例患者中,有 248 人效果良好,至今美国已用维生素 $B_{17}$ 挽救了近 4000 名晚期癌症患者的生命。

**4. 梨**

梨能生津、润燥、清热、化痰。古代医家多用之于食道癌、贲门癌和胃癌。如《滇南本草》云:"治胃中痞块食积。"《本草求原》也曾介绍:"治学业衰少,渐成噎嗝;梨汁同人乳、蔗汁、芦根汁、童便、竹沥服之。"《圣济总录》中还有一方:"治反胃转食,药物不下;大雪梨 1 个,以丁香 15 粒刺入梨内,湿纸包四五重,煨熟食之。"由于梨所含的胡萝卜素、维生素 $B_2$、维生素 C 等都具有一定的防癌抗癌作用,所以还适宜鼻咽癌、喉癌、肺癌患者服食。

**5. 橘子**

凡芳香科柑橘属的一类水果,如柑子、橘子、柚子、橙、柠檬、金橘等,都含有丰富的维生素 C。维生素 C 是一道防癌的屏障,可以阻止强致癌物亚硝胺的形成,尤其适宜食道癌、胃癌、肺癌、喉癌患者食用。

**6. 大红枣**

大红枣能补脾胃、益气血,还含有丰富的维生素 B、维生素 C、维生素 P 及胡萝卜素等,尤其是维生素 C、维生素 P 的含量特别多,均居百果之冠。国外学者分析出大枣中含有一组三萜类化合物,为抗癌的有效成分;也有研究认为,大枣中含有丰富的环磷

酸腺苷,具有抗癌作用。所以,大枣又是一种抗癌果品。在民间,不少肿瘤患者手术、放疗或化疗后,常食大枣粥,或用黄芪煨大枣,每日用大枣 10 颗、生黄芪 30 克,共煨煮,对提高免疫功能,增强体质,预防肿瘤的复发、转移均有裨益。

### 7. 香蕉

香蕉性寒、味甘,能清热、通便,对大肠癌患者尤为适宜。据现代医学研究,香蕉含有丰富的微量元素镁,而镁有预防癌症的作用。1986 年,中国医学科学院肿瘤研究所发现,香蕉的提取液对三种致癌物——黄曲霉素、4 - 硝基喹啉 - N - 氧化物、苯丙(a)芘有明显的抑制作用。

### 8. 草莓

草莓适宜鼻咽癌、扁桃体癌、喉癌、肺癌患者以及这些癌症患者在放疗期间食用,可以收到生津止渴、润肺止咳、利咽润喉的效果,对缓解放疗反应、减轻病症、帮助康复也有益处。据《商业周刊》报道,美国俄亥俄医学院病理学家加里·斯托纳和农业研究所植物遗传学家约翰·马斯在研究中发现,草莓能保护人体组织不受致癌物的伤害,从而对防治癌症有利。

### 9. 无花果

无花果能消肿解毒,适宜大肠癌、食道癌、膀胱癌、胃癌、肺癌、肝癌、乳腺癌、白血病、淋巴肉瘤等多种癌症患者食用,是一种广谱抗癌果品。据现代药理研究表明,无花果的确有良好的抗癌功效。据报道:干果的水提取物有抗艾氏肉瘤的作用。从未成熟的果实中所得到的乳汁能抑制大鼠移植性肉瘤、小鼠自发性乳癌,致使肿瘤坏死;又能延缓移植性腺癌、骨髓性白血病、淋巴肉瘤的发展,使其退化。

### 10. 苹果

据现代科学研究认为,苹果中含有大量的纤维素,经常食用可以使肠道内胆固醇含量减少,粪便量增多,减少直肠癌的发生。同时,苹果中因含有丰富的果胶,果胶能破坏治癌污染物——放射性气体,从而减少癌症的形成。

(资料来源:百度百科,有删节。)


# 任务三　了解动物性食品的营养价值及特殊功效

### 问题一　畜禽肉类的营养价值及特殊功效有哪些?

#### 一、蛋白质

畜禽肉类蛋白质的氨基酸在种类和比例上接近人体需要,易被消化吸收,所以畜禽肉类蛋白质营养价值高,为利用率高的优良蛋白质。

畜禽肉类中,存在于结缔组织中的间质蛋白主要是胶原蛋白和弹性蛋白,由于必需氨基酸组成不平衡,如色氨酸、酪氨酸、蛋氨酸的质量分数很少,所以此类蛋白质的利用率低,属于不完全蛋白质。

此外,畜禽肉类中含有一些含氮浸出物,是肉汤鲜味的主要成分,包括肌凝蛋白原、肌肽、肌酸、肌酐、嘌呤碱、尿素和氨基酸等非蛋白含氮浸出物,使肉汤具有鲜味。

## 二、脂肪

畜肉类的脂肪质量分数因牲畜的肥瘦程度及部位不同有较大差异。育肥的畜肉脂肪可达 30% 以上,瘦羊肉含脂肪 18.9% ,肥羊肉脂肪含量可达 35% ~45.7% ;瘦猪肉含脂 23.3% ,肥猪肉的脂肪含量可达 42.1% 。

同一畜体,肥肉的脂肪质量分数多,瘦肉和内脏的脂肪质量分数较低,如猪的肥肉脂肪质量分数达干重的 90% ,猪里脊脂肪含量占干重的 7.9% ,猪前肘含脂肪 31.5% ,猪五花肉含脂肪 35.3% ,牛五花肉含脂肪 5.4% ,瘦牛肉含脂肪 2.3% 。

畜肉类脂肪以饱和脂肪酸为主,其主要成分是甘油三酯,并有少量卵磷脂、胆固醇和游离脂肪酸。

禽肉脂肪的熔点低(33℃~40℃),易于消化吸收,含有 20% 的亚油酸,营养价值较畜类的高。

## 三、碳水化合物

畜禽肉中的碳水化物质量分数极少,一般以游离或结合的形式广泛地存在于动物组织或组织液中。其主要形式为糖原,肌肉和肝脏是糖原的主要贮存部位。

## 四、矿物质

畜禽肉矿物质质量分数为 0.8% ~1.2% ,瘦肉要比脂肪组织含有更多的矿物质。肉是磷、铁的良好来源,在畜禽的肝脏、肾脏、血液、红色肌肉中含有丰富的血色素铁,生物利用率高,是膳食铁的良好来源。肉中含有的钙主要集中在骨骼中,肌肉组织中钙质量分数较低,仅为 7.9mg/100g。畜禽肉中的锌、硒、镁等微量元素比较较高,其他微量元素的质量分数则与畜禽饲料中的质量分数有关。

## 五、维生素

畜禽肉中维生素较多地集中在肝脏、肾脏等内脏,以 B 族维生素、维生素 A 的质量分数较高。相比而言,禽肉的维生素质量分数较畜类高 1~6 倍,而且含有较多的维生素 A、维生素 E。

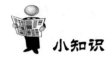

## 小知识

### 对美容保健作用的动物性食品

**一、肉皮、蹄筋类食物**

胶原是人体中一种重要的蛋白质，它是构成人体毛发、肌肉、皮肤及内脏等各种组织器官的最基本物质。如人的皮肤出现干燥、褶皱、缺乏弹性甚至萎缩等现象，与细胞的"脱水状态"有密切关系，而改善这种储水状态、促进水代谢的最佳营养物质就是胶原蛋白。人体骨骼主要由胶原蛋白和钙、磷等矿物质构成，肌腱和韧带也都是由胶原蛋白构成的。

猪、鸡、鸭肉皮或猪、牛蹄筋等对美容保健的作用有以下三点：

(1)促进生长，强壮筋骨，使体型健美。特别是儿童和青少年，处于生长最快的时期，若胶原蛋白充足，则可保证骨骼生长迅速，肌腱韧带正常生长。

(2)延缓衰老。所含胶原蛋白充足，能使皮肤代谢正常，防止真皮过早变薄，减少脱发和防止头发过早变白。

(3)胶原蛋白充足，是皮肤细胞更新的重要保证。胶原蛋白能促进人体微循环和增强血管壁弹性，并有助于红细胞的生成。胶原蛋白充分，能使皮肤白里透红。胶原蛋白又是头发以及眉睫毛的重要构成物质，可使头发、眉、睫毛丰厚、乌亮。因此，肉皮、蹄筋类食物被列为重要的美容食品。

**二、羊胎**

随着年龄的增长，人体细胞活力与代谢率下降，超氧化物歧化酶活力降低，人体对外来环境抵抗力下降，变得易疲劳，外貌逐渐衰老。只有让人体细胞重新活跃起来，才能延缓衰老。使用动物胚胎，可向人体注入活细胞。在各种动物中，羊的细胞与人体最接近，最易被人体吸收，有明显的清除自由基和抗氧化作用。羊胎素集中了初生羊胎活性精华，有明显的抗衰老作用，使人青春永葆。

**三、动物骨**

最近研究表明，骨骼的组织结构主要是由蛋白质及钙组成的网状结构，管内充满骨髓，其中含有丰富的营养物质，如蛋白质、脂质等。骨骼的组成成分与肉的成分相似，但骨中钙、磷等矿物质及其对人体有益的微量元素的含量是肉的数倍。

人体中最重要的组织之一是骨髓，红、白细胞就是在骨髓中形成的。人的头发和指甲生长的速度放慢，身体和脸上出现老年斑就是骨髓开始退化的表现。平常用动物骨熬汤喝(熬汤时要把骨头打碎)，可抑制衰老，还有健身健美作用。

钙是人体不可缺少的重要物质(特别是儿童、青少年时期)。牙齿、肌肉、骨骼的生长发育不可缺钙,钙对人的体型美起着重要作用。在补充钙质的食物中,由动物骨直接提供最为理想。据研究,动物组织对于相同的组织细胞有较强的亲和力(组织专一性)。为此,国外把各种动物骨制成骨泥,即将骨头进行超细粉碎。我国从20世纪80年代起就从国外引进设备进行骨骼的加工。

四、"液态肉"——猪血

通过对猪血多种营养成分分析,发现有的营养成分含量超过猪肉的营养成分含量。尤其是猪血含铁极为丰富,比猪肉高十多倍,而且由于是血色素型铁形态,因此可直接被机体吸收,生物利用率高,可预防缺铁性贫血,使皮肤红润。另一方面,猪血中的血浆蛋白经胃液分解后,能产生一种具有消毒、滑肠功能的物质,清除从外界进入的有害物质,防止衰老发生。

五、"美容肉"——兔肉

兔肉具有高蛋白低脂肪的特点,含蛋白质21.5%,高于鸡、牛、羊肉中的含量,而脂肪含量为3.5%,低于其他肉类的含量。其含胆固醇少,卵磷脂含量又高于一般肉类。兔肉含有多种人体必需的微量元素和氨基酸,人经常食用兔肉,既能增强体质,又不会发胖。兔肉是促进青春发育,使妇女健美的优良肉食品。

(资料来源:百度百科,有删节。)

### 问题二　水产品的营养价值及特殊功效有哪些?

一、鱼的营养价值及特殊功效

1. 蛋白质

鱼类肌肉所含的蛋白质质量分数一般为15%～25%,肌纤维细短,间质蛋白少,组织软而细嫩,较畜禽肉更易被人体消化,其营养价值与畜禽肉近似,所含蛋白质属于完全蛋白质。

鱼类的外骨骼发达,鱼鳞、软骨中的结缔组织主要是胶原蛋白,是鱼汤冷却后形成凝胶的主要物质。

2. 脂肪

鱼类脂肪多由不饱和脂肪酸组成(占70%～80%),熔点低,常温下为液态,消化吸收率达95%。部分海产鱼(如沙丁鱼、金枪鱼、鲣鱼)含有的长链多不饱和脂肪酸,如二十碳五烯酸(EPA)和二十二碳六烯酸(DHA),具有降低人体血脂和胆固醇质量分数,防治动脉粥样硬化的作用。

鱼类的胆固醇质量分数不高,一般为60～114mg/100g。但鱼子的胆固醇质量分数较高,一般为354～934mg/100g,鲴鱼子的胆固醇质量分数高达1070mg/100g。

3. 矿物质

鱼类(尤其是海产鱼)所含矿物质的质量分数较高,为1%~2%。其中磷的质量分数最高,钙、钠、氯、钾、镁含量较丰富。鱼类钙的质量分数较畜禽肉高,为钙的良好来源。海产鱼类含碘也很丰富,可达$500 \sim 1000 \mu g/100 g$,而淡水鱼的碘质量分数只有$50 \sim 400 \mu g/100 g$。

4. 维生素

鱼类是维生素$B_2$和尼克酸的良好来源,如黄鳝含维生素$B_2$ 2.08mg/100g,河蟹为0.28mg/100g、海蟹为0.39mg/100g。海鱼的肝脏是维生素A和维生素D富集的食物。少数生鱼肉中含有硫胺素酶,在存放或生吃时可破坏鱼肉中的硫胺素。加热烹调处理后,硫胺素酶即被破坏。

鱼类还含有一定量的氨基乙磺酸,对胎儿和新生儿的大脑和眼睛正常发育,维持成人血压,降低胆固醇,防止视力衰退等有重要作用。

二、两栖爬行类及低等动物类原料肉的营养价值及特殊功效

1. 虾蟹的营养价值及特殊功效

虾蟹所含的蛋白质质量分数为15%~20%,与鱼肉相比,缬氨酸、赖氨酸质量分数相对较低。虾蟹所含脂肪为1%~5%,钙、铁的质量分数较高,尤其是虾皮中钙的质量分数特别高,可达体重的2%。

2. 两栖爬行类原料的营养价值及特殊功效

两栖爬行动物的皮肤、肌肉、内脏、卵可供食用。其肌肉蛋白质含量占12%~20%,龟、鳖胶原蛋白比例较大,胶质丰富,由于缺乏色氨酸,大多为不完全蛋白质。其余种类爬行动物的蛋白质质量分数较高。本类原料脂肪组织不明显,如100g田鸡的脂肪仅有0.3g,甲鱼脂肪较高,也只有1.1g。两栖爬行类动物肉有较丰富的钙、磷、铁、B族维生素,尤其是尼克酸的质量分数较高。

3. 软体动物的营养价值及特殊功效

软体动物的营养成分类似鱼类,蛋白质含量为10%~20%,脂肪含量约为1%~5%。贝类动物中,以糖原代替脂肪而成为贮存物质,因而碳水化合物的质量分数可达5%以上,个别甚至高达10%。贝类动物蛋白质的精氨酸比其他水产品高,而蛋氨酸、苯丙氨酸、组氨酸的质量分数比鱼类低。软体动物肉含有较多的甜菜碱、琥珀酸,形成肉类的甜味和鲜味。贝类中的矿物质含量为1.0%~1.5%,其中钙和铁质量分数高,海产软体动物中碘的质量分数较高,微量元素的质量分数类似肉类。需要注意的是牡蛎,锌的质量分数很高,每100g含锌高达128mg,是人体所需锌的很好来源。软体动物所含维生素以维生素A、维生素$B_{12}$较丰富。

干制的墨鱼、鱿鱼的蛋白质含量可达65%。干贝的蛋白质含量可达63.7%,脂肪含量达3.0%,碳水化合物含量为15%左右。

### 三、其他水产品原料的营养价值及特殊功效

#### 1. 海参

海参的主要营养成分中,蛋白质为 21.45%,脂肪为 0.27%,碳水化合物为 1.31%,矿物质为 1.13%,钙、磷、铁等无机盐的质量很丰富。其中蛋白质中赖氨酸质量分数较高,为完全蛋白质,但与鸡蛋、牛奶相比,其蛋白质的吸收率较低。

#### 2. 鱼翅、鱼唇、鱼肚

鱼翅是以鲨鱼、鳐鱼等的鱼鳍干制而成的,为海珍原料。从其所含营养成分看,碳水化合物占 0.20%,脂肪为 0.28%,蛋白质为 83.53%,矿物质为 2.24%,其中钙、磷、铁的含量较为丰富。从其蛋白质的质量看,缺乏必需氨基酸色氨酸,所以蛋白质的质量分数虽高,却为不完全蛋白质,生物效价较低。

鱼唇的可食部分仅占 44%。与鱼翅相似,鱼唇的蛋白质含量达 62%。鱼肚的蛋白质含量高达 84%,但是,蛋白质缺乏色氨酸,为不完全蛋白质。

#### 3. 燕窝

燕窝含蛋白质 49.85%,脂肪为 0,碳水化合物为 30.55%,矿物质为 6.19%,其中钙含量为 0.429%,磷为 0.03%,铁为 0.005%。燕窝主要供给碳水化合物和蛋白质,其蛋白质为不完全蛋白质,因此质量分数虽高,但生物效价低。所以,将燕窝视为营养价值很高的补品,不太符合科学。

 小知识

### 走出食鱼翅的误区

鱼翅真的很有营养吗?一个环境调查组的研究表明,在鲨鱼鱼翅汤内含有高浓度的毒性物质——水银,而水银对人的高级神经系统有害。在对曼谷销售的鲨鱼鱼翅进行的两项随机检测毒性试验表明,这种美味高档的营养品被水银污染的程度高达 70%,含有可被人体吸收的水银比率已超出正常允许含量 42 倍。而水银的来源是未被处理过的废水。澳大利亚和新西兰最近也向国人提出警告,特别提醒那些怀孕的妇女尽量不要食用鲨鱼肉。因为摄入过量的水银会对孕妇和她们的孩子产生非常大的危害,尤其会影响孩子大脑和神经细胞的生成。鱼翅中的水银成分大都来自污染的海水,而鲨鱼在食物链中处于最高的位置,因此它们体内的水银成分总是越积越多。

有关的研究发现,鱼翅中的水银或其他重金属的分量均比其他鱼类高很多。原因是人类把工业生产过程中的废水不断地排入海洋,使得海水中水银和其他重金属含量较高,海洋生物也随之受到影响。鲨鱼处于海洋食物链的顶端,体内往往会积累大量

的污染毒素。而水银除了可能造成男性不育外,还会损害人的中枢神经系统及肾脏。因此,多吃鲨鱼肉、鱼翅可能会对人体有害。

专家表示,目前还没有确切的科学根据证明鱼翅对健康有效。鱼翅汤的美味主要来自它的配料,而不是鱼翅本身。

(资料来源:百度百科,有删节。)

### 问题三　乳蛋类的营养价值及特殊功效有哪些?

一、鲜乳的营养价值及特殊功效

初乳是母畜产崽一周内所产的乳汁,所含蛋白质的质量分数较高,色黄而浓厚,有特殊气味,食用价值不高。

常乳是母畜产崽一周至断乳前期所产乳汁,其成分稳定,是人们饮用以及加工乳制品的主要原料,奶味温和,稍有甜味,具有由低分子化合物如丙酮、乙醛、二甲硫、短链脂肪酸和内酯形成的特有的香味。

末乳为断乳前几周所产乳汁,味苦咸,并带有脂肪氧化气味,不适于食用。

牛奶含有83%的水和17%的总固形物,由脂肪、蛋白质、乳糖、矿物质、维生素等组成,是提供优质蛋白质、维生素 A、核黄素和钙的良好食物来源。

1. 蛋白质

牛奶中蛋白质的质量分数平均为3% ~4% ,主要由79.6%的酪蛋白、11.5%的乳清(白)蛋白和3.3%的乳球蛋白组成,另有少量的其他蛋白质,如免疫球蛋白和酶等。

牛奶等的蛋白质消化吸收率为87% ~89% ,生物学价值为85,生物利用率虽低于人奶,但仍为优质蛋白。

2. 脂肪

乳类脂肪含量为3.0% ~4.0% ,以微粒状的脂肪球分散在乳液中,吸收率高达97% 。水溶性挥发性脂肪酸(如丁酸、己酸、辛酸)的质量分数较高,约为9% ,是乳类脂肪具有良好风味及易于消化的原因。此外,乳汁中含有少量的卵磷脂、胆固醇。

3. 碳水化合物

乳类碳水化合物主要为乳糖,牛奶乳糖的质量分数为3.4% ~5.4% 。

一些有色人种先天缺乏乳糖酶,或由于长期不食用乳类而导致乳糖酶消失,当再次食用乳及乳制品时,体内就不能分解乳糖,乳糖在肠道内被肠道微生物分解发酵,产生胀气、腹泻等症状,称为乳糖不耐症。

4. 矿物质

牛奶中矿物质的质量分数为0.7% ~0.75% ,富含钙、磷、钾、磷、硫、镁等常量元素及铜、锌、锰等微量元素。100ml 牛乳中含钙110mg,为人奶的3倍,且吸收率高,是钙的良好来源。牛奶含磷约为人奶的 6 倍。牛奶中钙和磷的比值为 1.2∶1,而人奶钙和磷之比为 1∶1。

5. 维生素

牛奶中含有人体所需的多种维生素,其质量分数与奶牛的饲养方式、季节、牛奶的加工方式等有关。

二、乳制品的营养价值及特殊功效

1. 消毒鲜奶

消毒鲜奶采用巴氏消毒(63℃,30 分钟)或高温瞬时灭菌(120℃~140℃,1~2 秒钟),由于温度不高或在高温下时间极短,牛奶中除部分 B 族维生素和维生素 C 损失外,营养价值与新鲜生牛奶差别不大,市售消毒牛奶常强化维生素 A、维生素 D 和维生素 $B_1$ 等营养素。

2. 奶粉

根据加工处理方式不同,将奶粉分为全脂奶粉、脱脂奶粉、加糖奶粉、调制奶粉等。以下介绍其中的三种。

(1)全脂奶粉。鲜奶消毒后,经浓缩除去 70%~80% 的水分,采用喷雾干燥法,将浓缩奶喷射形成雾状微粒,在热风下脱水干燥而成。其含水量仅为 2%~3%,蛋白质的质量分数约为 20%,脂肪为 19%~28%,碳水化合物约为 39%。全脂奶粉的溶解性好,色香味及其他营养成分与鲜奶相比变化不大。

(2)脱脂奶粉。脱脂奶粉是原料奶脱去绝大部分的脂肪,再经浓缩、喷雾干燥而成。奶粉中脂肪质量分数在 1.3% 左右,脂溶性维生素随着脂肪脱除而发生损失。此种奶粉适合于腹泻的婴儿及要求低脂肪、低热量膳食的人群。

(3)调制奶粉。它又称母乳化奶粉,该奶粉是以牛奶为基础,按照母乳组成的模式和特点调制而成,各种营养成分的质量分数、种类和比例接近母乳。常用的调剂方法是改变牛奶中酪蛋白的质量分数和酪蛋白与乳清蛋白的比例,补充乳糖的不足,以适当比例强化维生素 A、维生素 D、维生素 $B_1$、维生素 $B_2$、维生素 C、叶酸和微量元素等。经过调制,提高了牛奶蛋白质的消化率,更适合婴幼儿吸收。

3. 酸奶

酸奶是以新鲜奶、脱脂奶、全脂奶粉、脱脂奶粉或炼乳等为原料接种纯种的乳酸菌种,经过乳酸菌发酵后制成的。牛奶中的乳糖变成乳酸,另有 20% 左右的乳糖发生异构,乳糖不耐症患者不会由于喝酸奶产生胃肠不适。酪蛋白等在乳酸作用下凝固,产生细小均匀的乳状凝块,易于消化吸收。脂肪不同程度的水解,形成独特的风味,备受食用者的喜爱。经过发酵,牛奶中原为结合型的 B 族维生素转化为游离型 B 族维生素,提高了吸收率。

4. 炼乳

(1)甜炼乳。甜炼乳是牛奶经巴氏灭菌和均质后,加入约16%的蔗糖,经减压浓缩到原体积40%的一种乳制品。由于浓缩,炼乳中蛋白质、脂肪的质量分数均相应提高,成品中蔗糖质量分数达40%～55%。炼乳可以直接作为蘸料与其他原料拌和食用,也可加入3倍水稀释饮用。

(2)淡炼乳。淡炼乳又称无糖炼乳,将牛奶经巴氏消毒和均质,浓缩到原体积1/3后装罐密封,经加热灭菌制成具有保存性的乳制品。淡炼乳经高温火菌后,维生素 $B_1$ 受到损失,其他营养价值与鲜奶几乎相同,高温处理后形成的软凝乳块经均质处理脂肪球微细化,有利于消化吸收,所以淡炼乳稀释后适于喂养婴儿。

5. 奶油

奶油是由牛奶中分离的脂肪制成的产品,天然奶油依含水量可分为鲜奶油和脱水奶油。将牛乳用油脂分离器或静置等方法分离出含脂肪成分较多的部分,即为鲜奶油。鲜奶油经发酵(或不发酵)、搅拌、凝集、压制即成黄色半固体状的脱水奶油,又称白脱油、黄油。黄油含有大约80%～82%的脂肪,15%～18%的水和2%～5%的非脂乳固体,鲜奶油含脂肪量一般在18%以上,其余部分为水和少量乳糖、蛋白质、维生素、矿物质与色素等。

6. 奶酪

这是脱脂后的乳清经凝乳酶凝固并脱去部分水分,发酵并加入各种调味品而成,可用于佐餐和调味。其中的蛋白质和维生素 $B_1$、无机盐质量分数高。

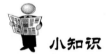 小知识

**喝酸奶是否更有利于身体健康**

酸奶有利于人类健康和长寿的原因可能有:

(1)酸奶可增强人体免疫功能。

(2)降低血清胆固醇的水平。有实验证明,甚至在不用任何药物的情况下,每餐饮用约240克酸奶,一周后可见胆固醇降低。

(3)常饮用酸奶能促进肠道运动,缩短食物口—肛转运时间,软化酵解结肠内容物,增加粪便排泄量,预防便秘发生,有益于预防结肠癌。因此,酸奶在国外被誉为长寿食品。

(资料来源:百度百科,有删节。)

三、蛋及蛋制品的营养价值及特殊功效

1. 蛋的营养价值

蛋由蛋壳、蛋清、蛋黄三部分组成。以鸡蛋为例,每只鸡蛋平均重约50g,其中,蛋清占全蛋质量的55%～60%,蛋黄占30%～35%。

蛋清中的蛋白质由卵白蛋白、卵胶粘蛋白、卵球蛋白等蛋白质组成。蛋黄中蛋白质主要是卵黄磷蛋白和卵黄球蛋白。蛋黄中蛋白质的质量分数高于蛋清。蛋黄的营养成分最齐全。

2. 蛋制品的营养价值

蛋制品主要有皮蛋、咸蛋、糟蛋等,这些产品具有独特的风味,在烹饪中常用。蛋制品的营养价值与鲜蛋相似,经过加工,部分蛋白质降解为更易被人吸收的氨基酸,消化吸收率提高,但B族维生素损失较大。糟蛋在制作时加入了酒精、醋,可使蛋壳中的钙的溶解度增加,其钙的质量分数较鲜蛋高40倍。

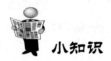 小知识

### 健康吃蛋知多少

一、蛋的正确吃法

鸡蛋的吃法多种多样,就营养的吸收和消化率来讲,煮蛋为100%,炒蛋为97%,嫩炸的蛋为98%,老炸的蛋为81.1%,开水、牛奶冲蛋为92.5%,生吃为30%～50%。可见,煮鸡蛋是最佳吃法,但要注意细嚼慢咽,否则会影响吸收和消化。不过,对儿童和老人来说,蒸蛋羹、蛋花汤最适合,因为这两种做法能使蛋白质松解,极易被消化吸收。

此外,还需注意以下几方面:

(1)蛋含有各种营养素,唯独不含维生素C,所以若能搭配蔬菜食用,营养将更均衡。

(2)吃蛋时多搭配蔬菜食用,有助蔬菜中的纤维吸收胆固醇及其他有害物质,并将之排出体外,减少胆固醇的危害。

(3)生吃蛋,体内难以消化,且可能因此吃进沙门氏菌、真菌或寄生虫卵,因此不宜生吃蛋。

(4)用热豆浆冲生鸡蛋,会形成不易分解吸收的物质,影响消化、破坏营养。

(5)每天一颗蛋加上米饭、面食一起食用,就可完备地取得各种人体必需的氨基酸,所以不需一天吃太多蛋。

（6）煮蛋时可依个人所需，酌量加些中药，如枸杞、红枣、何首乌、川芎、艾叶、益母草等一起食用，将更具食疗效果。

（7）蛋壳的颜色与蛋的营养价值无关，所以不必特意去吃如红褐色蛋壳的土鸡蛋。

（8）受精蛋未必比未受精蛋营养，因为未受精蛋没有因胚胎发育而消耗养分，营养较完整。

（9）蛋黄已散开的蛋不能食用，因为那可能是储放时间过久，已被细菌寄生、分解，所以蛋黄才会散开。

二、每天吃几个鸡蛋合适

从营养学的观点看，为了保证人的膳食平衡、满足机体需要，又不造成营养过剩，一般情况下，老年人每天吃 1~2 个鸡蛋为宜。中青年人、从事脑力劳动或轻体力劳动者，每天可吃 2 个鸡蛋；从事重体力劳动，消耗营养较多者，每天可吃 2~3 个鸡蛋；少年儿童由于长身体，代谢快，每天也应吃 2~3 个鸡蛋。孕妇、产妇、乳母、身体虚弱者以及进行大手术后恢复期的病人，需要多增加优良蛋白质，每天可吃 3~4 个鸡蛋，但不宜再多。

（资料来源：百度百科，有删节。）

# 任务四　了解其他原料的营养价值及特殊功效

**问题一　食用油脂和调味品的营养价值及特殊功效有哪些？**

一、油脂的营养价值及特殊功效

油脂是膳食的重要组成部分，是热能的一个重要来源，可供给人体一些必需脂肪酸，并提供一定量的脂溶性维生素。

天然的食用油脂是由多种物质组成的混合物，其中最主要的成分是脂肪（又称甘油酯）。目前人们生活中使用的油大多为食用精炼油，其脂肪质量分数均在 99% 以上，植物油精制后含脂肪 100%，还含有脂溶性的胡萝卜素和核黄素。粗制油含有少量非甘油酯类化合物，如磷脂、甾醇、蜡、粘蛋白、色素及维生素等，在油脂中的质量分数很低，但对食用油脂的质量影响较大。

油脂经高温加热后，脂肪酸、维生素 A、胡萝卜素、维生素 E 等均受到破坏，热能供给只有生油脂的 1/3 左右。经过高温加热的油脂，尤其是反复加热的油脂，不但不易被机体消化,而且妨碍其他同时食进的食物的吸收率。

二、调味品的营养价值及特殊功效

1. 食盐

人体中的钠和钾对维持人体体液平衡和物质交换起重要作用,过多或过少都会影响细胞正常功能。氯为胃酸的成分之一,若缺少,会导致胃酸分泌减少,食欲不振。由于排汗、排尿的原因,人体每日都需要补充一定的食盐。健康人每日应摄入食盐 6 ~ 10g,当人体出汗过多或腹泻、呕吐后,可适当增加食盐的摄入。对患有高血压、心脏病、肾脏病的人,则应限制食盐的摄入。

2. 发酵性咸味调味品

由于使用了大豆等高蛋白质原料,发酵性咸味调味品中蛋白质的质量分数可达 3% ~ 12%,其中较大部分为氨基酸态氮,碳水化合物的质量分数为 6% ~ 27%,脂肪的质量分数与原料初始脂肪质量分数有关,若使用脱脂的大豆饼粕制作,则脂肪质量分数近乎为 0,而鱼露、虾酱等含有 0.6% 的脂肪。发酵性咸味调味品中还含有少量的维生素和矿物质。

3. 醋

醋是以谷类或其他含糖量较高的水果、废糖蜜为原料发酵而成的调味品,西餐中还常使用酒醋。除水外,醋的主要成分为醋酸(3% ~ 8%),另有少量蛋白质(0.1% ~ 3.8%)、脂肪(0.1% ~ 0.7%)、碳水化合物(1% ~ 18%)、矿物质(1% ~ 5%),其中以钙和铁最为丰富。

4. 味精

常见的味精有普通味精、强力味精和复合味精三种形式。普通味精含谷氨酸钠 75% ~ 99.9%,其余由食盐填充,鲜味随谷氨酸钠浓度增加而增强,鲜味值可达 100;强力味精是谷氨酸钠与肌苷酸、鸟苷酸的钠盐混合而成,鲜味值可达 150 ~ 160;复合味精是在强力味精的基础上添加油脂、水解蛋白、牛肉粉(鸡肉粉、香菇粉)、香辛粉料等风味成分,有牛肉精、鸡精、香菇精等多个品种。

5. 芝麻酱

芝麻酱是用芝麻磨碎脱油的产品,为常用香味调料。芝麻酱的营养成分丰富,蛋白质高达 20%,脂肪 53%,碳水化合物 18%,粗纤维 6.9%,矿物质以钙和铁较高,分别可高达 1050mg/100g 和 10mg/100g,钙的质量分数相当于 100g 牛奶的 10 倍。芝麻酱中的 B 族维生素(硫胺素、核黄素、尼克酸)丰富。

6. 糖

作为调味料食用的糖类主要有蔗糖、土红糖、饴糖、蜂蜜等。

(1)蔗糖。白糖(包括白砂糖、绵白糖)、冰糖属于精制糖,蔗糖纯度高于 99.65%,几乎不含其他营养素。

（2）土红糖。土红糖是小型糖厂土法生产的食糖，有赤红、红褐、青褐、黄褐等多种颜色。土红糖的蔗糖纯度较低（大约为96.6%），含有糖蜜及钙（（90～160）mg／100g）、铁（（2～4）mg/100g）、镁（54mg/100g）等矿物质，易吸水潮解，有一定滋补作用，可用于蒸炖补品。

（3）饴糖。其又称糖稀、麦芽糖，是将大米、小麦等粮食经过发酵糖化而制成的浓稠的糖浆，色黄褐，主要成分为麦芽糖、葡萄糖、糊精等，甜度只有食糖的1/3，有软、硬两种。其主要用于增加菜肴色泽。饴糖的吸湿力强，在糕点中使用可使糕点松软，不翻硬。

（4）蜂蜜。蜂蜜由蜜蜂采集花蜜酿成，为透明或半透明状的浅黄色黏性液体，带有花香味，回味微酸。蜂蜜除含有呈甜味的葡萄糖、果糖外，还含有多种蛋白质、有机酸、维生素、矿质元素及生理活性物质。其主要用于制作营养滋补品、蜜饯食品及酿造蜜酒，在制作糕点和一些风味菜肴中充当甜味剂。

7. 芡粉

芡粉的主要成分为碳水化合物，占82%～86%，蛋白质和脂肪的质量分数很少，仅0.5%～1.5%。除矿物质外，其他的各种营养素也很少。

 **小知识**

## 常见烹饪材料的烹调功效

常见的烹饪材料的烹调功效如下表2-2所示。

表2-2　　　　　　　　　　　常见烹饪材料的烹调功效

| 调味料 | 功　　效 |
| --- | --- |
| 酱油 | 可使菜肴入味，更能增加食物的色泽。适合红烧及制作卤味 |
| 蚝油 | 广东一带传统的鲜味调料 |
| 色拉油 | 常见的烹调用油，亦可用于烹制糕点的原料油，冷拌油 |
| 麻油 | 菜肴起锅前淋上，可增香味。腌制食物时，亦可加入以增添香味 |
| 米酒 | 烹调鱼、肉类时添加少许的米酒，可去其腥味 |
| 辣椒酱 | 可增添辣味，并增加菜肴色泽 |
| 甜面酱 | 适用于烹饪酱爆和酱烧菜，还可用于蘸食 |
| 辣豆瓣酱 | 本身就由多种调味品构成，可让菜变得更美味 |
| 芝麻酱 | 本身较干。可以冷水或冷高汤调稀，常用于吃火锅或拌蔬菜沙拉 |
| 西红柿酱 | 常用于茄汁、糖醋等菜肴，并可增加菜肴色泽 |
| 鲍鱼酱 | 采用天然鲍鱼精浓缩制造而成，适用于：煎、煮、炒、炸、卤等 |

续表

| 调味料 | 功　　效 |
|---|---|
| XO 酱 | 主要是由诸多海鲜精华浓缩而成,适用于各项海鲜料理蘸料 |
| 发粉 | 加入面糊中,可增加成品之膨胀感 |
| 甘薯粉 | 多用于油炸物之沾粉。亦可作为芡粉 |
| 小苏打粉 | 以适量小苏打粉腌浸肉类,可使肉质较松滑嫩 |
| 豆豉 | 可增加菜肴鲜香味 |
| 蒜头 | 常用之爆香料,可搭配菜色切片或切碎。大蒜有很强的杀菌、抗癌作用,人们把它誉为地里长的"青霉素"和"天然抗生素" |
| 花椒 | 亦称川椒,常用来红烧及卤。花椒粒炒香后磨成的粉末即为花椒粉,若加入炒黄的盐则成为花椒盐,常用于油炸食物的蘸食之用,增加菜肴香气 |
| 胡椒 | 辛辣中带有芳香,可去腥及增添香味。白胡椒较温和,黑胡椒味则较重 |
| 八角 | 又称大茴香,常用于红烧及卤。香气极浓,做菜时,宜酌量使用 |
| 干辣椒 | 可去腻、膻味 |
| 红葱头 | 可增加菜肴的香味 |
| 五香粉 | 包含桂皮、大茴香、花椒、丁香、甘香、陈皮等香料,味浓,宜酌量使用 |

(资料来源:百度百科,有删节。)

## 问题二　饮料的营养价值及特殊功效有哪些?

一、酒精饮料的营养价值及特殊功效

酒精饮料根据原料不同可分为粮食酒、果酒,根据制造方法分为蒸馏酒、酿造酒(发酵酒)和配制酒,根据酒精质量分数不同又分为高度酒和低度酒等。

1. 酿造酒

酿造酒是在含糖丰富的原料(水果或谷类)中加入酵母发酵,再经过压榨、澄清、过滤而成的酒精饮料。酿造酒的酒精质量分数低,含有原汁的各种营养成分,包括啤酒、葡萄酒、黄酒等。

2. 蒸馏酒

蒸馏酒是利用谷类、果实等原料经过发酵、蒸馏而成的产品。其酒精的质量分数很高,可达 38% ~ 65%,每 100g 可供能量 1000kJ ~ 1600kJ。蒸馏酒蒸馏后除含有乙醇外,还有部分与酒风味有关的醇类、醛类、酮类、酸类、酯类等物质。

3. 配制酒

其又称调制酒,是混合的酒品。配制酒是一个比较复杂的酒品系列。其有两种配制工艺,一种是在酒和酒之间进行勾兑配制,另一种是以酒与非酒精物质(包括液体、固体和气体)进行勾调配制。

### 二、软饮料的营养价值及特殊功效

软饮料中的纯净水、太空水、白开水、苏打水等含有纯净的水,是良好的补水剂。矿泉水还含有人体需要的微量元素,如锶、锂、偏硅酸、溴、锌等,可补充人体易缺乏而又不易获得的微量元素,对健康有益。

碳酸型饮料是在饮料中充入了二氧化碳,清凉感突出,可增进食欲,促进消化。饮料配方中加入了大量的糖、香料、食品添加剂等,除了提供热量(为(80 ~ 240)kJ/100g)外,营养价值不高。

纯果汁或蔬菜汁由天然的果蔬榨汁加工而成,含有较丰富的维生素、矿物质和纤维素等,营养价值高。

果汁型饮料由于加入了原果汁,含有一定的碳水化合物、少量的蛋白质、维生素、矿物质,营养价值有所增高。

花生、大豆和含乳饮料的蛋白质质量分数较高,可作为蛋白质来源的补充。

冷饮包括冰激凌、雪糕、冰棍等,是以奶、蛋、砂糖、奶油等原料加工制成的,含有上述各种原料的营养物质,其蛋白质大约为3.7%,脂肪为7% ~ 14%,碳水化合物24%,还含有较少量的维生素、矿物质,其产热量高达(500 ~ 1000)kJ/100g。

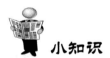 **小知识**

### 十大排毒养颜食品

#### 一、黄瓜

现代医学认为,黄瓜富含蛋白质、糖类、维生素$B_2$、维生素C、维生素E、胡萝卜素、尼克酸、钙、磷、铁等营养成分,同时黄瓜还含有丙醇二酸、葫芦素、柔软的细纤维等成分,是难得的排毒养颜食品。黄瓜所含的黄瓜酸能促进人体的新陈代谢,排出毒素。维生素C的含量比西瓜高5倍,能美白肌肤,保持肌肤弹性,抑制黑色素的形成。黄瓜还能抑制糖类物质转化为脂肪,对肺、胃、心、肝及排泄系统都非常有益。夏日里人容易烦躁、口渴、喉痛或痰多,吃黄瓜有助于化解炎症。

#### 二、荔枝

荔枝味甘、酸,性温,有补脾益肝、生津止渴、解毒止泻等功效。现代医学研究认为,荔枝含维生素A、维生素$B_1$、维生素C,还含有果胶、游离氨基酸、蛋白质以及铁、磷、钙等多种元素。现代医学研究证明,荔枝有补肾、改善肝功能、加速毒素排除、促进细胞生成、使皮肤细嫩等作用,是排毒养颜的理想水果。

### 三、木耳

木耳富含碳水化合物、胶质、脑磷脂、纤维素、葡萄糖、木糖、卵磷脂、胡萝卜素、维生素 $B_1$、维生素 $B_2$、维生素 C、蛋白质、铁、钙、磷等多种营养成分，被誉为"素中之荤"。木耳中所含的一种植物胶质，有较强的吸附力，可将残留在人体消化系统的灰尘杂质集中吸附，再排出体外，从而起到排毒清胃的作用。

### 四、蜂蜜

蜂蜜富含维生素 $B_2$、维生素 C，以及果糖、葡萄糖、麦芽糖、蔗糖、优质蛋白质、钾、钠、铁、天然香料、乳酸、苹果酸、淀粉酶、氧化酶等多种成分，对润肺止咳、润肠通便、排毒养颜有显著功效。近代医学研究证明，蜂蜜中的主要成分葡萄糖和果糖，很容易被人体吸收利用。常吃蜂蜜能达到排出毒素、美容养颜的效果，对防治心血管疾病和神经衰弱等症也很有好处。

### 五、胡萝卜

胡萝卜味甘，性凉，有养血排毒、健脾和胃的功效，素有"小人参"之称。胡萝卜富含糖类、脂肪、挥发油、维生素 A、维生素 $B_1$、维生素 $B_2$、花青素、胡萝卜素、钙、铁等营养成分。现代医学已经证明，胡萝卜是有效的解毒食物，它不仅含有丰富的胡萝卜素，而且含有大量的维生素 A 和果胶，与体内的汞离子结合之后，能有效降低血液中汞离子的浓度，加速体内汞离子的排出。

### 六、苦瓜

现代医学研究发现，苦瓜中存在一种具有明显抗癌作用的活性蛋白质，这种蛋白质能够激发体内免疫系统的防御功能，增加免疫细胞的活性，清除体内的有害物质。苦瓜虽然口感略苦，但余味甘甜，近年来渐渐风靡餐桌。

### 七、海带

海带味咸，性寒，具有消痰平喘、排毒通便的功效。海带富含藻胶酸、甘露醇、蛋白质、脂肪、糖类、粗纤维、胡萝卜素、维生素 $B_1$、维生素 $B_2$、维生素 C、尼克酸、碘、钙、磷、铁等多种成分，尤其是含丰富的碘，对人体十分有益，可治疗因甲状腺肿大和碘缺乏而引起的病症。它所含的蛋白质中包括八种氨基酸。海带的碘化物被人体吸收后，能加速病变和炎症渗出物的排除，有降血压、防止动脉硬化、促进有害物质排泄的作用。同时，海带中还含有一种叫硫酸多糖的物质，能够吸收血管中的胆固醇，并把它们排出体外，使血液中的胆固醇保持正常含量。另外，海带表面上有一层略带甜味儿的白色粉末，是极具医疗价值的甘露醇，具有良好的利尿作用，可以治疗药物中毒、浮肿等症。

### 八、茶叶

现代医学研究表明，茶叶中富含一种活性物质——茶多酚，具有解毒作用。茶多酚作为一种天然抗氧化剂，可清除活性氧自由基，保健强身和延缓衰老。

九、冬菇

现代医学研究认为,冬菇含有多糖类物质,可以提高人体的免疫力和排毒能力,抑制癌细胞生长,增强机体的抗癌能力。此外,冬菇还可降低血压、胆固醇,预防动脉硬化,有强心保肝、宁神定志、促进新陈代谢及加强体内废物排泄等作用,是排毒壮身的最佳食用菌。

十、绿豆

现代医学研究证明,绿豆可以降低胆固醇,又有保肝和抗过敏作用。夏秋季节,绿豆汤是排毒养颜的佳品。

（资料来源:百度百科,有删节。）

 **场景回顾**

大豆食品中含有一种叫做异黄酮的物质,这种物质的构造与女性荷尔蒙——雌激素非常相似。因此,它能够抑制与女性荷尔蒙有关的乳癌、卵巢癌、子宫癌、前列腺癌等癌症的发生。大豆食品自古就与日本人的生活密不可分。日本人很喜欢吃豆腐、纳豆、味精汁等以大豆为原料的食品。所以,相对欧美少食大豆来讲,日本人的癌症发病率就远低得多。

 **项目小结**

食品是人体获得所需热能和各种营养素的基本来源,是满足人类营养需要的物质基础。食品的营养价值通常指食品中所含营养素的种类、数量及其相互比例和热能满足人体需要,并易被人体所消化吸收及利用的程度。食品的营养价值是相对的,食品分为粮食类、果蔬类、肉类、蛋乳类等多种类型,不同类型的食品因性质、营养成分等不同,其营养价值及特殊功效也是不一样的。同时,食品的营养价值在很大程度上受贮存、加工和烹调等因素的影响。

 **课后练习**

**一、填空题**

1. 各种谷类种子结构基本相似(除荞麦外),都是由谷皮、_____、_____、胚乳四个主要部分组成。

2. 畜禽肉中含有_____,是肉汤鲜味的主要成分。

3. 食品按生产方式又可以分为三种：_____、_____、有机食品。

4. 蛋的结构分成_____、蛋清、蛋黄三部分。

5. _____是膳食中 B 族维生素的重要来源。

## 二、选择题

1. 酿造酒是在含糖丰富的原料中加入酵母发酵，再经过压榨、澄清、过滤而成的酒精饮料。以下不是酿造酒的是(    )。

A. 啤酒　　　　B. 中国白酒　　　　C. 黄酒　　　　D. 葡萄酒

2. 豆制品中,非发酵性的大豆制品有(    )。

A. 豆浆　　　　B. 豆腐　　　　C. 腐竹　　　　D. 以上所有选项

3. 以下(    )贮存环境是有利于谷类贮存的。

A. 避光　　　　B. 密封　　　　C. 高温　　　　D. 潮湿

4. 含有优质蛋白,其氨基酸组成最接近人体需要的是(    )。

A. 大豆　　　　B. 红豆　　　　C. 绿豆　　　　D. 豌豆

5. 人们饮用以及加工乳制品的主要原料的是(    )。

A. 初乳　　　　B. 常乳　　　　C. 炼乳　　　　D. 末乳

## 三、问答题

1. 豆类的结构和营养价值是什么? 卫生标准是什么?

2. 简述如何鉴别新鲜肉和变质肉?

3. 粮食为什么要控制水分? 应该如何储藏?

# 项目三　不同人群的营养需要

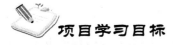 **项目学习目标**

◇ 掌握不同年龄阶段不同人群的营养与膳食特点
◇ 熟悉特殊人群的营养与膳食特点
◇ 了解不同人群膳食搭配的原则与方法

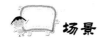 **场景**

有一天,中餐厅服务员小王当班,来了一桌客人,小王按服务程序递上了菜牌,打算为客人提供点菜服务,但有位客人提出,菜牌我们就不看了,我们这几位客人中,有两位糖尿病病人,你就看着给我们配菜吧。小王毕业于某旅游学院酒店管理专业,来该酒店工作不久,在学校没学过食品营养卫生知识,酒店也没给予这方面的培训,她该怎么配菜呢?

请认真学习本项目,找到答案。

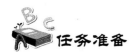 **任务准备**

人们由于不同的国家、不同的社会、不同的经济状况、不同民族以及不同的性别、年龄、职业和健康状况等,所需要的营养素种类、数量各不相同。因此,作为旅游工作者,在组织宾客进餐时,要按照进餐者的具体情况,合理安排膳食,以提高食品质量,保证宾客的身体健康。

# 任务一 掌握婴幼儿、儿童和青少年的营养需要

**问题一 婴幼儿有哪些营养需要？其膳食要求如何？**

一般地，人年龄在 1 岁以内称婴儿，1 月以内称为新生儿，1~4 岁称为幼儿。

一、婴幼儿的营养需要

1. 热能

膳食热能供给不足，其他营养素就不能在体内被很好地利用，影响婴幼儿的生长发育。热能供给过多又会引起肥胖症。

我国建议婴儿每日热能适宜摄入量为 0.4MJ/kg。

2. 蛋白质、脂肪和碳水化合物

脂肪和碳水化合物的主要作用是供给能量，而脂肪内的不饱和脂肪酸对婴儿有重要作用，以母乳或牛奶喂养就基本能满足需要。但若以配方食物喂养时，要加一定的植物油以获得不饱和脂肪酸。

碳水化合物可供给能量，但不宜过多，原因是碳水化合物在婴儿肠内发酵，产生大量低级脂肪酸，刺激肠的蠕动而引起腹泻。另外，不宜让婴幼儿养成吃糖或甜食的习惯，否则会促使龋齿的发生。

3. 水

婴幼儿发育尚未成熟，调节功能和代偿功能差，易出现脱水等水代谢障碍，应注意婴幼儿水的补充。

4. 无机盐

（1）钙和磷。婴幼儿的骨骼生长和牙齿钙化都需要大量的钙和磷。除乳汁可提供钙和磷以外，还可以补偿一定的钙剂。

我国婴幼儿钙和磷的每日膳食适宜摄入量，6 个月大的为 400mg，1~3 岁为 600mg，并注意维生素 D 的摄入状况。可耐受最高摄入量为 2000mg。

（2）铁。乳中铁质量分数较低，胎儿在肝脏内储留了大量的铁，可供出生后 6 个月使用，在 4 个月后就应该添加含铁的食物，否则可能出现缺铁性贫血。给婴儿每日喂一点蛋黄、肝膏汤，可补充铁。

我国每日膳食中，半岁以上婴儿铁的推荐摄入量为 10mg，可耐受最高摄入量为 30mg。

5. 维生素

(1)维生素 A 和维生素 D。维生素 D 可调节钙磷代谢,缺乏时可发生佝偻病。维生素 A 和维生素 D 摄入过多可引起中毒,我国建议维生素 A 婴幼儿适量摄入量为 400μg,维生素 D 则为 10μg。

(2)B 族维生素。硫胺素、核黄素和尼克酸都随能量需要量而变化,可从乳中获得;硫胺素和核黄素,1 岁以上的婴幼儿摄入量为 0.6mg,尼克酸摄入量则为硫胺素的 10 倍。

(3)抗坏血酸。母乳中抗坏血酸含量受母乳的影响。非母乳喂养的则需要补允,婴儿出生后两周便可开始补充。可采用菜汤、橘子水、西红柿汁和其他水果、蔬菜等方式补充。我国建议每日膳食推荐摄入量,1 岁以下婴儿 50mg,1 岁以上为 60mg。

二、婴幼儿膳食

1. 婴幼儿饮食的特点

(1)以乳类为主、食物为辅,转变为以食物为主、乳类为辅。因此幼儿膳食营养素应齐全,各种营养素易于消化吸收。

(2)符合幼儿的口味特点。膳食要小和巧。

(3)注意食物的营养素要保持好,并且干净卫生。

2. 培养婴幼儿良好的膳食习惯

(1)儿童的饮食习惯要从小培养。

(2)饮食要定时定量,不要暴饮暴食。

(3)培养孩子吃多样化食物的习惯,不养成偏食习惯。

(4)教孩子正确使用餐具并养成良好的卫生习惯,注意餐具、餐桌卫生和保持餐桌整洁,饭前、饭后、便后都要洗手。

(5)孩子吃饭时要集中精力,不要让孩子边吃边玩;如孩子吃不完食物,也不要勉强其全部吃完。

(6)不要在吃饭前或吃饭时责备孩子。

(7)家里在配膳时,应尽量考虑孩子,但是,除孩子生病或其他特殊情况外,不要给孩子开小灶。

## 问题二 儿童和青少年有哪些营养需要？其膳食要求如何？

儿童和青少年的年龄分段一般是:4～6 岁为学龄前儿童,7～11 岁为学龄儿童,12～18 岁为青少年。

一、儿童的营养需要与膳食

1. 儿童的营养需要

(1)热能。儿童对热能的需要相对较成人高,因为儿童的基础代谢率高,要维持其生长与发育。另外,儿童还好动。如果热能供给不足,其他营养素就不能有效地发挥作用。

(2)蛋白质。儿童生长发育,对蛋白质的需要较多。蛋白质的推荐摄入量与蛋白质的质量有关,质量高的,则推荐摄入量少;质量差的,则推荐摄入量多。蛋白质的需要量与热能摄入量有关,我国儿童蛋白质以所供热量占总热能的 13% ~ 15% 较为合适。

(3)无机盐。儿童骨骼的生长发育需大量的钙、磷。我国 4 岁以上儿童每日钙的膳食适宜摄入量为 800mg,7 ~ 11 岁为 800mg,并注意维生素 D 的摄入状况。

儿童生长发育,对碘和铁的需要增加,我国建议铁的推荐摄入量为:4 岁以上儿童 12mg,7 ~ 11 岁 12mg。

另外,锌和铜对儿童生长发育十分重要,应注意这些微量元素的供给。

(4)维生素。硫胺素、核黄素和尼克酸的需要量与能量有关,儿童对热能的需要较多,故对三种维生素的需要也增加。

维生素 D 对儿童骨骼和牙齿的正常生长影响较大,我国建议儿童每日膳食中维生素 D 的推荐摄入量为 10mg。维生素 A 可以促进儿童生长,其膳食推荐摄入量为:4 岁以上儿童 500μg,我国膳食中,这两种维生素的质量分数偏低,必要时可适当补给鱼肝油。

维生素 C 对儿童生长发育十分重要,并且维生素 C 易在烹调加工过程中损失。我国建议 4 岁以上儿童维生素 C 每日膳食推荐摄入量为 70mg,7 岁以上为 80mg。

2. 儿童的膳食

对于儿童膳食,尤其要注意以下几个方面:

(1)儿童的咀嚼和消化能力较成人低,故儿童膳食要注意细嫩、软熟、味道清淡,避免刺激性太强的食物。

(2)儿童活泼好动,体内糖原储备又有限,故每天可加餐 2 次。

(3)培养良好饮食卫生习惯,避免偏食或零食吃得太多,注意食物、餐具和进餐环境的卫生及保持进餐环境的整洁。

(4)食物的花色品种应多样化,注重食物的色、香、味等感官性状。

(5)注意其独立生活能力的培养,教儿童一些洗餐具、做菜饭和布置餐桌的知识。

二、青少年的营养需要和膳食

1. 青少年的营养需要

(1)热能。我国建议 11 岁以上的少年女子膳食中每日热能推荐摄入量为 9.2MJ,男子则为 10.04MJ,14 岁以上的青年女子为 10.04MJ,男子则为 12.13MJ。

(2)蛋白质。我国建议青少年女子的每日蛋白质摄入量为 80g,男子为 85g,超过普通成人的推荐摄入量。

(3)无机盐。青少年应注意钙、磷、铁、碘和锌的供应。

(4)维生素。我国青少年维生素 A 和维生素 D 的供给量与成人相同。

2. 青少年的膳食

青少年应注意膳食的量和质两个方面,量要足,质要优。

(1)养成良好的膳食习惯,不挑食、不偏食、不吃零食。

(2)注意早餐的质量和数量,有条件时,课间应加餐 1 次。

(3)注意供给动物性食物,如动物肝脏、瘦肉、鸡蛋等,以供给蛋白质、维生素 A、维生素 D、维生素 $B_1$、维生素 $B_2$ 和尼克酸。另外还注意供给优质的铁和锌等无机盐,预防缺铁性贫血的发生和促进性器官的发育。注意供给新鲜的蔬菜和水果,满足人体对维生素 C 和无机盐的需要,适当供给海带等海产品,预防甲状腺肿的发生。

(4)考试期间,学生应多补给维生素 A、维生素 $B_2$、维生素 C、卵磷脂、蛋白质和脂肪,以补充消耗。

三、大学生存在的营养问题

当代大学生日常生活中,存在不少营养问题,主要有以下几种类型:

(1)大学生普遍对早点不重视。

(2)核黄素缺乏。

(3)不良的饮食习惯。

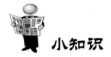 小知识

### 考试期间学生的营养饮食

临考前许多学生总是临阵磨枪,常常"开夜车"。这加重了机体对维生素、蛋白质和热量的需要,家长要适时适量地给予加餐。

学生临考期间,要适当增加主食的数量,但不可增加糕点、甜食、糖等代替主食。过多的糖会使人烦躁不安、情绪激动。同时,还要注意多给学生选择牛奶、鸡蛋、鸡、鸭、鱼、肉、虾及豆制品等食物,以提供充足的蛋白质,供应机体的超负荷需要。最后,多给孩子吃些新鲜水果,有利于维生素的补充。饮食和生活规律是人心理和精神有条不紊的前提,当人精神高度紧张和疲劳时,就可能导致胃肠功能紊乱、消化酶分泌不足,严重影响营养素的消化和吸收。如饮食不能定时定量,则会加重这些变化,进而造成学生的烦躁不安和心理负担。考试期间,要特别注意以下几种营养的摄取:

1. 蛋白质

备考学生应特别注意蛋白质的补充,可从多种动物体中摄取。如鱼肉细腻,蛋白质含量高,又含不饱和脂肪酸;鱼脑是很好的健脑保健食品;豆腐、豆制品也应常食。

2. 钙

钙可以帮助人的大脑持续地工作,同时它还可以调节人体的微循环系统,使人体不易疲劳。虾皮、芝麻酱、海带、豆制品等也是很好的补钙食品。将鲫鱼、带鱼等做成酥鱼,连骨带肉一齐吃进去,可以起到补钙的作用。

3. 维生素 A

维生素 A 是眼睛的保护神,对大脑和人体其他部位的机能也起到调节作用。食物中的维生素 A 主要来自动物的肝脏、瘦肉、植物中的红黄色蔬菜、水果中的 $\beta$ - 胡萝卜素等。对于食欲差、食量小的学生,可以给他们吃些维生素 A 含量高,又易消化吸收的鸡肝。

4. 糖

学生应注意从五谷杂粮等主食中摄取多种复合糖类,保证为大脑提供足够的能量。

5. 铁

由于学习紧张、食欲差,学生极易出现缺铁性贫血。而贫血症的直接后果是造成他们精神涣散、注意力难以集中以及听课效果差等。猪、牛、羊的瘦肉、动物内脏和蛋黄都可以补铁,黑木耳的含铁量居所有食物之首。但在吃这些食物时,一定要让学生吃些富含维生素 C 的蔬菜和水果,食物中的铁必须在维生素 C 的帮助下才能被人体消化吸收。

6. 膳食纤维和 B 族维生素

饮食中应适量增加粗粮、蔬菜和水果,这样的食物既可以补充 B 族维生素、调节食物的酸碱平衡,又可以使大便通畅,不致便秘,保证人体摄入与排出平衡,使人体处于一种良好的生理平衡状态。

（资料来源：百度百科,有删节。）

# 任务二　掌握孕妇与乳母的营养和膳食

**问题一　孕妇有哪些营养需要？其膳食要求如何？**

一、孕前营养

孕妇孕前营养状况好,可为妊娠提供良好条件。平时营养较差的孕妇,易患妊娠毒血症,胎儿死亡率高,新生儿体重低。

口服固醇类避孕药、停药后怀孕者,应注意叶酸、维生素 $B_{12}$、维生素 $B_6$、维生素 $B_2$ 的补充。

**二、孕期营养需要和膳食**

1. 孕期营养需要

孕妇前 3 个月营养素需要量增加不大,3 个月以后,由于胎儿的迅速生长和体内一系列变化,对营养素的需要量增大,尤其是最后 3 个月。

孕期分期:一般 1~3 月称为早期,4~6 月为中期,7~9 月称为晚期。

(1)热能。

婴儿的生长和母体相关组织的增长,要求孕期能量储备的总量约为 335MJ,此值对应 8.5kg 组织和 4kg 的脂肪储备,故孕妇体重增加约为 12.5kg。

前 3 个月,热能的增加并不明显,第 4 个月后,各种营养素和热能的需要增加,我国建议每日应增加 0.84MJ 热能。

(2)蛋白质。

我国建议,前 3 个月推荐摄入量增加 5g,在 4~6 个月,蛋白质推荐摄入量增加 15g,在第 7~9 个月,蛋白质推荐摄入量增加 20g。

(3)无机盐。

①钙和磷。我国建议妊娠中期,钙的适宜摄入量为 1000mg,后期为 1200mg,同时注意供给充足的维生素 D。两者的可耐受最高摄入量为 2000mg。

②铁。我国建议妊娠期铁的适宜摄入量为:中期 25mg,晚期 35mg,可耐受最高摄入量为 60mg。孕妇应多吃含铁丰富的食物,最好是以血色素铁的形式供给孕妇,如动物肝脏、海产品、坚果和豆类都是较好的铁来源。妊娠后期可补充铁剂,以硫酸亚铁用得较多。

③碘。妊娠期碘的需要量增加,容易发生甲状腺肿,应注意碘的供应,但不宜大剂量服用碘化钾。我国建议孕妇碘的推荐摄入量为 200μg,可耐受最高摄入量为 1000μg。最好由蔬菜、海产品供给碘,如海带、紫菜等。

④镁。在一般条件下,孕妇对镁的摄入往往不足,我国建议其适宜摄入量是在普通人的基础上增加 50mg,即孕妇应摄入 400mg 镁,可耐受最高摄入量为 700mg。膳食中的草酸和植酸影响镁的吸收,动物内脏中镁的质量分数较高。

⑤锌。动物实验发现孕鼠缺锌,会造成幼鼠畸形增加,死胎增多。伊朗乡村病表现为性功能低下。我国建议孕妇每日锌推荐摄入量早期为 11.5mg,中期和晚期为 16.5mg,可耐受最高摄入量为 35mg。锌最好来自动物肉类。

(4)维生素。

①维生素 A 和胡萝卜素。孕妇对维生素 A 的推荐摄入量为平时的基础上增加 200μg,因为胎儿要在肝脏中储备一定的维生素 A,但注意不宜过多摄入,可耐受最高

摄入量为 2400μg。

②维生素 D。维生素 D 对调节母体和胎儿的钙磷代谢有重要作用，妊娠期孕妇对维生素 D 的需要增加，除多晒阳光外，还应补充富含维生素 D 的食物。缺乏维生素 D 可致婴儿佝偻病和孕妇骨质软化症。孕期中、晚期推荐摄入量为 10μg，可耐受最高摄入量为 20μg。

③维生素 E。维生素 E 在大鼠缺乏时，可发生死产和流产。孕妇适宜摄入量与成人一样，均为 14μg。

④维生素 $B_1$ 和 $B_2$。由于维生素 $B_1$ 和 $B_2$ 主要与能量代谢有关，孕妇热能的需要量增加，则维生素 $B_1$ 和 $B_2$ 的需要量也增加。维生素 $B_1$ 还与孕妇的食欲、肠蠕动和乳汁分泌有关，故应供给足够量的维生素 $B_1$ 和维生素 $B_2$。维生素 $B_1$ 缺乏时，孕妇易发生便秘、呕吐、肌肉无力、分娩困难。

我国建议孕妇维生素 $B_1$ 推荐摄入量为 1.5mg，维生素 $B_2$ 为 1.7mg，可耐受最高摄入量维生素 $B_1$ 为 50mg。

⑤维生素 $B_6$。由于蛋白质摄入量的增加，孕妇维生素 $B_6$ 的适宜摄入量为 1.9mg，比成年女性多 0.7mg。

⑥维生素 C。胎儿生长需要大量的维生素 C，维生素 C 对母体和胎儿都十分重要。我国建议孕期的维生素 C，中、晚期的摄入量为 130mg，较平时增加 30mg。孕妇应保证蔬菜和水果的供应。

⑦叶酸和维生素 $B_{12}$。由于孕妇体内合成代谢的增加，对叶酸和维生素 $B_{12}$ 的需要量增加，二者缺乏易发生贫血。我国建议孕妇的叶酸推荐摄入量较平时增加 200μg，即供给量为 600μg，可耐受最高摄入量为 1000μg，而维生素 $B_{12}$ 则较平时增加 1.2μg，为 2.6μg。

⑧尼克酸。孕期的尼克酸较平时仅轻度增加，每日多供给 2mg，为 15mg。

(5)孕妇膳食。

① 注意供给动物性食物。

②注意供给新鲜水果和蔬菜。

③注意供给海产品。海产品含丰富的碘、钙、锌等无机盐，可满足孕妇对这些无机盐的需要。

④注意孕妇的口味特点。

⑤克服偏食习惯。由于孕妇对食物挑剔，易偏食，应予克服。

⑥有条件时，适当供给坚果类食物，如核桃、花生、芝麻等食物。

⑦尽量减少和避免食用含有食品添加剂的食物，如含糖精、人工合成色素、香料的食物，这些食品添加剂对胎儿可能有不良影响。

### 问题二　乳母有哪些营养需要？其膳食要求如何？

一、授乳期的营养需要

母乳是婴儿最好的食物,能满足婴儿的需要并易于消化,应尽量争取用母乳喂养婴儿。乳汁中的营养素全部来自母体,母体营养不良,乳汁的分泌将发生变化,影响婴儿健康。

1. 热能

乳母能量需要较大,我国建议乳母每日应多摄入热量2.09MJ。

2. 蛋白质

母乳中蛋白质的质量分数为1.2%,膳食中的蛋白质转变为乳汁蛋白质的转化效率为70%,全日乳中含蛋白质10～15g。考虑到转化效率,膳食蛋白质的利用率,加上30%的安全系数,以及个体差异,我国建议每日乳母应增加20g蛋白质的摄入。

3. 无机盐

我国建议钙的推荐摄入量为1200mg,可耐受最高摄入量为2000mg。我国膳食中钙的质量不高,吸收率较低,应适当补充钙。此外,应注意供给维生素D。

乳汁中铁和铜的浓度较低,但胎儿在肝脏中有铁储蓄,可供婴儿6个月使用。乳母应供给富含铁的食物。锌的推荐摄入量为21.5mg,较成人增加10mg。

4. 维生素

授乳期各种维生素需要都增加,脂溶性维生素不易通过乳腺,故乳汁中脂溶性维生素受膳食中脂溶性维生素的影响较小,值得注意的是,乳汁中维生素D很少,故婴儿应注意补充维生素D或晒太阳。我国建议乳母维生素A的推荐摄入量为1200μg。

水溶性维生素易通过乳腺,乳汁中维生素$B_1$、维生素$B_2$、维生素C和尼克酸都与膳食中这些维生素密切相关。其膳食推荐摄入量,硫胺素和核黄素为1.8mg和1.7mg,尼克酸为18mg,维生素C为130mg。

5. 水分

泌乳需要大量的水分,水分不足会影响乳汁分泌量。除喝饮料外,在每天的食物中,乳母还应增加肉汤、骨头汤和粥等含水较多的食物,以供给水分。

二、授乳期的膳食

乳母对营养素的需要量增加,为从食物获得足够的营养素,达到合理膳食的要求,应注意以下几点:

(1)保证蛋白质和钙的供应。选用动物性食物和大豆制品作为蛋白质来源,有利泌乳,适当选用骨粉或奶类食物供给足够的钙。

(2)注意供给新鲜水果和蔬菜,并且要有足够的数量,保证维生素、无机盐及水分的供应。

（3）注意供给肉、骨头汤、鸡鸭汤、鲫鱼汤。这些汤滋味鲜美，可供给足够的水分；炖汤时，可在汤中加两滴醋，有利于钙的溶出。

（4）我国传统医学和民间有一些行之有效的方法可增进泌乳，值得重视。如产后吃鸡蛋、红糖和鸡鸭汤等都是经济实惠的方法，又如花生米炖猪蹄汤可催乳。还有很多的偏方，如炒川芎，当归、童木通、王不留行各9g，用猪蹄汤煎药服；又如通草2g与猪蹄炖汤；再如王不留行6g与猪蹄炖汤食用。

总之，孕妇和乳母营养对下一代的生长发育极为重要，应用科学的方法来指导配膳。

### 孕妇的最佳营养品——核桃油

多食用核桃油有助于胎儿早期的身体发育；能够促进胎儿脑膜、视网膜、皮肤、骨骼生长和肾功能的健全；促进婴孩出生后头顶囟门闭合和大脑发育。另外核桃油能增加小孩大脑的营养成分，不仅能补脑、健脑，促进小孩头发变黑，还能增强记忆，提高智力。因此对于渴望生一个健康宝宝的人来说，核桃油无疑是一个很好的选择。核桃油含高达90%左右的多种不饱和酸，维生素A、维生素D、维生素E、维生素F、维生素K和胡萝卜素，钙、铁、锌、磷等。

（资料来源：百度百科，有删节。）

# 任务三　掌握老年人的营养与膳食

**问题一　老年人有哪些营养需要？其膳食要求如何？**

### 一、老年人的营养需要

1. 热能

我国建议，51～60岁老年人推荐摄入量较50岁的成人减少4%～10%，60～70岁的老年人减少20%。

2. 蛋白质

老年人体内蛋白质合成代谢弱，分解代谢加强。

**3. 碳水化合物和脂肪**

碳水化合物和脂肪是体内重要的能量来源,但不宜过多,并且要限制精制蔗糖的摄入。老年人易发生便秘,膳食纤维可刺激消化液分泌,应适当供给较细的膳食纤维。

脂肪可促进脂溶性维生素的吸收,最重要的是供能和在体内作为能量的贮存形式,但不宜摄入过多,因为食物脂肪的质量分数过高,老人易发生冠心病和其他老年性疾病。

老年人应该减少胆固醇的摄入,但不宜过分限制,因为血清胆固醇升高主要是体内胆固醇代谢紊乱引起,其他因素也对血清胆固醇有影响,并不完全是因为食物胆固醇的作用。

**4. 无机盐**

(1)钙。

在选择含高钙食物的同时,应注意体内维生素 D 的水平。我国老年人钙的适宜摄入量为 1000mg。

(2)铁。

老年人应多吃含铁丰富且质量高的食物。

(3)钠、钾离子和水分。

钠、钾离子和水在维持机体酸碱平衡,体液和电解质平衡中起重要作用。氯化钠摄入量大者,高血压发病率也高。因为钠离子能使体内水储留量增加,心脏负担加大。

老年人排便能力较差,肠道黏液分泌减少,易便秘,故老人每天应适量饮水。部分老人有大量饮水的习惯,应适当控制。因为饮水过多,会加重心脏和肾脏的负担。

**5. 维生素**

维生素 D 可促进钙的吸收和调节体内钙代谢,预防老年骨质疏松症的发生,故老年人应注意维生素 D 的摄入或多晒太阳。

维生素 C 可促进胆固醇的排泄,防止老年人血管硬化和延缓衰老,故可以多供给老年人维生素 C。

维生素 E 可保护细胞膜受体内过氧化物酶的损害,有抗衰老作用,应注意供给含维生素 E 多的食物。

**二、老年人的膳食**

对于老年人的膳食,可以从进食量、食用油、水果蔬菜、汤菜、口味、质地几个方面进行考虑和安排。

**1. 进食量**

考虑老年人的营养需要,可限制进食量以限制热量的摄入。瘦肉、鱼、奶、蛋及动物肝脏是优质蛋白质和钙、铁、维生素 A、维生素 D 的良好来源,应予足量保证。鱼的脂肪较好,老年人易于吸收,可多食鱼。

2. 食用油

可选择植物油作为烹调用油,供给机体不饱和脂肪酸和维生素 E,少用动物脂肪性油。

3. 水果蔬菜

可选择新鲜水果、蔬菜供给机体维生素 C、膳食纤维、钾离子、水分和部分果糖。

4. 汤菜

注重汤菜,每餐后最好有肉汤、菜汤、骨头汤等,供给适量水分。

5. 口味

口味宜清淡,减少氯化钠用量,防止高血压发生。

6. 质地

质地要细软、熟透,易于咀嚼和消化。花色品种应多样化。

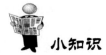 小知识

## 人到中老年挑着吃

人到中老年,人体的生理机能开始衰退,有些疾病开始显现。科学研究发现,不少食品具有预防和治疗疾病的特殊功效,中老年人不妨根据自身的健康状况,"挑"上几种常吃。

1. 柿子预防心脏病

据测定,柿子含有大量纤维素、矿物质和石碳酸(一种抗氧化剂),这些都是阻止动脉硬化的物质。

2. 生吃西红柿抗血栓

西红柿抗血栓的作用显著,对于预防脑梗死和心肌梗死等疾病有很高的价值。为了最大限度地发挥西红柿的这一作用,当以生吃最佳。

3. 常喝骨汤延缓衰老

随着年龄的增长,人体骨髓制造血细胞的功能逐渐衰退,此时就需要从食物中摄取类粘朊,来增强骨髓制造血细胞的能力。而蕴藏有类粘朊的食物首推动物的骨头。

4. 喝葡萄酒防治胃病

美国旧金山一家医院的研究人员称,葡萄酒的杀菌能力相当强,可杀死引起胃病的幽门螺旋杆菌。

5. 黑木耳防治尿道结石

尿道结石症患者,若能坚持每天吃黑木耳,疼痛感可很快消失,10~14 天后结石会变小甚至排出,这是医生的临床新发现。其中的奥妙在于黑木耳中的发酵素与植物

碱可刺激腺体分泌,湿润管道,促进石头排出。

6. 草莓医治失眠症

草莓有医治失眠的神奇功效,这种功效主要得益于其所含丰富的钾、镁两种元素。钾有镇静功能,镁能起安抚肌体作用,两者结合可达到安眠之功效。

7. 南瓜子防治前列腺病

前列腺肥大是 50 岁以上男性的一大苦恼。经常食用南瓜子可使前列腺肥大第二期症状恢复到初期,并且明显改善第三期病情。因为南瓜子中的活性成分可消除前列腺初期的肿胀,同时还有预防前列腺癌的作用。

8. 鱼肉预防糖尿病

荷兰国立公共卫生研究所的专家发现,鱼肉含有较多的欧米加 - 3 脂肪酸,可增强人体对糖的分解、利用能力,维持糖代谢的正常状态。鲱鱼、鳗鱼、墨鱼、金枪鱼等皆为预防糖尿病的佳品。

9. 常吃大白菜防乳癌

科学家研究发现,白菜中含有一种化合物吲哚 - 3 - 甲醇,这种化合物能帮助分解与乳腺癌有关的雌性激素。

10. 大蒜防肠癌效果好

科学研究发现,大蒜的防癌功效来自其所含的二硫化二烯丙基,这种物质可产生清除致癌的酶,进而保护肠道,使人免受癌症之苦。半瓣大蒜所含的二硫化二烯丙基就已足够预防癌症,因此,只须坚持每天吃半瓣大蒜就可以有效地预防肠癌。

(资料来源:百度百科,有删节。)

# 任务四　掌握特殊人群的营养与膳食

**问题一　肥胖症病人的营养与膳食应注意哪些?**

肥胖症是指人体一定程度的明显超重与脂肪层过厚,是体内脂肪,尤其是甘油三酯积聚过多而导致的一种状态。由于食物摄入过多或机体代谢的改变而导致体内脂肪积聚过多,造成体重过度增长并引起人体病理、生理改变或潜伏。[①] 对儿童而言,肥胖对其生长发育、体能和智力发育、心血管系统、呼吸系统和内分泌系统都有不良影

---

① 国际流行的肥胖症诊断公式为:体质指数(BMI) = 体重(kg)/[身高(m)]$^2$,判断标准为: < 18.5 为消瘦或慢性营养不良,男性 > 25 为肥胖,20 ~ 25 为正常;女性 > 24 为肥胖,19 ~ 24 为正常。

响;对成人而言,肥胖使其死亡率升高,同时,肥胖症是一些疾病如高血压、糖尿病、冠心病、高脂血症、动脉粥样硬化、胆石症、痛风等疾病的诱发因素,因此,减轻体重具有重要的意义。

长期控制能量的摄入和增加能量的消耗是治疗肥胖症的基础,同时肥胖者要改变原有的生活习惯和饮食习惯,另外还需要增加体力活动,否则难以取得疗效。增加体力活动是当前最有效的减肥方法。肥胖症病人的营养与膳食原则如下:

### 一、低热能饮食

膳食中,给予低热能食物,以造成能量的负平衡,使体内贮存的多余脂肪逐渐消耗。对摄入的热能控制要循序渐进,逐步降低,如成年轻度肥胖者,以每月减轻体重0.5~1.0kg为宜,中度肥胖者每周减轻体重0.5~1.0kg,相当于每天减少500kcal的热能摄入。

### 二、控制热能的摄入

控制热能的摄入时,要做到营养平衡,保证摄入充足的蛋白质。蛋白质来自于肉、蛋、乳及豆制品,应占总热量的15%~20%,不提倡采用素食疗法,否则损害健康。

### 三、适当限制脂肪的摄入

脂肪的摄入应占总摄入热能的20%~25%,严格控制烹调油的用量,每日用烹调油10~20g,同时还要控制油脂肥厚的食物的摄入,如烤鸭、炸鸡、红烧肉、扣肉、熘肝尖、爆腰花等。烹调时应注意烹调方法,以蒸、煮、炖、拌、氽、卤等方法为主,避免油煎、油炸和爆炒等方法,因为煎炸等的食物含脂肪较多。

### 四、摄入适量的碳水化合物

碳水化合物的摄入应限制在占总摄入热能的40%~55%,不可过度地控制,防止酮症的出现。碳水化合物以谷类食物为主要来源,每日应摄入150~250g。在谷类食物中,最好选择粗粮和杂粮,因为它们含有丰富的膳食纤维,食用后具有饱腹感,可以延缓食物的消化、吸收速率,有利于控制体重。严格限制单糖食物如蔗糖、麦芽糖、果糖、蜜饯及甜点心等食物,也要限制辛辣及刺激性食物及调味品如辣椒、芥末、咖啡等,这类食物可以刺激胃酸分泌增加,容易使人增加饥饿感,提高食欲、增加进食量,导致减肥失败。食盐的摄入也应限制,食盐可引起口渴和刺激食欲,增加体重,每日食盐量控制在5~6g。

### 五、充足的无机盐和维生素

膳食中必须有足够量的新鲜蔬菜,尤其是绿叶蔬菜和水果。蔬菜含膳食纤维多,水分充足,属低热能食物,有充饥作用,如豆芽、菠菜、萝卜丝、芹菜、小白菜、冬笋等。有的蔬菜可以生食,借以充饥。多食新鲜蔬菜,可使体内补充多种维生素、无机盐,防止维生素和无机盐缺乏。

## 六、改变不良饮食习惯

养成良好的饮食习惯是防止肥胖的有效措施之一，平时最好不要吃零食、甜食和含糖饮料。吃饭时要慢嚼细咽，使食物与唾液充分混合，有助于消化吸收。可延长用餐时间，即使吃得少也可达到饱腹作用。一日三餐要定时定量，早餐要吃好，午饭要吃饱，晚餐要吃少。不可不吃早餐，中午对付，晚上大会餐，这样不利于减肥。

## 七、适当的体育运动

减肥要着眼于预防，特别是有肥胖家族史的人更应重视早防早治。本着以上膳食治疗原则，结合体育锻炼，如游泳、爬山、跑步、骑自行车、打乒乓球等运动，减肥才更有效果。另外还要持之以恒，一旦停止体育锻炼，体重还会恢复到肥胖状态。

 **小知识**

### 14 种食物越吃腿越瘦

1. 紫菜

紫菜中除了含有丰富的维生素 A、维生素 B_1 及维生素 B_2，最重要的就是它蕴涵丰富纤维素及矿物质，可以帮助排除身体内的废物及积聚的水分，从而产生瘦腿之功效。

2. 芝麻

它的"亚麻仁油酸"可以去除附在血管内的胆固醇，令新陈代谢更好，减肥瘦腿就轻松得多。

3. 香蕉

香蕉的含热量（卡路里）虽然很高，但脂肪含量却很低，而且含有丰富钾，又饱肚又低脂，可减少脂肪在下身积聚，是减肥的理想食品。

4. 苹果

苹果含独有的苹果酸，可以加速代谢，减少下身的脂肪，而且它的含钙量比其他水果丰富，可减少令人下身水肿的盐分。

5. 红豆

红豆所含的石碱酸成分可以增加大肠的蠕动，促进排尿及减少便秘，从而清除下身脂肪。

6. 木瓜

它有独特的蛋白分解酵素，可以清除因吃肉类而积聚在下身的脂肪，而且木瓜肉所含的果胶更是优良的洗肠剂，可减少废物在下身积聚。

7. 西瓜

它是水果中的利尿专家,多吃可减少留在身体中的多余水分,而且本身的糖分也不多,多吃也不会致肥。

8. 西柚

西柚含卡路里极低,多吃也不会肥,它亦含丰富钾质,有助减少人体下半身的脂肪和水分积聚。

9. 蒟蒻

蒟蒻完全不含脂肪,又美味,也是减肥必食之物,它含有的丰富植物纤维更可以使下身的淋巴畅通,防止腿部肿胀。

10. 菠菜

它可以促进血液循环,令距离心脏最远的一双腿都迅速吸收到足够养分,起到平衡新陈代谢,排毒瘦腿的效果。

11. 西芹

西芹一方面含有大量的钙质,可以补"脚骨力",另一方面亦含有钾,可减少下半身的水分积聚。

12. 花生

花生含有极丰富的维生素 $B_2$ 和烟碱酸,一方面给人体提供优质蛋白质,长肉不长脂,另外亦可以消除下身脂肪肥肉。

13. 奇异果

除了富含维生素 C 是它的强项外,其纤维含量亦十分丰富,可以增加分解脂肪的速度,避免腿部积聚过多的脂肪。

14. 西红柿

吃新鲜的西红柿可以利尿及消除腿部疲惫,减少水肿,如果是生吃的话,效果就更好。

(资料来源:百度百科,有删节。)

**问题二 高脂血症、动脉粥样硬化和冠心病等病人的营养与膳食应注意哪些?**

高脂血症是指血脂高于正常值上限,又称高脂蛋白血症;动脉粥样硬化是指在中等及大动脉血管内膜和中层形成的脂肪斑块,这些脂肪斑块主要由胆固醇和胆固醇酯组成;冠心病是由于冠状动脉阻塞而使心肌得不到充足的血液供应,造成心肌部分区域受到损伤。冠心病通常是由动脉粥样硬化或血栓形成引起的。其膳食原则如下:

一、保持适宜的体重

动脉粥样硬化等疾病患者多数都偏胖,故应限制食量以控制热能摄入,增加运动量以加大热能消耗,保持适宜的体重。

## 二、少吃脂肪和胆固醇高的食物

少吃牛油、猪油等动物油,用植物油作为烹调油;少吃含胆固醇高的动物内脏、蛋黄,多吃大豆等植物蛋白。

## 三、多吃蔬菜、水果

蔬菜、水果含丰富的膳食纤维和维生素 C,可降低胆固醇;多吃粗粮,少吃精制糖和甜食,特别要多吃葱、蒜、香菇、木耳。

## 四、多饮茶、少烟酒

日常生活中,注意养成喝茶尤其是清茶,少抽烟、少饮酒的习惯。

## 五、饮食清淡、少盐

日常饮食中,注意多吃清淡、少盐食品,减少高钠膳食的摄入,控制食盐的摄入量,有利于降低高血压,减少动脉粥样硬化的发生率。

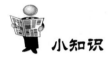 **小知识**

### 降低血脂和预防中风的食物

高脂血症是导致动脉硬化的主要原因,并由此引发脑中风。因此,降低血脂是控制中风的重要途径。以下介绍一些降血脂的食物。

(1)豆腐。豆腐营养丰富,色味俱佳,是一种高蛋白的食物,而且所含脂肪是植物性脂肪,对肥胖者、高血脂的患者最为适合。

(2)大豆。大豆含有丰富的植物蛋白,可以促进体内胆固醇的排泄。

(3)豆芽。豆芽营养丰富,脆嫩可口,含有较多的维生素、矿物质和蛋白质。

(4)生姜。生姜含有树脂,可以抑制人体对胆固醇的吸收,并且可以促使胆固醇从大便中排泄。

(5)土豆。土豆主要含有糖类和蛋白质,可以供给人体较多的营养物质,而且产生的热能较少,可避免较多的热量摄入和贮存。

(6)蘑菇。蘑菇含有多种糖类成分和多种维生素,可以降低血脂。

(7)茄子。茄子含有丰富的维生素 P 和皂甙等物质。维生素 P 对微小血管有保护作用,可防止小血管出血。

(8)黄瓜。黄瓜可降低胆固醇,对于高血压、高脂血、肥胖患者,经常食用黄瓜十分有益。

(9)南瓜。南瓜能够增加肝细胞的再生能力,有降低血脂、降低血压的作用。

（10）鱼类。鱼类可以降低血脂,预防动脉硬化。

（11）脱脂奶粉。其含有大量钙质,可以减少胆固醇的吸收。

（12）其他。如茶叶、海参、大葱、大蒜、木耳、酸奶、海带、芹菜、西红柿、香菇、胡萝卜、醋等也有降低血脂和预防中风的作用。

（资料来源:百度百科,有删节。）

### 问题三　糖尿病和痛风病人的营养与膳食应注意哪些?

糖尿病和痛风都属于代谢性疾病,与高脂血症、动脉粥样硬化、冠心病、肥胖症、脂肪肝等一起被称为"富贵病"。

#### 一、糖尿病的膳食原则

糖尿病是指血糖升高并出现尿糖的一种疾病。引起糖尿病的原因是体内胰岛素的绝对或相对(效应差)不足,使进食后进入血液中的葡萄糖不能进入细胞中进一步代谢,导致血糖升高,并有部分糖经肾脏从尿中排出。

糖尿病导致人体内糖、脂、蛋白质、水和电解度代谢紊乱,并可造成眼、肾、心脏、脑、神经和皮肤的损伤。目前还无法根治糖尿病,故一旦患上此病,将使患者工作能力、生活质量下降,并给个人、家庭和社会带来经济和精神压力。

对糖尿病的治疗,一般是膳食治疗、药物治疗、运动治疗、教育和心理治疗、病情监测五方面综合治疗,其中以膳食治疗最为重要。

（1）控制每日膳食总热量,这是膳食治疗的总原则,其他措施不得与此相违背。

（2）选用高分子化合物,限制精制糖。

（3）多吃含糖低而新鲜的蔬菜和水果,以供给充足的无机盐和维生素。

（4）限制脂肪和胆固醇摄入量,选用大豆、鱼、兔、禽、瘦肉作为蛋白质来源,少食肥肉、内脏和蛋黄。

（5）食物多样化,合理进餐。

（6）重症病人的膳食应在医生或营养师监护下进行。

#### 二、痛风膳食治疗原则

痛风是嘌呤代谢紊乱,导致尿酸及其盐在血液和组织中过多,使脚或手的关节产生疼痛性肿胀。痛风是一种遗传性疾病,常有家族化倾向。其膳食治疗原则如下:

1. 禁用含嘌呤多的食物

禁用含嘌呤多的食物,食物含嘌呤情况如表3-1所示。

表 3 - 1 　　　　　　　　　　　　食物含嘌呤情况列表

| 很少或不含嘌呤食物 | 含嘌呤较少的食物 | 含嘌呤较高的食物 | 含嘌呤极高的食物 |
| --- | --- | --- | --- |
| 米、面及其制品,其他谷类;乳类及其制品;蛋类及其制品;各类水果和干果;各类蔬菜;糖果、饮料;油脂 | 花菜、黄花菜、韭菜花、蘑菇、豌豆、菠菜、四季豆、三文鱼、鳝鱼、金枪鱼、虾、蟹、牡蛎 | 鲤科鱼类、鳕鱼、鳟鱼、比目鱼、贝壳类水产品、牛肉、猪肉、羊肉、肉汤、禽类及其制品、鸡汤、小扁豆等 | 胰脏、动物内脏、大脑、鱼子、凤尾鱼、肠胃 |

2. 急性发病期的膳食

(1)选用不含嘌呤的食物。

(2)多选牛奶、鸡蛋、精米、精面、蔬菜、水果。

(3)限制脂肪的摄入。

(4)多饮水。

(5)严格禁酒。

3. 慢性痛风的膳食

(1)选用无或低嘌呤食物。

(2)禁食高嘌呤食物。

(3)多食绿色和黄色蔬菜。

(4)维持正常体重。

(5)限脂、禁酒、多饮水。

(6)食物清淡,少用调味品。

 小知识

### 糖尿病健康饮食歌

白水:冷热开水,多多益善;米面:巧妙搭配,一碗不多;

蔬菜:绿红赤白,多吃不限;水果:糖度高低,区别对待;

鱼肉:鱼比禽好,禽比肉好;鸡蛋:一天一个,刚好足够;

奶豆:每天一次,不能不吃;油脂:一餐一勺,按量为宜;

食盐:清淡饮食,咸腌不吃;杂类:薯类菇类,少量常吃;

坚果:花生瓜子,偶尔少吃;糖果:甜食糖食,点到为止;

油炸:油炸油煎,一点不沾;烟酒:戒烟戒酒,寿命长久。

(资料来源:百度百科,有删节。)

### 问题四　高血压病人的营养与膳食应注意哪些?

高血压是指动脉血压持续升高到一定水平而导致对健康产生不利影响或引发疾病的一种状态。动脉血压过高必然增加心脏负担,引起心脏扩大、肥厚,最后导致心力衰竭。临床上常见的高血压性心脏病和肺源性心脏病就是由于病人主动脉或肺动脉长期高压造成的。此外,高血压长期作用于动脉管壁,可造成血管内膜的损伤和破坏,导致动脉粥样硬化或血管破裂。因此,保证动脉血压的相对稳定,对维持正常生命活动是十分重要的。高血压病人在营养与膳食方面应注意以下情况:

(1)食盐摄入过多可导致体内钠潴留,血压升高。

(2)钾可增加钠的排出而降血压。

(3)高钙膳食有利于降低血压,可能与其利尿作用有关,还与可扩张血管的降钙素分泌增加有关。

(4)脂肪与碳水化合物摄入过多会导致机体能量过剩、发胖,使血脂升高、血液黏滞系数增大、外周血管阻力增大,血压升高。

(5)维生素 C 可改善血管弹性,降低外周压力,有一定降压作用。

(6)膳食纤维具有降低血清甘油三酯和胆固醇作用,有一定的降压作用。

(7)应经常食用具调节血压作用的食物,如下:

①洋葱。洋葱含可降胆低固醇的环蒜氨酸和含硫化合物的混合物,还含有前列腺素和能激活血溶纤维蛋白活性的成分,能降低外周血管和冠状动脉的阻力,降低血压。

②富钙、富钾的食物。这些食物包括大豆及其制品、牛奶、香蕉。

③山楂。山楂的花、叶、果都含降压成分,可降低血管运动中枢兴奋性而使血压下降。

④苹果。苹果中含有大量维生素 C 和丰富的锌,可促使体内钠盐的排出,使血压下降。

⑤其他。如芹菜、海带、慈姑、莲心、黑木耳、灵芝、香菇、菊花、甜叶菊、柏叶、大蒜、玉米须、蚕豆花、黄瓜藤和猪胆汁等均对血压具有调节作用。

 小知识

### 对高血压有效的水果

(1)香蕉。香蕉富含钾,有利尿降压作用;香蕉含的维生素 P 可增强血管壁的弹性,防治高血压病引起的脑出血。用香蕉皮 30～60g,水煎服,可治疗高血压症。

（2）甜瓜。甜瓜又叫香瓜,含钾丰富,有利尿降压之功效;含腺苷,有抗凝作用,可溶解血栓、降低血黏度、生津健胃、消除胀满。

（3）柿子。柿子含大量糖类、胡萝卜素、维生素 C、维生素 B、维生素 P 和多种矿物质,治疗高血压、动脉硬化和痔疮出血等效果很好。糖尿病人忌食。

（4）山楂。山楂可促进脂肪分解,有抑菌、降血脂、强心、扩张血管、降血压等作用。用鲜山楂 30g、苹果 30g、鲜芹菜根 3 个洗净切碎,加冰糖少许,水适量,隔水清蒸,汤渣同服,隔日 1 次,3 个月为 1 个疗程,对治疗高血压有很好的效果。

（5）菠萝。有利尿作用,对高血压水肿、血栓症,有改善血液循环、消除水肿、炎症的良好作用。

（6）西瓜。西瓜汁能消烦、止渴、利尿、降血脂、软化血管、降血压。

（资料来源:百度百科,有删节。）

## 问题五　防癌的营养与膳食原则有哪些?

我们把人体某一部分组织细胞长期不正常地增生所形成的新生物称为肿瘤,肿瘤又分为良性和恶性两种,癌便是恶性肿瘤,是一种死亡率很高的疾病。膳食中既有抗癌因素,又有诱癌因素,治疗癌症应从预防着手。

一、具有抗癌作用的食物

1. 茶

茶叶尤其绿茶含有较多的茶多酚,对肿瘤有预防作用。

2. 蔬菜和水果

蔬菜和水果中有多种抗癌成分,以下种类的作用较明显:

（1）十字花科蔬菜。其对预防结肠癌、直肠癌有作用,常见的有大白菜、紫油菜、莲花白、花菜。

（2）葱属植物。其对预防胃癌、结肠癌、直肠癌有作用,主要有大蒜、洋葱、大葱、小葱、韭菜。

（3）绿叶蔬菜和深色蔬菜。如苋菜、豆苗、菠菜、冬寒菜、空心菜、软江叶、芥菜、胡萝卜、西红柿、辣椒等。

（4）蘑菇。蘑菇中的多糖有抗癌作用,主要有香菇、猴头菇、银耳、木耳、灵芝、金针菇等。

（5）水果。柑橘类水果可预防消化道癌症。

3. 大豆及其制品

大豆中的黄酮类对乳腺癌、胰腺癌、肺癌、结肠癌等有预防作用。

二、具有诱癌作用的饮食

具有诱癌作用的饮食主要有以下几种:

（1）食用烧焦、烟熏、盐渍、腌制食物。人长期食用这些食物,受到致癌物苯并(a)芘、亚硝胺的污染,使患胃癌、食管癌、肺癌的危险性增加。

（2）饮酒。有证据表明,酒精可增加人患咽喉癌、食管癌、肝癌、结肠癌、直肠癌、乳腺癌和肺癌的概率。

（3）家畜肉类。含大量红肉(牛肉、羊肉、猪肉)的膳食可能增加人结肠癌、直肠癌的发生概率。

（4）不良饮食习惯。三餐不按时吃、暴饮暴食、进餐过快者,进餐时经常生气者,喜吃烫食和重盐者,都使患癌的危险性增加。

三、防癌的膳食原则

膳食中,掌握一定的原则,可有效地防止癌症的发生。

(1)食物多样,植物性食物为主。

多吃深色蔬菜、水果、豆类及其制品、粗粮。

(2)保持适宜体重,避免过轻过重。

通过控制饮食、增加运动,使体重维持相对稳定,如出现突然的体重的急剧变化,应到医院检查。

(3)尽可能选择鱼禽肉类,限制牛肉、羊肉和猪肉的食用量。

(4)清淡少盐、少烟酒。

(5)吃新鲜天然的绿色食品。

吃新鲜未变质的食物,少食用添加剂和受农药等化学药物污染的食物,少吃烧烤、烟熏食物,少吃腌菜、泡菜,不用沥青加工食物或在柏油路上晒食物,不吃霉变的食物。

 **小知识**

### 癌症的预防知识

**1. 勿憋尿**

研究发现,膀胱癌的发生与一个人的饮水、排尿习惯有关。据资料表明,每日排尿5次的人比排尿6次以上者容易患膀胱癌。这主要是因为饮水少、长时间憋尿,易使尿液浓缩,尿在膀胱内滞留的时间较长,尿中化学物质刺激黏膜上皮细胞,从而导致癌症的发生。多饮水、勤排尿可起到"冲洗"膀胱,排除有害化学物质的作用。

**2. 戒烟**

当前,吸烟已成为世界性的社会公害,严重地威胁着人类的健康。有综合研究报告,美、英、加拿大吸烟者肺癌死亡是非吸烟者的10.8倍,喉癌死亡是5.4倍。

美国癌症权威研究机构的报告指出:不良生活习惯占致癌因素的 35%,吸烟占 30%,两者加起来就占 65%。烟对胎儿非常有害,孕妇抽烟,小孩以后患癌症的概率将超过 50%。有鉴于此,不论对哪一个年龄层的人而言,抽烟都是极度危险的,会导致癌症。

3. 多喝蔬菜汁

常喝甜菜汁(根部及顶部做成的)、胡萝卜汁(含 B - 胡萝卜素)、芦笋汁。将新鲜甘蓝及胡萝卜做成混合菜汁,效果极佳。葡萄汁、樱桃汁及所有深色的果汁,包括黑醋栗汁都是非常好的营养果汁,新鲜的苹果汁也有益处。果汁在早晨饮用最佳,蔬菜汁则在下午饮用最佳。

4. 多吃生萝卜

许多人都知道,目前在医院里经常使用一种叫"干扰素"的药物。它是人体自身白细胞所产生的一种糖蛋白,在体内具有抑制癌细胞快速分裂的作用。人体内产生的干扰素很少,所以科学家们研制出"干扰素诱生剂"一类药物,激发和诱导人体自身制造出更多的干扰素。在日常的膳食中,也有一些能够诱生干扰素的食物,其中效果最佳的,要属白萝卜了。研究证明,从萝卜中可以分离出干扰素诱生剂的活性成分——双链核糖核酸,对食管癌、胃癌、鼻咽癌和宫颈癌的癌细胞均有明显的抑制作用。但是,由于这种活性成分不耐热,如果经过烹调,在加热过程中会被破坏,所以生吃萝卜对防癌有益。

5. 限制高脂肪饮食

研究显示,与低脂饮食相比较,富含脂肪的饮食会大幅地增加结肠癌及乳癌的发生率。高脂肪饮食是癌细胞的助长剂。

(资料来源:百度百科,有删节。)

### 问题六　运动员的营养与膳食应注意哪些?

一、运动员的一般膳食原则

作为运动员,平常的膳食应掌握如下原则:

(1)运动时,消化机能被抑制,进食后剧烈运动有害处,会出现如腹痛等现象,故不能在饭后马上进行运动。

(2)一般在饭后 2.5 小时进行运动。运动后进食的间隔时间也不宜过长,如 4 ~ 5 小时才进食,会出现饥饿。若运动前 1 ~ 1.5 小时进食,不少运动员会发生腹痛、恶心、呕吐现象。

(3)如训练在上午,食物应易于消化,早餐应有较高的热量,达总热量的 30% ~ 35%;如训练在下午,午餐不能使胃肠道负担过重,可将难消化的食物安排在早晚吃。

晚餐热量应较低,不要有刺激成分,以免影响睡眠。

二、运动员在比赛阶段的营养和膳食

1. 比赛前期的营养和膳食

(1)增加主食。主食中含有丰富的碳水化合物,碳水化合物能增加人体糖原的储备,为运动员比赛提供充足的能量。选择的主食应包括米饭、面条、馒头、各种饼类、面包、蛋糕等,最好不要选择在烹调过程中加入过多脂肪的主食,如较油的炒饭、炒面条、油炸的饼类等。运动员每天主食的摄入量应根据不同的运动项目的特点和运动量来定。

(2)减少酸性食物,增加碱的储备。众所周知,如果运动员的体液偏酸,比赛中就会较早出现疲劳,且赛后不易恢复。根据食物在体内代谢产物的酸碱性,将其分为酸性食物和碱性食物。富含蛋白质、脂肪的各类荤菜,因为蛋白质、脂肪的代谢产物是酸性,使体液偏酸,称为酸性食物。而蔬菜、水果、牛奶等含有大量无机盐,可使体液的酸碱度 pH 偏碱性,称为碱性食物。运动员在赛前应少吃或不吃高脂肪(如油炸的食物或带肥的肉)的酸性食物,多吃蔬菜、水果(尤其是含钾丰富的香蕉、橘子、葡萄、胡萝卜、芹菜)及牛奶等碱性食物,以降低体液酸度,延缓比赛时疲劳的出现。

(3)适当选择蛋白质食物。比赛时蛋白质的保证充足对运动能力有重要意义。但蛋白质是酸性物质,在赛前不应过多摄入。运动员可选择的蛋白质食物有鱼、蛋、瘦肉、虾等。

(4)多补充水分。

2. 比赛前一餐的营养与膳食

比赛前一餐的膳食既要保证运动员比赛时的营养需要,又不能使机体产生负担。这些食物应是易消化的碳水化合物,可使肝糖原、肌糖原最大限度地储存,保证比赛时能量的供应。

(1)运动员选择的食物要体积小、重量轻,不要吃得太饱,食物供能 2092kJ ~ 4182kJ 即可。

(2)选择高碳水化合物、适量蛋白质、低脂肪的食物,碳水化合物应占总供能的65% ~ 70%。也就是说,赛前一餐以主食、水(牛奶、果汁、饮料)为主,辅以低脂肪的荤、蔬菜。有一点值得注意,不同运动项目运动员的赛前膳食侧重点有所不同,长时间耐力运动员(长距离自行车、长跑、马拉松、足球等),赛前应选择含碳水化合物丰富的食物(馒头、面包、蛋糕、果酱等)及足够的含糖饮料,以提高其肌肉和肝脏的糖原储备。而参加有大量乳酸产生的亚极限强度项目的运动员(如 400 米跑、800 米跑,100米游泳、200 米游泳、400 米游泳等),赛前一餐在保证营养的同时,适当多吃蔬菜、水果、牛奶等碱性食物,以增加体内碱的储备。

（3）合理安排进食时间。理论上讲，正常情况下胃的排空时间为 3~4 小时，精神紧张可使胃的排空延长到 5~6 小时。为使运动员比赛时上消化道的食物基本排空且未出现饥饿感，赛前一餐要在比赛开始前 3~3.5 小时完成。但在现实比赛中，有时赛前一餐要在比赛开始前 3.5 小时完成并不现实，因此，运动员要根据比赛项目特点，合理安排赛前一餐膳食的质量和进食时间。

（4）如果比赛中运动员会大量出汗，应喝一定量的水，赛前补液约 500ml（约两杯）含糖饮料。

（5）不喝咖啡、浓茶，以免其对机体产生利尿作用。不喝含酒精的饮料，酒精可延缓机体反应时间，产生乳酸盐、影响机体细微协调能力，不吃纤维多、易产气的食物。

（6）如赛前一餐在比赛前 1 小时才进行，势必会影响运动员的运动能力。此时建议用少量碳水化合物代替正餐，如能量棒、果汁（稀释：1 杯果汁 + 3 杯水）、新鲜水果香蕉、芒果或其他时令水果、含糖运动饮料。

3. 比赛中的营养与膳食

大赛中，由于运动员的兼项，以及一些间隙性比赛项目如游泳、体操、摔跤、网球等，造成比赛可持续几小时——期间会有不同的间隔时间。此时运动员应携带一些自己喜爱的方便食物和饮料，以获得必需的能量，消除饥饿感，维持血糖和体液平衡，为后面的比赛做好准备。

（1）如果运动员参加的两次比赛（预、复赛）或两场比赛的间隔时间不到 1 小时，那么只要赛前一餐坚持高碳水化合物食物（主要为谷类及其制品）和饮料即可，两场比赛期间不需加餐，且赛前一餐应适当限制食量。

（2）如果运动员参加的两次比赛间隔的时间为 2~4 小时，那么运动员可在休息时吃一些碳水化合物食物（烤面包、松糕、热麦片）及果汁。

（3）如果运动员参加两次比赛的间隔时间达 4 小时或 4 小时以上，且运动员不便回食堂吃饭，那么运动员在休息时应吃一些带少量蛋白质的碳水化合物（涂有奶酪或黄油的面包、小片火腿三明治、鸡蛋三明治等）及果汁或含糖电解质饮料。

4. 赛后的膳食营养

运动员在比赛中消耗了很多储存能量，赛后应吃易消化的高碳水化合物（较软的米饭、清淡的面食、面包等），以补充消耗的能量，促进恢复。补糖的时间越早，恢复越快。赛后 2 小时内肌肉中糖原合成酶含量高，补糖效果好，因此，最好在赛后 2 小时补充足够的糖。

（1）赛后即刻饮用含糖、电解质的饮料，可促进体内肝糖原和肌糖原的快速恢复，补充运动中丢失的水分、无机盐、维生素。

（2）赛后第一餐应安排在比赛结束 30 分钟后。激烈比赛后，运动员体内血液相对集中于肌肉和皮肤，且仍处于兴奋状态，为使运动员心肺功能恢复至相对平静状态，让消化道有一定准备,赛后第一餐应安排在比赛结束 30 分钟后。

(3)吃适量蛋白质食物。大赛后运动员的消化功能相对较差,食物应是低脂肪、易吸收,以帮助机体恢复疲劳,可吃一些烹调清淡的瘦肉、海产品、鸡蛋等。

(4)吃新鲜蔬菜、水果和牛奶。新鲜蔬菜、水果和牛奶富含无机盐和维生素,同时又是碱性食物,稍微多吃有益无害。

### 三、专项运动的营养特点

**1. 举重、投掷、短跑和摔跤项目**

此类运动要求有运动员较大的力量和神经协调性,并且要在极短的时间内爆发力量,造成身体缺氧程度较高。此类项目,机体蛋白质供能 15% ~ 20%,达 2g/kg. bw,且优质蛋白质要多;为减少体液酸化,应有较多的碱储备。故运动员应摄取丰富的糖、维生素和无机盐,食物中蔬菜和水果供能比例要达到 15% ~ 20%。

**2. 长时间耐力为主的项目**

如马拉松、自行车、长跑、长距离游泳和滑雪,这类运动能耗大,能量代谢以有氧氧化为主。这类项目膳食应有丰富的蛋白质和铁,可多吃瘦肉、鸡蛋、绿叶蔬菜,适量的脂肪可减少胃肠负担,脂供能量占 32% ~ 35% 为宜。含蛋白质丰富的牛奶、牛羊肉、奶酪及维生素 C、维生素 $B_1$、维生素 $B_2$ 可促进疲劳的消除。

**3. 击剑、体操、乒乓球项目**

此类运动需要运动员的灵敏和技巧高,神经活动较紧张,能耗不大,要求蛋白质、维生素、钙、磷充足,蛋白质供能占 15%,脂肪供能占 30%。

**4. 足球、篮球和排球项目**

此类运动集技巧、灵敏和力量于一身,能耗大,营养应全面。

**5. 击剑、射击和乒乓球项目**

此类运动使得运动员视力活动紧张,应补充维生素 A,以保证其敏锐的视力。

### 四、对运动有帮助的食品和营养品

(1)酒精性饮料。适量饮啤酒、香槟有利于运动员放松,但对于从事灵巧项目的运动员,则不宜饮酒。

(2)富含碳水化合物的饮食。

(3)葡萄糖、蜂蜜。

(4)富含铁的膳食。这对女运动员作用较大。

(5)橘子汁。其含钾和维生素 C 多,俄罗斯运动员用得较多。

(6)维生素 $B_1$、维生素 C、维生素 E。适宜在赛前口服。

(7)高蛋白饮食。对举重、摔跤、健美等需长肌肉的运动作用明显。

(8)麦芽油。其富含维生素 E。

五、运动员减体重的饮食措施

1. 减体重的方法

减体重的方法主要是控制饮食,即赛前饥饿和脱水。需要注意的是饥饿和脱水对健康有害,特别是青少年。

2. 减体重的原则

这些原则是:

(1)减重不宜过多过急,一般不超过体重的 5%,分为三个阶段,1~1.5 月内完成。

(2)饮食含蛋白质、无机盐、维生素丰富,适量脂,低碳水化合物(占热量 40%~60%)。

(3)妥善处理饥饿感,采用多餐制、多纤维缓解饥饿。

(4)保持水分充足,饮用富含维生素、无机盐、柠檬酸的饮料。

(5)减重阶段,体内要保持有充足的无机盐和维生素储备。

六、运动员的途中饮料

1. 设途中饮料的目的

设途中饮料的目的主要是给运动员补充水分、热能、无机盐和维生素,防止其体力下降、心律失常和抽搐的发生。

2. 饮料的成分

一般地,饮料中除饮水外,可添加葡萄糖、蔗糖、无机盐、天然果汁和维生素 C;还可添加胶原、麦芽油、天门冬氨酸、蛋白质、无机盐等生力物质;也可添加人参、田七、灵芝、五味子、麦冬、红景天等以提高耐力。

3. 饮料温度和次数

一般饮料温度为 13℃~20℃,少量多次,每次 100~150ml。

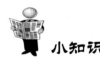

## 小知识

### 运动员食谱(参考)

早餐:大米、面粉、牛奶、绿叶蔬菜、鸡蛋果汁,如豆浆、包子、拌素菜等;

早餐点心:水果,如苹果、橘子;

午餐:牛肉、猪肉、鸡肉、鱼类、青菜、菜花、茄子、竹笋、蛋类,如西红柿鸡蛋、烧牛肉、油菜香菇、青菜豆腐汤、米饭;

午餐点心:果汁、糕点;

晚餐:面粉、米、鸡蛋、蔬菜、鱼,如素炒三丝、蒸鱼、米饭。

(资料来源:百度百科,有删节。)

 **场景回顾**

因为客人患有糖尿病,小王要特意避免一些含糖量比较高的食物,配置一些只对糖尿病人设计的菜,比如说苦瓜炖豆腐、南瓜虾皮汤等,这些菜适合糖尿病人在夏天食用。此外,糖尿病人适宜吃富含高纤维的食物,比如米饭、馒头以及一些粗粮,还有豆制品等。

 **项目小结**

生命的发生、发展到衰老是一个连续的过程,为便于认识和理解营养与生命过程的规律,常常将生命的过程按照生理特点分成不同的阶段,如婴儿、幼儿、学龄前、学龄及青少年,成年及老年。本章节讨论不同人群的营养需要和膳食指南,包括不同生理状态的人群,身处特殊环境和从事特殊作业的人群的营养需要和膳食指南。人们由于不同的国家、不同的社会、不同的经济状况、不同民族,以及不同的性别、年龄、职业和健康状况等背景,所需要的营养素种类、数量各不相同。

 **课后练习**

**一、填空题**

1. 当代大学生日常生活中存在不少营养问题,其中包括大学生普遍对_____不重视。

2. 一般地,人年龄在1月以内称为_____,1岁以内称为_____,1~4岁称为_____。

3. 人体内的胆固醇有两种来源,一是来自膳食,二是体内在肝脏中合成_____。

4. 糖尿病是指血糖升高并出现尿糖的一种疾病,引起糖尿病的原因是体内_____的绝对或相对(效应差)不足,使进食后进入血液中的葡萄糖不能进入细胞中进一步代谢,导致血糖升高,并有部分经肾脏从尿中排出。

5. 孕妇应多吃含铁丰富的食物,最好是以_____的形式供给孕妇,动物肝脏、海产品、坚果和豆类都是较好的铁来源。

**二、选择题**

1. 以下不属于人乳所具备的优点是(　　　)。

A. 含有乳蛋白多,易消化

B. 含有免疫球蛋白

C. 含有无机盐的质量分数较牛乳大

D. 含有乳糖的质量分数高

2. 肥胖病人的饮食中应该注意避免(　　　)。

A. 咖啡　　　　　　B. 单糖食物　　　　　　C. 辣椒　　　　　　D. 以上各项

3. 对于高脂血症、动脉粥样硬化、冠心病患者,以下食物中有助于降低胆固醇的是(　　　)。

A. 绿茶　　　　　　B. 香菇　　　　　　C. 大蒜　　　　　　D. 以上各项

4. 在体内,(　　　)是最有效、最快捷的供能形式,产物是二氧化碳和水的营养素食。

A. 糖　　　　　　B. 蛋白质　　　　　　C. 脂肪　　　　　　D. 矿物质

5. 对于参加比赛的运动员,比赛当天的饮食应该注意(　　　)。

A. 体积大　　　　　　B. 不易消化　　　　　　C. 高热量　　　　　　D. 刺激性

**三、问答题**

1. 乳母对营养素的需要量增加,为从食物中获得足够的营养素,达到合理膳食的要求,应注意哪些方面?

2. 简述肥胖对健康的危害。

3. 简述防癌的膳食原则。

# 项目四　构建营养科学膳食

 项目学习目标

◇ 了解平衡膳食的概念和基本要求

◇ 掌握"中国居民平衡膳食宝塔"的内容

◇ 了解《中国居民膳食指南》的内容和意义

◇ 了解营养素在食物烹调中的变化

◇ 熟悉膳食中各种营养素的关系

 场景

一天早上,在某酒店中餐厅实习的小蔡和往常一样,跟其他服务员们在中餐厅竭诚为顾客提供服务。这时,突然有顾客向小蔡传达意向,想在酒店吃一次营养搭配符合科学的早餐。平时,很少有客人有这样的要求,小蔡刚来酒店不久,尚缺乏相关的营养知识,不敢断然为客人提供服务,客人见迟迟不能为他点菜,似乎有些失望。小蔡该怎么做?

请认真学习本项目,找到答案。

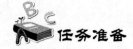 任务准备

食物是人体必需营养的最佳来源,只有建立科学的饮食结构,才能保障饮食的科学合理。一般来说,中国人的饮食来源比较丰富。但是由于地域的差异,中国人的饮食结构并不理想。饮食习惯中的"口味"与"嗜好"等问题决定了其饮食结构的不合理性与盲目性。只有真正了解食物的营养特点,掌握补充营养的一定技巧,并重视合理

烹调,减少营养素损失,才能获得食物补益的理想效果。

# 任务一　了解膳食结构和平衡膳食

### 问题一　什么是平衡膳食？其基本要求有哪些？

平衡膳食又称合理膳食或健康膳食,是指能够提供适宜的人体热能和各种营养素所需要的膳食。膳食中主要食物种类和数量的组成,称为膳食结构、膳食模式,或食物组成。膳食结构是评价膳食质量与营养水平的基本要素,也是衡量一个国家和地区农业水平和国民经济发展程度的重要标志之一。平衡膳食的基本要求是:

(1)保证人体能量平衡。

(2)供给种类全面的各种营养素。

(3)满足营养素数量、比例的平衡。

(4)食物的组成要全面。

(5)重视食物的合理搭配。

(6)重视合理烹调,减少营养素损失。

总之,平衡膳食是通过膳食人群的食物组成及个人每日、每月、每年实际摄入的食物来实现的。保证平衡膳食营养、卫生、好吃、易于消化吸收,是维持机体良好营养健康状态,改善亚健康营养状态的首要条件。

### 问题二　国外常见的膳食模式有哪些特点？

不同国家、不同地区、不同饮食习惯、不同民族,甚至不同经济条件情况下,居民的膳食结构及食物消费类型各不相同。根据平衡膳食的概念和当今世界膳食结构的特点,将膳食结构分成以下几类:

一、平衡膳食模式

这主要指以日本、新加坡为代表的居民膳食模式。这些国家居民继承了东方国家重视以摄入谷类为主要热能来源的膳食传统,又避免了欧美发达国家以动物性食物为主的膳食模式营养弊端,动、植物食品供给合理,热能和各种营养素摄取全面均衡,膳食食物组成基本上属于平衡膳食。例如日本居民,每日总热能摄入 10.46MJ (2500kcal)左右,蛋白质 80g 左右,其中动物性食物的优质蛋白达 48%,脂肪热能占总热能百分比低于 30%,人均年谷类消费 110kg 左右,动物性食物 135kg 左右,其膳食结构基本符合平衡膳食的要求。

二、不平衡膳食模式

1. 欧美膳食模式

这是以欧美发达国家为代表的膳食模式,其动物性食物成为人体热能主要来源,每天摄入的总热能在14.64MJ(3500kcal)以上,蛋白质100g左右,动物蛋白占50%以上,脂肪占总能量的35%~48%。每年的肉、蛋、奶消费量达270kg左右,而谷类的年消费量在75kg左右,是比较典型的"三高"型(即高脂、高蛋白、高热能)膳食结构。

2. 发展中国家膳食模式

这是以非洲某些不发达国家处于贫困线以下的人群为代表的膳食模式,其每人平均热能摄入量不足8.79MJ(2100kcal),蛋白质热能占总热能比例低于10%,每日不足50g,碳水化物占总热能的热比值高达76.6%。由于总热能摄入量的不足,人体处于长期饥饿状态,每年的动物性食物消费量仅5kg左右,奶类38kg左右,谷物薯类150kg左右,表现出极度的营养不良,是比较典型的热能、蛋白质摄入不足。

3. 其他膳食模式

这主要是指以"纯素食"、"纯荤食",或个人"偏食"为代表的膳食模式。

**问题三 我国膳食结构有哪些特点?**

我国人民不仅在文化科学方面作出过很多卓越的贡献,而且在饮食和食品营养方面,有很多符合现代营养学观点的重要论述。我国的烹调技术更是驰名世界,传统膳食除了以色、香、味俱佳早已在世界上享有盛名以外,近年来,国内外一些营养学家还发现,中国的膳食在避免西方膳食模式所带来的所谓"文明病"方面很有效果。与西方相比,中国传统膳食的特点如下:

一、以植物性食物为主

一般地说,我国传统膳食以植物性食物为主,动物性食物为辅,荤素结合,各种营养素的比例对成年人较为恰当。据分析,在我国传统膳食中,谷类食物占膳食总能量的60%~75%,蔬菜和薯类占15%~30%,鱼、肉、蛋及豆类占10%~15%。

二、粗纤维含量丰富

我国南方一年四季都有新鲜蔬菜供应,而北方则以薯类和根茎类蔬菜为多。这种膳食的粗纤维含量十分丰富。相反,在以膳食动物性食物和精制食品为主的西方国家里,膳食中粗纤维的含量就很低,平均每人每日仅4g,从许多流行病学调查资料看,某些癌症的发生与这种高脂肪、低纤维的饮食习惯关系很大。

三、我国膳食结构的缺陷

我国的传统膳食也有缺点,这就是谷类食物的摄入量过多,动物性食物和豆类食物的摄取量偏少,并且缺少奶类食品。但根据 2007 年我国第四次全国营养调查显示,居民膳食质量已经明显提高,表现在:我国城乡居民能量及蛋白质摄入得到基本满足,肉、禽、蛋等动物性食物消费量明显增加,优质蛋白比例上升。其中,城乡居民动物性食物和豆类食物分别由 1992 年的人均每日消费 210g 和 69g 上升到 248g 和 126g,但还不能说我国的膳食结构已达到平衡,目前我国的膳食结构与较为理想的平衡膳食还有距离。

### 问题四　应如何改进我国膳食结构?

随着我国人民生活水平提高,宣传和改进我国传统的食物结构势在必行。在上述食物组成的基础上,应考虑以下几方面的改进:

**一、发扬我国膳食构成的长处**

我国传统膳食以谷类为主,同时应发展肉、蛋、奶和水产品的生产,增加动物性食品的消费量;开发利用植物蛋白质新资源,特别是大豆蛋白质,提高我国居民每日膳食中蛋白质的整体质量。

**二、调整动物性食物结构**

必须调整动物性食物结构,尽量品种多样化,增加乳、蛋、禽、鱼、海产品等,这是"以质补量",优化内陆地区居民的膳食质量的重要措施。海产品、乳制品营养价值一般都高于或优于非海产品和豆类食品,对于那些经济条件好,或已经达到小康水平的居民及家庭,首先应当把鲜活海产品、乳制品引入日常膳食和家庭餐桌上,而不是以享受高档酒、烟、饮料、化装品、汽车等为时尚,切莫将健康与享乐本末倒置。

**三、开发具有特殊营养和生物功能作用的食品资源**

让具有营养和食疗保健功能的如魔芋类、乳酸菌等发酵类食品、菌类食品、蜂蜜类食品、花粉类食品、黑色食品进入餐厅和家庭,提高我国膳食食物的营养和保健功能作用。

**四、针对特殊人群开发营养强化食品和保健食品**

例如针对老人、幼儿开发优质蛋白、富钙、富铁、富锌、富硒、富维生素 A 和维生素 D 等营养强化食品,母乳化食品;针对特殊人群开发宇航员食品、学生奶、学生营养餐;针对病人开发素膳、降血糖、降血脂、降胆固醇、高膳食纤维保健食品。

**五、开发野生动植物食品**

这是近几年发展很快的种植业,又称"新特原料"。把某些野生动、植物变成家养种殖原料,既开发了新食品,又挽救了某些稀有动、植物,在国家政策允许范围内将它们变为美味佳肴,造福于人类。

### 六、变废弃原料为新食品资源

将某些营养价值高、可以再利用的废弃原料,例如谷类加工中的米糠、麦麸、某些种子或果实以及骨、血、豆渣等废弃原料等开发成胚芽食品或果肉食品。

### 问题五 我国平衡膳食宝塔是怎样的?

"中国居民平衡膳食宝塔"(简称"平衡膳食宝塔")是根据中国居民膳食指南,结合中国居民的膳食结构特点设计的。它把平衡膳食的原则转化成各类食物的重量,用比较直观的宝塔形式表现出来,便于人们理解和在日常生活中实行。

平衡膳食宝塔共分五层,如图 4-1 所示,包含我们每天应吃的主要食物种类。宝塔各层位置和面积不同,这在一定程度上反映出各类食物在膳食中的地位和应占的比重。

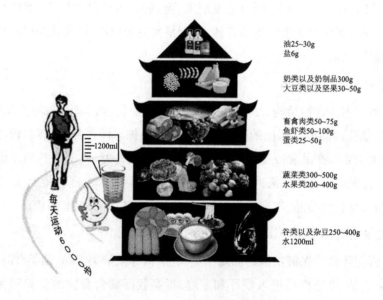

油25~30g
盐6g

奶类以及奶制品300g
大豆类以及坚果30~50g

畜禽肉类50~75g
鱼虾类50~100g
蛋类25~50g

蔬菜类300~500g
水果类200~400g

谷类以及杂豆250~400g
水1200ml

1200ml

每天运动6000步

**图 4-1 平衡膳食宝塔食物组成**

### 一、底层

底层包括谷类、杂豆、水等。谷类食物是米、面和杂粮的总和,每人每天应吃250~400g;米面为主,其中搭配的杂粮每日总量不宜超过谷类总量的1/3,它们是膳食中能量的主要来源。加工的谷类食品如面包、烙饼、切面等应折合成相当的面粉量来计算。

### 二、第二层

第二层包括蔬菜和水果。人每天应吃 300~500g 的蔬菜和 200~400g 的水果,3个品种以上;其中每日应当保证1/2量的深色蔬菜、叶菜和水果。蔬菜和水果是两类食物,各有优势,不能完全相互替代。尤其是儿童,不可只吃水果不吃蔬菜。蔬菜、水果的重量按市售鲜重计算。

### 三、第三层

此层包括鱼、虾、禽、肉、蛋等动物性食物。人每天应摄入 100 ~ 150g(其中鱼虾类 50 ~ 100g,畜、禽肉 50 ~ 75g),蛋类 25 ~ 50g。鱼、虾及其他水产品含脂肪很低,有条件的人群可以多吃一些;肉类包含畜肉、禽肉及内脏,重量是按屠宰清洗后的重量来计算。这类食物尤其是猪肉含脂肪较高,所以不应吃过多肉类。蛋类含胆固醇相当高,一般每天不超过 1 个为好。

### 四、第四层

此层包括奶类以及奶制品,大豆类以及坚果。每天应吃奶类及奶制品 300g 和大豆类及豆制品 30 ~ 50g。膳食宝塔建议的 300g 按蛋白质和钙的质量分数来折合,约相当于鲜奶 200g 或奶粉 28g,奶类应是首选补钙食物,很难用其他食物代替;大豆类及豆制品包括许多品种,30 ~ 50g,可折合为大豆 40g 或豆腐干 80g 等。

### 五、第五层塔尖

此层食品是精纯食品,油脂类建议每天摄入量不超过 25g;儿童、青少年、老人,应当少吃或适量摄入精纯食用糖及其高糖食品。成人食用糖,最好每日少于 20g,每日食用盐的用量最好也少于 10g。

## 任务二　了解烹调中的营养知识

### 问题一　烹调加工对营养素含量有哪些影响?

一、烹调加工对各类食物营养素食量的影响

1. 谷类食物营养素在烹调中的损失

在淘洗时,可发生营养素的损失,特别是水溶性维生素 $B_1$ 和维生素 $B_2$,以及维生素 PP 和矿物质的损失。一般的,维生素 $B_1$ 可损失 29% ~ 60%,维生素 PP 和矿物质可损失 23% ~ 25%。米搓洗的次数越多、浸泡时间越长、水温越高,上述营养素的损失也越多。

不同的烹调方法也会对营养素含量有影响,如煮饭时加热,维生素 $B_1$ 可再损失原含量的 17%,维生素 PP 损失 21%。用酵母发酵法蒸馒头时,维生素 $B_1$、维生素 $B_2$ 和维生素 PP 的含量变化不大。烙饼时维生素 $B_1$ 和维生素 PP 损失不过 10%,而维生素

B₂可损失 20%。水煮面时其维生素 B₁ 和维生素 B₂ 损失约 35%。炸油条时,因为既有高温又加了碱,可使维生素 B₁ 全部破坏,维生素 B₂ 和维生素 PP 损失达 45% 左右。

2. 蔬菜类食物营养素在烹调中的损失

急火快炒对维生素 C 的损失最少,维生素 C 的保存率为 60% ~70%,胡萝卜素变化更小,可保留 76% ~94%。如将菜在开水中焯后再炒,则维生素 C 的损失很大,小白菜的维生素 C 仅保存 16.7%。若为煮菜,将开水烧开后再放入菜,维生素 C 保存可达到 81%。

烹调前,蔬菜的存放时间越长,因维生素 C 被氧化而造成的损失也越多。

3. 动物性食物营养素在烹调中的损失

肉蛋等动物性食品烹调后,除维生素外,一般营养素的变化不大。猪肉中的维生素 B₁ 在红烧、清炖时损失最多,为 60% ~65%,蒸和炸次之,约为 45%,炒时损失最少,约为 13%。维生素 B₂ 的损失以蒸时最高,约为 87%,其次为清炖和红烧,约为 40%,炒肉丝时损失最少,约为 20%。

炒猪肝时,维生素 B₁ 的损失为 32%,而维生素 B₂ 几乎可全部保留。鸡蛋在炒、煮时,维生素 B₂ 的损失很少,为 7% ~13%,而维生素 B₁ 的损失可达 22%。

二、各种烹调方法对营养素的影响

日常饮食中,我们总会偏爱某种口味,如有人爱吃炒菜,有人爱吃油炸食品,有人爱吃烧烤。因为烹调方法的不同,食物中各种营养素的流失程度也不同。下面介绍几种烹调方法对营养素的影响。

1. 煮

煮是指将原料或经初步熟处理的半成品,切配后放入大量的汤汁中,先用旺火烧沸,再用中小火烧熟调味成菜的烹调方法。煮制的菜肴具有汤多汁浓、汤菜合一、口味清鲜的特点。鱼、猪肉、豆制品、蔬菜等原料都适合煮制菜肴。典型菜肴如"大煮千丝"、"水煮肉片"等。

煮法会引起原料的糖类及蛋白质部分水解,对脂肪则无显著影响。分解的糖类及蛋白质有利于人体消化吸收。但水煮往往会使水溶性维生素(如维生素 B、维生素 C)及无机盐(钙、磷等)溶于水中。在煮沸的过程中,时间长短、食物的处理方法对营养素的损失有较大影响。如延长煮的时间,维生素 C 会急剧损失。对于大多数蔬菜来说,维生素 C 的损失随烹调时间的延长而增加。又如,食物的表面积越大,它们中的溶解在水中或汤中的水溶性营养素就越多。这是因为把食物切细,增加了食物的表面积,也使食物中的一些酶释放,增加了食物与酶接触的面积和机会,而这些酶对一些营养素会产生分解作用。

2. 蒸

蒸是指将经加工切配、调味盛装的原料,利用蒸汽加热使之成熟或软熟入味成菜的烹调方法。蒸的菜肴具有原形不变,原味不失,原汤原汁的特点。其适用范围非常广泛,无论是大型原料或小型原料,还是质老、质嫩的原料,都可以运用此法成菜。根据蒸制菜肴的具体方法及其风味特色的区别,蒸法通常又分为清蒸、粉蒸和旱蒸三种,典型菜肴如"清蒸鲫鱼"、"粉蒸排骨"、"八宝果饭"等。

3. 炖

炖是指把经过加工处理的大块或整形原料放入炖锅或其他陶瓷器皿中,掺足热水,用小火加热至熟软酥糯的烹调方法。炖制成的菜肴有汤多味鲜、原汁原味、形态完整、软熟不烂的特点,适合炖菜的原料以鸡、鸭、猪肉、牛肉为主,典型菜肴如"清炖牛肉"、"墨鱼炖肉"等。

炖时原料发生的变化与沸煮时相似,但是速度较慢,有大量可溶性物质溶解于汤中。因而炖熟的鱼缺乏香味,营养价值也比鲜鱼低。如果把炖熟的食物汁汤用作调味汁,就可以避免汁汤中营养素的损失。此外,炖时使用的温度较低,食物中的蛋白质变性温和,处于最好消化的状态,不溶于水的坚韧的胶原蛋白转变成可溶的白明胶,使汤具有黏性,食物变得柔嫩。所以炖煮法特别适合于含结缔组织多的肉类原料。

4. 炒

炒是将切配后的丁、丝、片、条、粒等小型原料,用适量油以旺火快速烹制成菜的烹调方法。其主要特点是汤汁适中、清脆滑嫩。炒菜一般都是旺火速成,能使原料的营养素不受损失或少受损失。根据工艺特点和成菜的风味不同,炒又分为滑炒、软炒、生炒、熟炒。典型菜肴有"鱼香肉丝"、"清炒韭菜"、"回锅肉"等。

在各种炒法中,凡经蛋清或湿淀粉浆拌的原料,营养成分不会有什么损失。配料通常是蔬菜,其中维生素 C 损失较大,其他没有什么损失。生炒法则对营养素损失较大,除维生素外,蛋白质因受干热而严重变性,影响消化,降低吸收率。一般来说,旺火急炒是较好的烹调法。绿叶菜中含有大量胡萝卜素,它是脂溶性的,直接食用吸收率低,但用油烹制后能提高吸收率。

5. 炸

炸是用大量食油作传热介质,用旺火加热使原料成熟的烹调方法。其特点是用油量多,火力旺,原料多挂糊,成品无汁芡等。一般原料在烹制前多需用盐、料酒、胡椒粉、味精等调味品腌渍,再根据具体烹调要求挂糊后下锅用油炸制。根据挂糊情况和过油方式,炸又可分为清炸、干炸、软炸、酥炸、卷包炸等方法。典型菜肴如"清炸里脊"、"干炸丸子"、"软炸大虾"、"香酥仔鸭"、"蛇油纸包鸡"等。

炸的油温较高,所以对一切营养素都会造成不同程度的损失。蛋白质可因高温炸焦而严重变性,脂肪也因炸而受破坏。对于蔬菜来说,油炸比沸煮损失的维生素多一些。炸熟的肉会损失一些 B 族维生素。挂糊油炸是保护营养素、增加滋味的一种好办法。它使原料不与热油直接接触,使原料的蛋白质、维生素减少损失,原料所含的汁液、鲜味也不容易外溢,故原料虽经油炸,但外焦里嫩,别有风味。

6. 烤

烤分暗火烤和明火烤两种。明火烤即在火上直接烤原料,如"烤羊肉串"等。因火力分散,故烤制时间较长,从而使维生素 A、维生素 B、维生素 C 受到很大的损失,也可使脂肪受损失。另外,烤还会产生致癌物质苯并芘,苯并芘含量与烤的时间成正比,3 小时以下的烘烤影响很小。暗火烤又叫烘,炉内保持高温,使原料的四周均匀受热,容易烤透,与明火烤相比,它对营养素破坏较小,如"烤鸭"、"烤乳猪"等。

7. 焖

焖是指经炸、煎、炒、焯水等初步熟处理的原料,掺入汤汁烧沸,撇去浮沫,放入调味品,加盖,再用中小火慢烧,使之成熟并收汁至浓稠成菜的烹调方法。焖法制成的菜肴具有形状完整、汁浓味醇、熟软醇鲜或软嫩鲜香的特点。适合焖的原料主要有鸡、鸭、鹅、兔、猪肉、鱼、蘑菇等。焖的烹调方法,根据色泽和调味的区别,细分为黄焖、红焖、油焖三种。典型菜肴如"黄焖鲈鱼"、"蚝油焖鸭"、"油焖大虾"等。

8. 熘

熘是将切配后的丝、片、丁、块等小型或整形(多属鱼虾、禽类)原料,经油滑或油炸、蒸、煮的方法加热成熟,再用芡汁粘裹或浇淋成菜的烹调方法。熘的菜肴一般芡汁较多,根据操作技巧的不同,有炸熘、滑熘、软熘三种。典型菜肴有"松鼠鱼"、"滑熘肉片"、"西湖醋鱼"等。

在炸熘、滑熘时,原料的外面裹上一层糊或浆,在加热时形成焦脆的外壳或薄膜,可使原料所含的汁液、鲜味不外溢。这样,不但保护了营养素少受损失,而且增加了风味。软熘时,一般先要用蒸法将原料加热至熟,食物与水的接触少,可溶性物质的损失也就比较少。但是加热时间较长,维生素 C 分解较多。

9. 爆

爆是指将脆、韧的经刀工处理的动物性原料,投入中等油量的热油锅中或沸水、沸汤中滑熟捞出,再炝锅倒入主料,淋上事先兑好的芡汁,快速翻炒成菜的一种烹调方法。爆的菜肴具有形状美观、嫩脆清爽、紧汁亮油的特点,适宜于爆的原料多为具有韧性和脆性的猪腰、肚、鲍鱼等。典型菜肴如"酸辣鱿鱼卷"、"油爆双脆"等。

这种烹调方法动作快速,旺火热油,一般是原料先经鸡蛋清或湿淀粉上浆拌匀,再下油锅划散成熟。原料的营养成分因蛋清或湿淀粉形成的薄膜保护没有什么损失。

10. 烹

烹就是将新鲜细嫩的原料切成条、片、块形后挂糊(或不挂糊),用旺火温油炸至金黄色,待其外酥内嫩时捞出,炝锅后投入熟料,随即烹入兑好的调味汁,颠翻成菜的烹调方法。烹的烹调方法要将原料先经油炸,再烹入事先兑好的不加淀粉的调味汁,故有"逢烹必炸"之说。烹的特点是菜肴外酥香,里鲜嫩,爽口不腻。适合烹的原料主要为新鲜易熟、质地细嫩的大虾、鱼肉、仔公鸡、猪牛羊肉、兔肉等。典型菜有"炸烹鸡条"、"炸烹大虾"等。

11. 烧

烧是将经切配加工、熟处理(炸、煎、煮或焯水)的原料,加适量的汤汁和调味品,先用旺火烧沸,再用中小火烧透至浓稠入味成菜的烹调方法。按工艺特点和成菜风味,烧可分红烧、白烧和干烧等。典型菜肴如"红烧肉"、"白汁菜心"、"十烧鱼"等。

用该法时,主料先要经煎或炸,故蛋白质、脂肪、维生素都有不同程度的损失。而烧的时间长短,又可影响维生素 B、维生素 C 的含量。但食物经烧制后,会有利于人体消化吸收。

12. 扒

扒是将初步熟处理的原料,经切配后整齐地码放成形,放入锅内加入汤汁和调味品,烧透入味,勾芡,保持原形装盘的烹调方法。扒菜有选料精细、讲究切配、原形原样、不散不乱、略带卤汁、鲜香味醇的特点。扒菜所用的多为一些经预加工的高档原料,如鱼翅、海参、鲍鱼等。扒的方法,根据色泽可分为红扒、白扒。典型菜肴有"红扒鱼翅"、"白扒鱼翅"等。

13. 烩

烩是指将多种易熟或初步熟处理的小型原料,一起放入锅内,加入鲜汤、调味品,用中火加热烧沸入味,再勾芡成菜的烹调方法。烩菜具有用料品种多、汁多、色泽鲜艳、菜汁合一、清淡鲜香、滑腻爽口的特点。适合烩的原料以鸡肉、鱼肉、虾仁、冬笋等质嫩原料为主。典型菜肴如"植物四宝"、"大烩海参"等。

煨、扒、烩对营养素的影响与烧相似。

14. 煨

煨是指把经炸、煸、炒或焯水等初步熟处理的原料,掺入汤汁用旺火烧沸,撇去浮沫,放入调味品,加盖,再用微火长时间慢烧成菜的烹调方法。煨法制成的菜肴具有形态完整、味醇汁宽、熟软酥香的特点。适合煨的原料以鸡肉、鸭肉、鹅肉、猪肉、牛肉为主,典型菜肴如"红煨方肉"、"红煨八宝鸡"等。

15. 煎

煎是指把少量油加入锅内,再放入经加工处理成泥、粒状的饼或挂糊的片形等半成品原料,用小火煎熟并两面煎至酥脆呈金黄色而成菜的烹调方法。煎的菜肴具有色泽金黄、外酥脆、内鲜嫩的特点,适用于猪肉、牛肉、鸡肉、鸭肉、鱼肉、虾、鸡蛋等原料。典型菜肴如"生煎牛肉饼"、"鱼香虾饼"等。

煎用油少,可是油的热含量大,温度比煮、炖高,对保持原料内的维生素不利。若在原料外裹上一层糊,则能减少维生素的损失。其他主营养素无严重损失。

16. 拔丝

拔丝是指把经油炸的半成品,放入由白糖熬制的、能起丝的糖液内粘裹挂糖而成菜的烹调方法。半成品挂好糖液后,将其中几块相互黏结的菜肴拉开,随即糖液拔出糖丝,故名拔丝。拔丝的菜呈琥珀色,具有明亮晶莹、外脆里嫩、口味甜香的特点。拔丝法适用于香蕉、苹果、山楂、橘子、土豆等原料。典型菜如"拔丝香蕉"、"拔丝土豆"等。

17. 蜜汁

蜜汁是指将白糖、蜂蜜与清水熬化、收浓,放入已加工处理的原料,经熬或蒸使之甜味渗透,质地酥糯,再收浓糖汁而成菜的烹调方法。蜜汁菜肴具有色泽美观、酥糯香甜的特点。蜜汁法适用于香蕉、莲子、苹果等原料。典型菜肴如"蜜汁苹果"、"蜜汁汤丸"等。

### 问题三 保护食物中的营养素有哪些措施?

中国人可谓世界第一美食家,时至今日,人们在饮食方面,不仅仅追求菜肴口感鲜美,更讲究营养与健康。在烹调的过程中,要注意保护好营养素。

#### 一、要避免"精加工"

大白菜、圆白菜的外层绿叶的维生素 C 含量比"心部"高出几倍至十几倍,芹菜叶中的维生素 C 含量比茎部高出 7~15 倍。但有些人加工大白菜和圆白菜时偏爱将外层的绿叶扔掉,加工芹菜时将根和叶全部扔掉,只吃茎部,这就大大减少了机体摄入维生素。

#### 二、先洗菜后切菜

蔬菜宜先洗后切,且要在烹调之前"现"切,不要切后再洗。蔬菜先洗后切与切后再洗,其营养差别很大。以新鲜绿叶蔬菜为例,在洗切后马上测其维生素 C 即可测出流失量:切后浸泡 10 分钟会损失约 18.5% 的维生素 C,切后浸泡 30 分钟则维生素会损失 30% 以上。因此,大家切菜时一般也不宜太碎,可用手拉断。同时,尽量少用刀,因为铁会加速维生素 C 的氧化。

#### 三、现吃现买最新鲜

食物都有保鲜期,最多保存 3 个月。以鱼为例,有研究表明,放在零下 18℃保存 3 个月,鱼所含营养素的损失非常明显,尤其是维生素 A 和维生素 E,会损失 20%~30%。蔬菜、水果也应该现买现吃,每放置一天,其所含的维生素就会减少。因此,趁着食物还新鲜就赶紧吃掉,别等到其没有了营养再吃。

### 四、大鱼大肉应少吃

由于肉类都是酸性食物,因此常吃大鱼大肉的人体质易呈酸性。当体内酸碱度严重失衡时,身体就会动用两种主要的碱性物质——钠和钙加以中和。有两个实验证实了这一点,一天吃含80g蛋白质的膳食,有37mg钙流失;而一天吃含240g蛋白质的膳食时,外加额外补充1400mg钙,还是会流失137mg钙。

因此,建议大家在日常饮食中应注意酸碱平衡,少吃大鱼大肉,即使是喜欢吃,也要多搭配一些新鲜蔬菜和水果。

### 五、少"炒"多"蒸煮"

烹调方法的不同,食物中各种营养素的流失程度也不同。高温炒除了使维生素C损失较大外,其他营养素损失不太大。但要注意尽量做到热锅冷油,急火快炒。蒸、煮菜肴时如果连汤带汁一起吃掉,营养素损失也较少;但如果是炸、烤,丢失的营养素就较多,破坏较大,甚至会产生致癌物质,所以还是少吃为妙。

### 六、煲汤时间不可过长

许多人很喜欢煲汤喝,以滋补身体,认为煲的时间越长越好,一煲就是大半天。实际上这是不科学的。维生素C、维生素B、氨基酸等营养成分有一个共同的弱点就是"怕热",在80℃以上就会损失掉,因此,烹调时间越长,温度越高,营养素被破坏的程度就越大。

# 任务三 熟悉如何做到合理营养

所谓合理营养,就是合理地掌握膳食中各种食物的数量、质量、比例搭配以及卫生质量要求,并通过烹调加工来改进膳食,使之适应人体的消化机能和感官需要,从而使人体的营养生理需求与人体通过膳食摄入的各种营养素之间建立起良好的平衡关系。

合理营养是十分重要的。如果人体的营养生理需求与膳食之间的平衡关系出现失调,就会对人体健康产生各种不利的影响。

**问题一 合理营养、平衡膳食的具体措施有哪些?**

合理营养、平衡膳食的具体措施包括合理的膳食制度,合理制订食谱,合理选择原料与调剂切配,合理的烹调制作等四个环节。

### 一、合理的膳食制度

合理的膳食制度,即合理地安排一天的餐饮,两餐的间隔和每餐的数量与质量,使进餐与人的日常生活制度和生理状况相适应,与消化过程相协调。膳食制度如果安排适当,可以协助人提高劳动、工作和学习效率。

膳食制度主要包括每日餐次,用餐时间和食物分配等内容。

1. 每日餐次

我国人民的生活习惯,一般是成人每日三餐。在正常情况下,这种三餐制是比较合理的。两餐的间隔既不应太长,也不可太短。

2. 用餐时间

每日用餐时间应与一日的活动内容和休息时间相适应。推荐的用餐时间安排如下:早餐7:00;午餐12:00;晚餐18:00;或是均向后推延半小时也可。用餐时间间隔均在5~6小时,具体可根据生活制度安排。

人的三餐定时,形成了条件反射,有利于产生旺盛的食欲并消化吸收。

3. 食物分配

各餐的数量分配应根据劳动需要的生理状况安排,比较合理的能量分配,应该是午餐量稍多、早餐和晚餐量较少。例如:早餐占全天总能量的30%,午餐占40%,晚餐占30%。应该注意的是不可忽视早餐的重要性,午餐应是营养平衡,占比重稍多的一餐,晚餐应是营养平衡而稍清淡的一餐。

二、合理制订食谱

食谱的基本内容包括每天食物的种类、数量和菜肴的名称。编制食谱的目的是为了使人体有计划地得到所需要的能量和营养素。食谱一般有一日食谱或每周食谱等,可根据不同需要来定(具体编制的办法见后"编制营养食谱的方法")。

三、合理选择原料与调剂切配

合理地选择利用与调剂原料配料,同样是具体实施平衡膳食的重要环节。它除了对菜肴的质与量、感官性状、食品成本等有重要影响外,对菜肴的营养卫生也有着更密切的关系。在选料和切配时要注意与平衡膳食有关的几点要求:

(1)必须高度重视原料的卫生要求和新鲜度。

(2)清洗、切配过程中要注意减少原料营养素的损失。

(3)要重视合理配菜,使菜肴的营养成分更趋合理。

四、合理的烹调制作

详细内容见本项目任务二内容。

**问题二　怎样编制营养食谱?**

食谱是指为了合理调配食物以达到人体营养需求而安排的膳食计划。编制食谱时需要考虑许多因素。本书仅从营养需求角度来讲述如何使食谱能满足用餐者每日需要的能量和各种营养素。

编制营养食谱的方法,基本上有计算法和食品交换法两种。计算法是依据计算得到人体能量需要量,根据膳食组成,计算蛋白质、脂肪和碳水化合物的供给量,参考每日维生素、无机盐供给量,查阅食物营养成分表,选定食物种类和数量的方法;食品交换法是根据不同能量需要,按蛋白质、脂肪和碳水化合物的比例,计算出各类食物的交换份数,并按每份食物等值交换选择,再将这些食物分配到一日三餐中,即得到营养食谱。在这里主要介绍计算法。

### 一、人体能量需要量的核算

人体能量需要量的核算方法主要有两种:

(1)根据我国的《中国居民膳食营养素参考摄入量》确定用膳者的能量需要量,这是最常用、最方便的一种方法。

(2)能量消耗法计算。根据人体维持基础代谢所需要的能量,食物特殊动力作用所消耗的能量,生活活动和劳动所消耗的能量计算人体所需要的能量。

### 二、根据膳食组成,计算人体蛋白质、脂肪和碳水化合物每日的摄入量

我国目前建议,成人每人每日的膳食组成为:蛋白质 10% ～ 15%,脂肪 20% ～ 30%,碳水化合物 55% ～ 65%。根据膳食组成及三大生热营养素的能量系数,计算蛋白质、脂肪和碳水化合物的每日摄入量。

### 三、大致选定一日食物的种类和数量

根据以上计算的各种生热营养素供给量,参考每日维生素、无机盐供给量,查阅常见食物营养成分表,大致选定一日食物的种类和数量。先确定以提供生热营养素为主的食物,如谷类、肉、蛋、油脂等,再确定如蔬菜水果等以供给维生素、膳食纤维、无机盐为主的食物,一般每人每日需供给 300 ～ 500g 的新鲜蔬菜水果,其中应有一半为绿叶蔬菜。

成人一般一日食物的种类和数量约为:粮食 500g,动物性食物 50 ～ 150g,黄豆及其制品 50g,蔬菜(绿叶菜占一半)300 ～ 500g,植物油 20g 左右。

### 四、三餐的能量分配比例

早餐占全天能量总摄入量的 30%,并要有足够优质蛋白质和脂肪。这是因为上午人的活动量往往比较大,工作效率高,因此消耗的能量和营养素也就大。

午餐应是三餐中摄入营养素最多的一餐,以占全天能量总摄入量的 40% 为宜。要保证碳水化合物、蛋白质、脂肪的供给量。

晚餐应占全天能量总摄入量的 30%,要多配蔬菜水果和易消化又饱腹感强的食物,高蛋白质、高脂肪的食物摄入宜适量,以免影响人的消化与睡眠,并减少体脂的积蓄。

五、具体将食物分配到各餐中

假设三餐的能量(某人 3000kcal)分配比例确定为:早餐为 30%,午餐 50%,晚餐 20%(其中碳水化合物、蛋白质和脂肪提供能量百分比依次为 65%、12%、23%)。根据三餐分配比例,将食物分配到各餐中的计算步骤如下:

1. 首先计算碳水化合物、脂肪和蛋白质分配到早、午和晚餐中的数量

碳水化合物

早餐:3000 × 65% × 30% /4 = 146(g)

午餐:3000 × 65% × 50% /4 = 244(g)

晚餐:3000 × 65% × 20% /4 = 98(g)

蛋白质

早餐:3000 × 12% × 30% /4 = 27(g)

午餐:3000 × 12% × 50% /4 = 45(g)

晚餐:3000 × 12% × 20% /4 = 18(g)

脂肪

早餐:3000 × 23% × 30% /4 = 52(g)

午餐:3000 × 23% × 50% /4 = 86(g)

晚餐:3000 × 23% × 20% /4 = 34(g)

现以午餐为例说明计算方法。根据以上计算知道午餐需碳水化合物 244g,蛋白质 45g,脂肪 86g。

2. 进行主食供给量计算

我国当前食物结构是以碳水化合物和植物蛋白质为主提供能量和蛋白质,所以首先计算主食供给量。

在计算主食供给量时先将蔬菜类固定,一般是用蔬菜 300~500g,假设提供碳水化合物 15g,固定蔬菜提供的碳水化合物后,剩下的碳水化合物就由主食供给,可依据下列公式计算:丙 = 甲 × 丁/乙

其中,甲:食物成分表中食物重量;

乙:食物成分表中营养素含量;

丙:未知食物的重量;

丁:已知营养素含量。

如主食选择大米,主食大米的需要量则为:

丙 = (244 - 15) × 100/76 = 300(g);

丁 = (244 - 15) = 229(g);

甲 = 100(g);乙 = 76(g)

午餐主食大米需 300g,再以 300 克大米的基数计算蛋白质和脂肪。

查食物成分表知每 100g 大米含蛋白质 8g,脂肪约 2g,则:

蛋白质含量为:$8 \times 3 = 24(g)$,脂肪含量为:$2 \times 3 = 6(g)$。

最后,进行副食的选择计算。算出主食提供的蛋白质和脂肪后,依据需要量,其不足部分由副食补充。

蔬菜中的蛋白质含量除豆类外,一般都很低。为计算方便,一般以 100g 蔬菜中含蛋白质 2g 计,如选用 400g 蔬菜,蔬菜含 8g 蛋白质。

蛋白质的需要量为:$45 - 24 - 8 = 13(g)$

剩余 13g 蛋白质,选择只含蛋白质和脂肪而不含碳水化合物的肉、蛋类。为便于计算,肉类的蛋白质量估计为其重量的 1/5,即肉类重量为瘦肉类的蛋白质乘以 5;肉类所含脂肪,一般瘦猪肉的脂肪量约为其蛋白质的 1.5 倍,即将它的蛋白质重量加上一半即成。

所需瘦猪肉重量为:$13 \times 5 = 65(g)$

瘦猪肉含脂肪量为:$13 \times 1.5 = 19.5(g)$

午餐的脂肪需要量为 38g,减去瘦肉及主食中脂肪量即为:

$38 - 19.5 - 6 = 12.5(g)$

其脂肪需要量的差额由植物性膳食补充。

通过计算,确定食物的种类和数量后,再将每一种食物的营养素含量(根据食物成分表)填入食物营养素记录表,计算主副食中提供的营养素含量,与供给量标准比较,具体如表 4 - 1 所示。

在计算集体饭堂投料时,可乘以预订份数,即可得出需要的食品原料总量,提供出符合一定标准的多人次的营养食谱。

表 4 -1　　　　　　　　　食物营养素记录表

| 类别 | 食物名称 | 重量(g) | 能量(kcal) | 蛋白质(g) | 脂肪(g) | 碳水化合物(g) |
|---|---|---|---|---|---|---|
| 主食 | 大米 | 300 | 1045 | 24 | 4.2 | 228 |
| 副食 | 瘦肉 | 75 | 266 | 12.5 | | 0 |
| | 白菜 | 250 | 26 | 1.8 | | 4 |
| | 芥菜 | 150 | 28 | 3.3 | | 3 |
| | 豆油 | 10 | 90 | | | |
| 食物营养量总和 | | | 1455 | 41.06 | 38.9 | 235 |
| 营养素供给量标准 | | | 1500 | 45 | 38 | 240 |
| 与供给量标准比较 | | | -4% | -7.4% | 2.5% | -3% |

六、对每日膳食食谱的营养评价

每日膳食食谱的营养评价是以膳食中营养素含量占供给量标准的百分比来评价的。

各种营养素的摄取量不一定必须完全达到供给量，因为所定的供给量标准比一般平均需要量高一些。在各种营养素中，能量供给量与需要量差别不大，故在评价膳食时，首先考虑能量的摄取量。一般认为能量摄取量为供给量标准的90%以上为正常，低于90%即为摄入不足。其他营养素摄取量如在供给量的80%以上，就可以保证大多数人不致发生营养素缺乏；长期低于这个水平可能使一部分人出现营养缺乏症状；低于60%则可认为营养相对的严重不足。

因此，在对每日膳食食谱进行营养评价时，需要算出各种营养素摄取量占供给量标准的百分比。

每人每日摄取营养素占供给量标准 = 每日该营养素消耗总量/每日该营养素供给量标准×100%

依次逐项算出实际摄取营养素量占供给量标准的百分比，即可评价所提供膳食中的营养水平。如低于供给量标准20%以上，则要修改食谱或补充加餐。

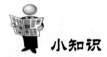 **小知识**

### 中央领导们平均寿命高——一日食谱解密

在众人眼中，中央领导人吃什么、怎么吃，是非常神秘的。近日原北京医院营养科主任、首长营养保健专家和中国营养学泰斗、从事营养工作60多年的原北京军区总医院营养科主任对中央领导人的饮食保健进行了解密，原来中央领导们的食谱并非山珍海味应有尽有、样样俱全，恰恰相反，他们甚至吃着更多的粗粮、更少的肉类。正是由于少食多餐、多吃粗粮等科学的饮食方式，才使得我国领导人平均寿命一直居世界前列。中央领导吃什么？

专家介绍了领导人们的一系列饮食方法，其中绝大部分是普通民众可以轻易做到的。每天吃够25种食物。这里所说的是食物的种类，而非25道菜。为领导人配餐，讲究的是少食多餐的原则，只有当食物种类够"杂"，才能使营养均衡。专家说，她现在每天都吃25至30种食物，"每种吃一点就够"。

专家则列举了为领导人制订的食谱：

早上：半杯牛奶、一盘小菜（凉拌海带丝、胡萝卜丝、青椒丝）、一个小麻酱咸花卷、一小碗小米粥或莲子羹；

中午：什锦沙锅（里面放十种以上的食物）、一两左右的红豆焖饭或薏米饭；

晚上：氽萝卜丝鲫鱼丸子、小米粥。此外，还会额外加些水果或酸奶等零食。

每样菜吃得都很少，但种类多，摄入的营养自然比较全面。25种食物听上去挺玄乎，其实很容易做到。

什么东西营养好？

专家称，领导人们吃"四条腿动物"的肉比较少，从营养上来说，"四条腿的(猪、牛、羊)不如两条腿的(鸡、鹅)，两条腿的不如一条腿的(菌类)，一条腿的不如没有腿的(鱼)"。

专家指出，就秋冬季而言，人适合吃些牛羊肉进行"热补"，或吃些鸡肉、兔肉等低脂高蛋白质的食物；在蔬菜中，根茎类蔬菜如白萝卜、百合、芋头等则适合冬天食用。此外，人还要多吃黑色食物，如黑芝麻、黑米、紫菜、木耳等。

### 中央领导的零食

两餐之间要加零食。少食多餐一直是被推崇的健康饮食理念，领导们也不例外。专家介绍说，他们除一顿正餐吃到七成饱外，还会在上午十点左右和下午三点左右补充一些零食。比如上午吃一小碗银耳莲子羹或麦麸，下午则喝半杯酸奶，吃上几粒坚果。坚果含有丰富的蛋白质，对癌症、心脑血管病都有不错的预防作用。如享寿91岁的陈云每天都要吃十三粒花生、散步十三分钟、会客三分钟。

### 领导餐的烹饪方法

烹饪方法以蒸、煮、焖、拌、汆为主。选择这些烹饪方法自然是为了减少营养流失，保证低脂饮食。但领导的食谱中也并非完全没有炸和炒。每星期也能吃上一次，因为这样做的菜好吃。不管何种烹饪方法，低盐、低脂、高膳食纤维是食谱中必须遵守的原则。

### 饮食莫忘健脑养心

多吃健脑、养心食物。由于脑力消耗较大，领导们的食谱中有不少健脑、养心的食物，如豆类、杏仁、芝麻、核桃、葡萄酒等。尤其是杏仁，它富含维生素E、镁等元素和有益于心脏的单不饱和脂肪酸。

(资料来源：百度知道，有删节)

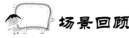 场景回顾

在客人用餐的同时，小蔡找到了经理，经理走到客人跟前，客人便很随和地跟经理聊天，说像我这样经常在外面出差的人其实是很辛苦的，人到中年，肠胃也不好，还有脂肪肝，想吃什么都不敢吃了。听客人这么一说，经理马上推荐了有助消化的酸奶，告诉客人点心区有玉米、紫薯等，都是又健康又低脂的粗粮。吃水波蛋要放糖的话，桌上也有健怡糖。客人非常满意，表示晚上和客户的用餐确定选在该餐厅。

## 项目小结

平衡膳食,又称合理膳食或健康膳食,是指能够提供适宜的人体热能和各种营养素的膳食。平衡膳食要保证人体能量平衡,供给种类全面的各种营养素,并满足营养素数量、比例的平衡,所以食物组成要全面,重视食物的合理搭配,并重视合理烹调,减少营养素损失。为更好地指导我国居民合理选择与搭配食物,我国结合国情制定了《中国居民膳食指南》。如果人体的营养生理需求与膳食之间的平衡关系出现失调,即膳食不适应人体的营养和卫生要求,就会对人体健康产生各种不利的影响。

## 课后练习

### 一、填空题

1. 平衡膳食,又称合理膳食或健康膳食,是指能够提供适宜的____和各种____的膳食。

2. 一般地说,我国传统膳食以____食物为主,____食物为辅,荤素结合,各种营养素的比例对成年人较为恰当。

3. 根据科学实验,了解到人体维持生理需要的营养素的摄取量,我国制定了一个推荐居民每天应该摄入的营养素供给标准,即____。

4. 三餐分配要合理,一般早、中、晚餐的能量分别占人体所需能量的____%、____%、____%为宜。

5. ____是指具有特定保健功能的食品,即适于特定人群食用,具有调节机体功能,不以治疗疾病为目的的食品。

### 二、选择题

1. 以下国家的居民膳食模式中,属于平衡膳食模式的是(    )。

A. 美国　　　　　　B. 日本　　　　　　C. 中国　　　　　　D. 埃塞俄比亚

2. 平衡膳食宝塔共分五层,包含我们每天应吃的主要食物种类。宝塔底层代表的食物种类是(    )。

A. 谷类　　　　　　　　　　　　B. 蔬菜和水果

C. 鱼、禽、肉、蛋　　　　　　　　D. 奶类和豆类食物

3. 大多数国家的膳食指南是对健康成人和(    )岁以上儿童适用的,在我国也是如此。

A. 3　　　　　　　　B. 2　　　　　　　　C. 5　　　　　　　　D. 12

4. 世界卫生组织建议每人每日食盐用量不超过(    )g为宜。

A. 6 　　　　　　　　B. 8 　　　　　　　C. 10 　　　　　　　D. 15

5. 烹调青菜时,以下烹调方式对维生素 C 的损失最少的是(　　　)

A. 蒸 　　　　　　　　　　　　　B. 煮菜

C. 开水中焯后再炒 　　　　　　　　D. 急火快炒

### 三、问答题

1. 煮法对食物中糖类及蛋白质的影响如何?

2. 为什么煲汤时间不可过长?

# 项目五　食品污染及其预防

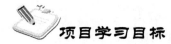 **项目学习目标**

◇ 掌握食物污染的原因和对人体的危害

◇ 掌握食品污染的预防措施

◇ 了解肠道传染病的原因和预防措施

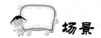 **场景**

2001年11月6日，广东省河源市肉联厂从不法商贩那里购得28头由添加了"F89"、俗称"瘦肉精"猪饲料喂养的生猪。次日，肉联厂对这批生猪进行了宰杀，并于同日在广东省河源市的部分市场上销售，结果猪肉卖出后不久，就陆续发生了人食用后不同程度的不适，并最终引发了有近500人为此而中毒住院的特大"瘦肉精"中毒事件。

"瘦肉精"是什么？它对人体到底有什么危害？

请认真学习本项目，找到答案。

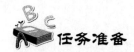 **任务准备**

食品污染是指食品被外来的、有害人体健康的物质所污染。按照污染物的性质，食品污染可分为生物性污染、化学性污染和物理性污染三类。

生物性污染包括微生物污染、寄生虫污染、昆虫污染和生物战剂污染。其中以微生物污染范围最广、危害也最大，微生物主要有细菌与细菌毒素、真菌与真菌毒素。寄生虫和虫卵主要有囊虫、蛔虫、绦虫、中华支睾吸虫等。昆虫污染主要有甲虫类、螨类、谷蛾、蝇、蛆等造成的食物污染等。战时生物武器的使用可造成生物战剂对食品的污染。

化学性污染种类繁多,来源复杂,主要是食品受到各种有害的无机化合物、有机化合物、人工合成物的污染。如农药使用不当残留于食物中造成食物污染;工业三废(废气、废水、废渣)不合理排放,致使汞、镉、砷、铬、酚等有害物质对食物的污染;食品容器包装材料质量低劣或使用不当,致使其中的有害金属或有害塑料单体等溶入食品中造成污染;滥用食品添加剂和化学战剂造成的污染等。

物理性污染主要来自于多种非化学性杂物造成的污染,主要为食品产、存、储、运等过程中的污染杂物和食品掺杂、掺假;放射性物质的开采、冶炼、生产以及在生活中的应用与排放造成的污染;核爆炸、核废物等造成的污染。

# 任务一　了解生物性污染及其预防

**问题一　细菌性污染与食品腐败变质是什么?**

一、常见细菌性污染的菌属及其危害

1. 致病菌

致病菌对食品的污染有两种情况,第一种是生前污染,如奶、肉在禽畜生前即潜存着致病菌。第二种是外界污染,这是致病菌来自外环境造成食品的污染,与畜体的生前感染无关。

2. 条件致病菌

这是指通常情况下不致病,但在一定的特殊条件下有致病能力的细菌。常见的条件致病菌有葡萄球菌、链球菌、变形杆菌、韦氏梭菌、蜡样芽胞杆菌等。此类细菌能在一定条件下引起食物中毒。

3. 非致病菌

非致病菌在自然界分布极为广泛,在土壤、水体、食物中更为多见。食物中的细菌绝大多数都是非致病菌,这些非致病菌中,有许多都与食品腐败变质有关。能引起食品腐败变质的细菌称为腐败菌,是非致病菌中最多的一类。

二、食品腐败变质

食品的腐败变质是指食品在一定环境因素影响下,由于微生物的作用而引起食品成分和感官性状发生改变,并失去食用价值的一种变化。

1. 食品腐败变质的原因

(1)食品本身的组成和性质。动植物食品本身含有各种酶类,在适宜温度下酶类活动增强,使食品发生各种改变。

(2)环境因素。这主要有气温、气湿、紫外线和氧等因素。环境温度不仅可以加速食品内的化学反应过程,而且有利于微生物的生长繁殖。水分含量高的食品易于腐败变质。紫外线和空气中的氧均有加速食品组成物质氧化分解作用。

(3)微生物的作用。在食品腐败变质中主要起作用的是微生物。其除一般食品细菌外还包括酵母与真菌,但在一般情况下细菌常比真菌和酵母占优势。微生物本身具有能分解食品中特定成分的酶,一种是细胞外酶,可将食物中的多糖、蛋白质水解为简单的物质;另一种是细胞内酶,能将已吸收到细胞内的简单物质进行分解,产生的代谢产物使食品具有不良的气味和味道。

2. 食品腐败变质的化学过程与鉴定指标

食品腐败变质实质上是食品中的营养成分的分解过程,其程度常因食品种类、微生物的种类和数量以及其他条件的影响而异。

(1)食品中蛋白质的分解。肉、鱼、禽、蛋和大豆制品等富含蛋白质的食品主要是以蛋白质分解为其腐败变质的特性。

(2)食品中脂肪的酸败。食用油脂与食品脂肪的酸败受脂肪酸饱和程度、紫外线、氧、水分、天然抗氧化物质以及食品中微生物的解脂酶等多种因素的影响。食品中的脂肪分解为甘油和脂肪酸,脂肪酸可进一步断链形成酮和酮酸,多不饱和脂肪酸可形成过氧化物,进一步分解为醛和酮酸,这些产物都有特殊的臭味。

(3)食品中碳水化合物的分解。含碳水化物较多的食品主要是粮食、蔬菜、水和糖类及其制品。这类食品在细菌、真菌和酵母所产生的相应酶作用下发酵或酵解,形成双糖、单糖、有机酸、醇、羧酸、醛、酮、二氧化碳和水。当食品发生以上变化时食品的酸度增加,并带有甜味、醇类气味等。

3. 食品腐败变质的卫生学意义

食品腐败变质时,首先是感官性状发生改变,如产生刺激气味、酸臭味、异常颜色以及组织溃烂等。其次是食品的成分分解,营养值严重降低,不仅蛋白质、脂肪、碳水化合物,而且维生素、无机盐等也有大量破坏和流失。最后,腐败变质的食品一般都有微生物的严重污染,因而增加了致病菌和产毒真菌存在的机会,极易造成食源性疾病和食物中毒。

4. 食品腐败变质的控制措施

(1)低温防腐。低温可以抑制微生物的繁殖,降低酶的活性和食品内化学反应的速度。低温防腐一般只能抑制微生物生长繁殖和酶的活动,使组织自溶和营养素的分解变慢,但并不能杀灭微生物,也不能将酶破坏,食品质量变化并未完全停止,因此食品的保藏时间应有一定的期限。

(2)高温灭菌防腐。食品经高温处理,可杀灭其中绝大部分微生物,并可破坏食品中的酶类,如结合密闭、真空、迅速冷却等处理,可有效地控制食品腐败变质,延长保存时间。高温灭菌防腐的方法主要有高温灭菌法和巴氏消毒法两类。高温灭菌法的目的在于杀灭微生物,如食品在 115℃ 左右的温度,大约 20 分钟,可杀灭其繁殖型和芽孢型细菌,同时可破坏酶类,获得接近无菌的食品,如罐头的高温灭菌常用温度为 100℃ ~120℃。巴氏消毒法是将食品在 60℃ ~65℃ 温度中加热 30 分钟,可杀灭一般致病性微生物,亦有采用 80℃ ~90℃ 温度加热 30 秒或 1 分钟的高温短时巴氏消毒法,以 130℃ ~135℃ 加热 3 ~4 秒的超高温瞬时灭菌法。巴氏消毒法多用于牛奶和酱油、果汁、啤酒及其他饮料,其优点是能最大限度地保持食品原有的性质。

(3)脱水与干燥防腐。将食品水分含量降至一定限度以下,微生物则不易生长繁殖,酶的活性也受抑制,从而可以防止食品腐败变质。这是一种保藏食品较常用的方法。

(4)提高渗透压防腐。常用的有盐腌法和糖渍法。盐腌法可提高渗透压,微生物处于高渗状态的介质中,可使菌体原生质脱水收缩并与细胞膜脱离而死亡。食盐浓度为 8% ~10% 时,可停止大部分微生物的繁殖,但不能杀灭微生物,杀灭微生物需要食盐的浓度达到 15% ~20%。糖渍法是利用高浓度(60% ~65%)糖液,作为高渗溶液来抑制微生物繁殖。不过此类食品还应在密封和防湿条件下保存,否则容易吸水,降低防腐作用。糖渍食品常见的有甜炼乳、果脯、蜜饯和果酱等。

(5)提高氢离子浓度防腐。大多数细菌一般不能在 pH4.5 以下正常发育,故可利用提高氢离子浓度的办法进行防腐。提高氢离子浓度的方法有醋渍法和醋发酵法等,多用于各种蔬菜和黄瓜。醋渍法是向食品内加入食醋,酸发酵法是利用乳酸菌和醋酸菌等发酵产酸来防止食品腐败。

(6)添加化学防腐剂。化学防腐剂属于食品添加剂,其作用是抑制或杀灭食品中引起腐败变质的微生物。由于化学防腐剂中某些成分对人体有害,因此我国防腐剂的使用,只限于我国规定允许使用的几种防腐剂。

(7)辐照保藏防腐。食品辐照保藏是 20 世纪 40 年代开始发展起来的一种新的保藏技术,辐射作用于食品,进行灭菌、杀虫、抑制发芽,从而达到食品保鲜并延长食品保存期限的目的。

三、细菌性污染预防要点

(1)加强防止食品污染的宣传教育,在食品生产、加工、贮存、销售过程以及餐用前的各个环节保持清洁卫生,防止细菌对食品的污染。

(2)合理贮藏食品,控制细菌生长繁殖。

(3)采用合理的烹调方法,彻底杀灭细菌。

(4)细菌学监测。常监测的指标有食品中菌落总数、大肠菌群数等、致病菌数等。

### 问题二 真菌与真菌毒素污染是什么？

**一、真菌、霉菌及霉菌毒素的特点及危害**

真菌在自然界分布很广，种类繁多。有些真菌对人类是有益的，如在发酵酿造工业和抗菌素医药制造等方面起着重要的作用。有些真菌污染食品后迅速繁殖，导致食品腐败变质，失去食用价值。有些真菌在一定条件下产生毒素，使人和畜中毒。真菌毒素与细菌毒素不同，它不是复杂的蛋白质分子，不会产生抗体。它的形成受菌粒、菌株、环境、气候、生态学等因素的影响。在0℃以下和30℃以上，多数真菌的产毒能力减弱或消失。因此，真菌毒素使人畜中毒，常有地区性和季节性的特点。

目前已知的真菌毒素大约有200种，一般按其产生毒素的主要真菌名称来命名，比较重要的有黄曲霉毒素、杂色曲霉毒素、镰刀菌毒素、展青霉素、黄绿青霉素以及黄变米毒素。其中黄曲霉毒素尤为重要。

霉菌的营养来源主要是糖、少量的氮和无机盐，故其易在粮食、水果和各种食品上生长，引起食品的腐败变质，改变食品原有的色、香、味、形等感官性状，使食品降低甚至完全失去食用价值，造成巨大损失。

霉菌可产生毒素，引起人畜中毒，表现为急性中毒、慢性中毒、致癌、致畸形和致突变等症。在我国，赤霉病麦中毒，黄曲霉毒素对食品的污染在一些地区较严重，严重威胁着人们的健康。

**二、黄曲霉毒素**

1. 黄曲霉毒素的特点

黄曲霉毒素是一类化学结构类似的化合物，目前已分离鉴定出20多种。黄曲霉毒素耐热，100℃、20小时也不能将其全部破坏，在280℃时发生裂解。所以一般的烹调加热很难破坏黄曲霉毒素。但在碱性条件下黄曲霉毒素结构会被破坏而失去毒性。

黄曲霉是分布最广的霉菌之一，在自然界分布十分广泛，土壤、粮食、油料作物、种子中均可见到。受黄曲霉毒素污染较重的地区是长江流域以及长江以南的广大高温高湿地区，北方各省的污染较轻。污染的品种以花生、花生油、玉米最为严重，大米、小麦、面粉较轻。豆类一般很少受到污染。其他食品如白薯干、甜薯、胡桃、杏仁等也有报道曾受到污染。

2. 黄曲霉毒素对人体健康的危害

黄曲霉毒素是剧毒物质，其毒性是氰化钾的10倍，对鱼、鸡、鸭、牛、狗、猪及人均有强烈毒性，可引起急慢性中毒。黄曲霉毒素对人类还有较强的致癌性。

3. 预防措施

（1）防霉。真菌生长繁殖的条件，主要是有适宜的湿度、温度和氧气，尤以湿度最为重要。所以控制粮食中的水分是防霉的关键。在粮食收获后,必须迅速将水分含量降至安全水分以下。所谓安全水分,就是指粮食不易发霉的最高水分含量。不同的粮食颗粒的安全水分不同,如一般粮食颗粒含水分在13%以下,玉米在12.5%以下,花生在8%以下,真菌不易生长繁殖。粮食入仓之后,应注意通风,保持粮库内干燥。采用除氧、充氮的方法对防霉也有较好的效果。

(2)去毒。粮食污染黄曲霉毒素后,可采用下列方法去毒:

①挑出霉粒。此法对花生、玉米去毒效果较好。

②研磨加工。将发霉的大米加工成精米,可降低毒素含量。

③加水反复搓洗,或用高压锅煮。

④加碱破坏。此法适用于含黄曲霉毒素较高的植物油。

⑤吸附去毒。在含毒素的植物油中加入活性白陶土或活性炭等吸附剂,经搅拌、静置,毒素可被吸附而去除。

(3)经常性食品卫生监测。根据国家有关食品卫生要求和规定,加强食品卫生监测,限制各种食品中黄曲霉毒素含量,是控制黄曲霉毒素对人体危害的重要措施。

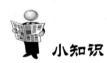 **小知识**

### 真菌毒素的危害

所谓真菌毒素,是霉菌产生的代谢产物,对人和家畜等的健康具有损害特性的有毒物质。真菌毒素引起的疾病称为霉菌中毒症或真菌中毒症。最早引起人类中毒的真菌毒素是田麦角菌产生的。1953年日本发生的黄变米事件也是由人发生真菌毒素中毒引起的。有关真菌毒素的问题世界各国都很重视,对黄曲霉毒素的研究尤其具有划时代的意义。

1960年英国发生了10万只火鸡的中毒事件。后来经研究确定是由黄曲霉毒素引起的,这种真菌毒素具有较强的毒性和致癌性。

黄曲霉毒素之所以引人注目的另外一个原因是,它是天然物中致癌性最强的毒素,也是世界各地的农产品及食品最易受其污染的一种真菌毒霉素。据称,每年大约有25%的农作物受到不同程度的真菌毒素污染,这已经对农作物、家禽甚至于国民经济产生深刻的影响。据保守估计,由于真菌毒素对饲料和家畜业的影响,仅在美国和加拿大,每年造成的损失就有50亿美元。在发展中国家,食物中的真菌毒素甚至影响地区人口数量,缩短人的平均寿命。

真菌毒素对人类有严重的伤害,表现在它能对人体产生长期的影响,尤其是会引起人体免疫机能的伤害和使人产生癌症。因为其对人体的危害并不像病毒和微生物污染那样明显,所以公众对真菌毒素的影响依旧不够重视。

### 问题三　其他生物性污染物的类型有哪些?

#### 一、病毒污染

存在于食品中的病毒称为食品病毒。人类的传染病中,约80%由病毒引起,相当部分是经过食物传播的。有研究表明,无论哪种食品上残存病毒,一旦遇到相应的寄生宿主,病毒到达寄主体内即可呈爆发性地繁殖,引发相应的病毒病。

#### 二、寄生虫污染

**1. 寄生虫概念**

一些低等生物长久或暂时地依附在另一种生物的体内或体表,取得营养,而且给被寄生的生物带来损害的生活方式,称为寄生生活。寄生于其他生物并给对方造成损害的低等生物称为寄生虫。被寄生虫寄生的生物称为宿主。

寄生虫在有性繁殖时期或成虫期所寄生的宿主称为终末宿主;寄生虫在无性繁殖期或幼虫期所寄生的宿主称为中间宿主。有的寄生虫在幼虫阶段需要两个以上的中间宿主,分别称为第一、第二中间宿主。寄生虫完成一代生长、发育和繁殖的全部过程为寄生虫的生活史;在生活史阶段中可感染人的特定阶段称为感染阶段。

**2. 人体寄生虫**

人体寄生虫主要有:

①蠕虫类,包括绦虫、线虫及吸虫类。

②原虫,如疟原虫、阿米巴原虫等。

③昆虫,主要包括可造成食物污染的媒介昆虫,如苍蝇、蟑螂等。

#### 三、鼠类及媒介昆虫

**1. 老鼠**

老鼠盗食、糟蹋粮食数量非常大,造成物品损坏,更主要的是许多疾病的传播媒介。老鼠身上带有细菌、寄生虫,蜱、螨、蚤等病原体及媒介昆虫,在四处活动中造成对食品的污染,并能传播很多种传染病。因此,消灭老鼠是餐饮业卫生管理中的一项常规性重要工作,可采用器械或药物灭鼠,同时要做好食品的保管工作。

**2. 媒介昆虫**

(1)苍蝇。苍蝇是日常生活中最常见、最主要的传播疾病的媒介昆虫,其带来的问题也是食品卫生管理中普遍存在的老问题。苍蝇可传播所有病原体如病毒、细菌、霉菌等。

(2)蟑螂。蟑螂又名蜚蠊,是广泛污染食品的害虫。蟑螂同时分泌一种臭味物质,体内常带有细菌、病毒、虫卵等40多种病原体,可污染食物及传播疾病。

# 任务二 了解食品的化学性污染及其预防

## 问题一 农药和兽药污染有哪些途径？其种类及危害和预防措施有哪些？

### 一、农药和兽药的概念

农药是指用于预防、消灭或者控制危害农业、林业的病、虫、草和其他有害生物，以及有目的地调节植物、昆虫生长的化学合成或者来源于生物、其他天然物质的一种物质或者几种物质的混合物及其制剂。兽药是指用于预防、治疗、诊断畜禽等动物疾病，有目的地调节其生理机能并规定了其作用、用途、用法、用量的物质（含饲料药物添加剂）。

### 二、农药和兽药污染食品和环境的途径

（1）农药直接污染食用作物，如对蔬菜直接喷洒农药。

（2）农药通过灌溉用水污染水源，造成对水产品如鱼、虾的污染。

（3）通过土壤中沉积的农药造成对食用作物的污染。

（4）超标使用农药，在植物中的残留农药可在畜禽类动物食品中残留。

### 三、食品的农药和兽药种类及危害

农药按其用途可分为杀虫剂、杀菌剂、除草剂、粮食防虫剂、植物生长调节剂、灭鼠药等；若按其化学组成则又可分为有机氯、有机磷、氨基甲酸酯、菊酯类等。兽药分为抗生素类、驱肠虫药类、生长促进剂类、抗原虫药类、灭锥虫药类、镇静剂类兽药和 $\beta$ - 肾上腺素能受体阻断剂。

有机氯类农药如滴滴涕（DDT）和六六六、有机磷农药、氨基甲酸酯类杀虫剂和有机汞类农药会使人体产生急、慢性中毒，导致人的中枢神经系统和肝脏受到损害。同时，它们还可能具有三致作用、神经毒性、生殖毒性。

大量长期使用抗生素、饲料添加剂等兽药，会使得动物体内（尤其是动物肠道内）的细菌产生耐药性。

多种农药和兽药之间的毒性可能产生联合协同作用，使得其毒性更大。另外，农药和兽药有二次中毒特性，它们的分解物、动物或人体内的代谢物也可能有毒性，甚至毒性更强。

### 四、农兽药污染的预防

预防农兽药污染的措施包括：

（1）发展高效、低毒、低残留农药。所谓高效就是用量少，杀虫效果好；而低毒是指对人畜牧的毒性低，不致癌、不致畸、不致产生特异病变。低残留是农药在施用后降解速度快，在食品中残留量少。

（2）合理使用农药。我国已颁布《农药安全使用标准》和《农药合理使用准则》，对主要作物和常用农药规定了最高用药量或最低稀释倍数，最高使用次数和安全间隔期（最后一次施药到收获时的天数）。

（3）加强对农药的生产经营和管理。许多国家都有严格的农药管理和登记制度。我国国务院 1997 年发布的《农药管理条例》中规定，由国务院农业行政主管部门负责全国的农药登记和农药监督管理工作。我国同时还规定了实行农药生产许可制度。未取得农药登记和农药生产许可证的农药不得生产、销售和使用。

（4）制定农产品和食品农兽药残留标准。

### 问题二　有毒金属污染有哪些来源？其毒性和预防措施有哪些？

有些金属，正常情况下人体只需极少的数量或者人体可以耐受极少的数量，剂量稍高，即可对人出现毒性作用，这些金属称为有毒金属或金属毒物。

从食品卫生学角度讲，汞、镉、铅、砷、铬对人体较为重要。

**一、食品中金属毒物的来源**

**1. 自然环境**

在一些特殊地区如海底、火山地区，一些高含量有毒元素及其化合物可使动植物和水体污染带毒。

**2. 食品生产加工过程**

在食品加工中使用的机械、管道、容器或加入的某些食品添加剂中存在的金属元素及其盐类，在一定条件下可污染食品。如酸性食品可从上釉的陶、瓷器中溶出铅和镉，从不锈钢器具中溶出铬，机械摩擦可使金属尘粒掺入面粉。

**3. 农用化学物质及工业"三废"的污染**

随着工农业生产的发展，有些农药中含有有毒金属，在一定条件下，可引起土壤的污染和在食用作物中残留。含有各种金属毒物的工业废气、废渣、废水不合理地排放，也可造成环境污染，并使这些金属毒物转入食品。

**二、食品中金属毒物的毒性**

金属毒物在体内不易分解，有的可在生物体内浓集，有的可以转化为毒性更大的化合物。

**1. 镉的毒性**

人大量食用被镉污染的食品，可引起急性胃肠炎。长期摄入含镉较高的食品，则可导致严重的全身性疼痛和骨质疏松的"骨痛病"，以及因缺铁、缺铜而出现贫血症。

### 2. 汞的毒性

人长期食用被汞污染的食品，可引起慢性汞中毒的一系列不可逆的神经系统中毒病变，还会产生畸形。例如，日本发生的"水俣病"就是主要由甲基汞引起。

### 3. 铅的毒性

人食入被铅化合物污染的食品，可引起神经系统、造血器官和肾脏等明显的变化，血铅高低与儿童智力呈反比关系，铅也有三致作用。

### 4. 砷的毒性

人食入被砷污染的食品，可导致皮肤癌、内脏癌、恶性增生和肢端坏死等，另外，砒霜即三氧化二砷还是一种急性剧毒物质。

### 三、有毒金属污染的预防措施

这些预防措施包括：

(1)消除污染源。有毒金属污染食品后，残留周期较长，不易去除。因此，消除污染源是降低有毒金属元素对食品污染的最主要措施。应重点做好工业三废的处理和严格控制三废的排放，加强卫生监督。禁用含砷、铅、汞的农药和不符合卫生标准的食品添加剂、容器包装材料、食品加工中使用的化学物质等。

(2)制定各类食品中有毒金属元素的最高允许限量标准，加强食品卫生质量检测和监督工作。

(3)严格管理有毒、有害金属及其化合物，防止误食、误用、投毒或人为污染食品。

**问题三　容器、工具和包装材料的污染有哪些途径？其种类及危害和预防措施有哪些？**

### 一、塑料和塑料添加剂

塑料的构成成分聚氯乙烯本身无毒，但氯乙烯单体和降解产物有一定毒性，且聚氯乙烯在高温和紫外线照射下发生降解，能引起肝血管肉瘤。脲醛和三聚氰胺甲醛塑料如果在制造过程中因反应不完全，常有大量游离甲醛存在，甲醛是一种细胞的原浆毒，动物经口摄入甲醛，肝脏可出现灶性肝细胞坏死和淋巴细胞浸润。

塑料的添加剂包括：

### 1. 稳定剂

大部分为金属盐类，如铅盐、钙盐、钡盐、锌盐、镉盐。其中铅盐、镉盐、钡盐毒性较强，因此应禁止用于食品容具以及自来水管道制作。

### 2. 增塑剂

常用的增塑剂有邻苯二甲酸酯类、磷酸酯类、脂肪族二元酸酯类、聚酯类、环氧化物等。其与食品接触时溶出、混入、毒性较低。

**3. 润滑剂**

润滑剂是避免塑料加工成型过程中与加工设备的金属表面相互黏着的化学物质，主要是一些高级脂肪酸、高级醇类或脂肪酸酯。

**4. 着色剂**

着色剂主要是加入的一些染料或颜料，使塑料外观鲜艳美丽。着色剂为含有钛、铬、镉等的有机化合物。

**5. 抗氧化剂和防紫外线剂**

抗氧化剂和防紫外线剂毒性较低，有的属于允许直接加入食品中的油脂抗氧化剂，如丁基羟基茴香醚（BHA）和二丁基羟基甲苯（BHT），毒性较低。

**6. 抗静电剂**

抗静电剂毒性的强弱，一般认为按下列顺序变化，即阳离子型 > 阴离子型 > 非离子型。一般认为非离子型酯类抗静电剂较为安全无毒。

各国都制定有塑料树脂、塑料餐具、容具和包装材料的食品卫生标准与检验方法。对于树脂颗粒或粉末，除规定的外观、色泽、清洁度、干燥失重、挥发物、水分、灰分等质量指标外，一般极少对其中重点单体和低分子杂质做出规定的限量，而主要以溶出试验的结果作为卫生质量指标。溶出试验是指利用、模仿饮食中的溶剂或溶液环境，对食用制品进行浸泡，以测定这些制品在溶剂中的稳定性和可溶成分的溶出量的试验方法。

**二、橡胶胶乳及其单体和橡胶添加剂**

橡胶分为天然橡胶、合成橡胶两大类，两者都是高分子化合物，用于制造如瓶盖、奶嘴、橡胶管道等。

**1. 天然橡胶**

天然橡胶是直链、长链无分支的高分子化合物，不被消化酶分解，也不被细菌、霉菌的酶所分解，所以，天然橡胶胶乳本身既不分解，也不被人体吸收，一般认为无毒。

**2. 合成橡胶**

根据单体不同，合成橡胶有很多种类，多以二烯结构的单体聚合而成，主要有：

（1）硅橡胶。硅橡胶是有机硅氧烷的聚合物，其生理学、药理学性质与硅油完全相同。目前为止，硅橡胶是可摄入体内的合成高分子材料中最理想的一种，但成本较高。

（2）丁橡胶。丁橡胶、丁二烯橡胶的单体异戊二烯、异丁二烯、丁二烯都具有麻醉作用。但尚未证明其是否有慢性毒性作用。

（3）苯乙烯丁二烯橡胶。苯乙烯丁二烯橡胶蒸汽有刺激性，但小剂量尚未发现有慢性毒性。

（4）丁腈橡胶。丁腈橡胶（丙烯腈丁二烯橡胶）耐油性强，但其单体丙烯腈毒性较强，并能引起溶血和致畸。

3. 橡胶添加剂

橡胶添加剂并非高分子化合物，有些并不结合到高分子结构中，而是混在成型品中，因此有必要规定配方中使用无毒添加剂。主要的橡胶添加剂有：

（1）硫化促进剂（促进剂）。如醛胺类、胍类、硫脲类、噻唑类、次磺酰胺类和秋兰姆类（高压锅橡胶垫圈）等。

（2）防老剂。其主要是酚类，但应限制游离酚的含量。

（3）填充剂。填充料最常用的是炭黑，有人证实炭黑的提取物有明显的致突变作用，因此在使用前，应用苯类溶剂将致癌物去除。

三、其他包装材料

1. 陶器、瓷器

陶器、瓷器表面涂覆的陶釉或瓷釉称为釉药，其主要成分是各种金属盐类，如铅盐、镉盐，同食品长期接触容易溶入食品，特别是易溶于酸性食品如醋、果汁、酒等中，使食用者中毒。

2. 包装纸的卫生问题

平常生活中，我们注意不要使用以荧光增白剂处理过的包装纸，并要防止再生纸对食品的细菌污染和回收废品纸张中有毒化学物质残留对食品造成的污染。此外，浸蜡包装纸中所用石蜡必须纯净无毒，所含多环芳烃化合物不能过高。

为减少食品中的色素使用量，提倡用彩色包装纸包装无色素食品。使用彩色包装纸应控制油墨中所用的染料，最好使用对人体无害的染料。

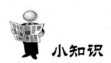 **小知识**

### 仿瓷餐具危害知多少

仿瓷餐具，也叫密胺餐具，是一种在餐馆、家庭中广泛使用的新型餐具。最近，北京、河北两地在对仿瓷餐具的检测中发现部分企业的产品存在甲醛超标等质量问题。深入调查发现，一些企业不用国家标准要求使用的密胺树脂，竟然采用国家禁用的尿素甲醛树脂生产仿瓷餐具。

2009年3月，具有国家级检测资质的北京市理化分析测试中心对北京市场上销售的15个品牌的仿瓷餐具进行了检测，结果显示，4个品牌的产品不合格。在2009年2月，河北省质监局也抽查了全国20家企业生产的仿瓷餐具，其中，17家企业的产品质量达不到国家标准,合格率连两成都不到。北京市理化分析测试中心测试部副部长告诉记者,不合格的项目主要有甲醛和高锰酸钾含量超标,甲醛被列为致癌物质,它在餐具里的存在直接对人体有害。

据了解,国家标准允许使用的密胺树脂,一公斤要卖到14块钱,而属于禁用原料的尿素甲醛树脂,一公斤只需六七块钱,用不同原料生产的餐具自然价格相差悬殊。在广州沙溪国际酒店用品城,业内专家发现很大一部分批发商都在销售用尿素甲醛树脂生产的仿瓷餐具。

仿瓷餐具由于轻便、不易碎,孩子们用得尤其多。专家告诉我们,尿素甲醛树脂超过80摄氏度,就可能分解出甲醛,而甲醛是一种公认的致癌物质,遇水溶解后毒性更大。因此用尿素甲醛树脂生产的仿瓷餐具,对消费者特别是孩子的健康存在巨大安全隐患。从记者在生产和流通环节的调查采访来看,用尿素甲醛树脂违规生产仿瓷餐具几乎是业内公开的秘密,这种仿瓷餐具在市场上占的比例可谓触目惊心。这不禁让我们想起了三鹿奶粉事件。相信每个人都不愿意看到在仿瓷餐具行业也发生类似的事件。食品安全大于天,各地政府和有关部门尽早采取切实有力的行动,标本兼治,让消费者用上放心的仿瓷餐具。

### 问题四　化学致癌物的污染有哪些途径？其种类及危害和预防措施有哪些？

目前化合物中,具有强致癌的化合物主要是黄曲霉毒素、N-亚硝基化合物、多环芳烃苯并(a)芘、杂环胺、二噁英等,其中黄曲霉毒素前面已作介绍。

一、N-亚硝基化合物

1. 特点与危害

N-亚硝基化合物是有机化合物,可分为亚硝胺与亚硝酰胺两类,对动物有强的致癌作用,如可诱发胃癌、肝癌、鼻咽癌、食道癌、膀胱癌等。同时,N-亚硝基化合物也有致畸形和致突变作用。

2. 食品中亚硝胺的来源

食品中天然存在的亚硝胺含量甚微,一般在 $10\mu g/kg$ 以下,但其前身亚硝酸盐、硝酸盐和仲胺等则广泛存在自然界,在适宜的条件下,可形成亚硝胺或亚硝酰胺。例如,我国河南林县土壤、水中硝酸盐、亚硝酸盐过高,是食管癌高发区。施用硝酸盐化肥可使蔬菜中含有较多的硝酸盐,蔬菜腌渍时,因时间、盐分不够,蔬菜容易腐败变质,腐败菌可将硝酸盐还原为亚硝酸盐,导致亚硝酸盐含量增高。食物在烹调、烟熏、制罐过程中可使仲胺含量增高,食物霉变后,仲胺含量可增高数十倍至百倍;肉、鱼类食品加工时,常用硝酸盐做防腐剂、发色剂,食品中的硝酸盐在细菌硝基还原酶的作用下,可形成亚硝酸盐。仲胺与亚硝酸盐在一定条件下,可在体内或体外合成亚硝胺。

有些加工食品,如熏鱼、腌肉、酱油、酸渍菜、腌菜、发酵食品、啤酒以及油煎咸肉均含有一定量的 N - 亚硝基化合物。

3. 预防要点

(1)制定食品中硝酸盐、亚硝酸盐使用量及残留量标准。我国规定在肉类罐头及肉类制品中硝酸盐最大使用量为每千克食物 0.5g,亚硝酸盐每千克食物 0.15g,残留量以亚硝酸钠计,肉类罐头为每千克食物不得超过 0.05g,肉制品每千克不得超过 0.03g。

(2)防止微生物污染及食物霉变。做好食品保藏,防止蔬菜、鱼肉腐败变质产生亚硝酸盐及仲胺。这对降低食物中亚硝基化合物的含量极为重要。

二、多环芳烃苯并(a)芘

1. 特点与危害

多环芳烃类化合物目前已发现 200 多种,其中多数具有致癌性。如苯并(a)芘 [Benzo(a) Pyrene,简称 B(a) P]是一种主要的食品污染物。

2. 食品中 B(a)P 污染来源

(1)食品在加工过程中污染。

食品在烟熏、烧烤、烤焦过程中与燃料燃烧产生的多环芳烃直接接触而受到污染。

(2)食品成分在加热时衍生。

烘烤中,温度过高,食品中脂类、胆固醇、蛋白质发生热解,经过环化和聚合形成大量的多环芳烃,其中以苯并(a)芘为最多。

(3)生物合成 B(a) P。

很多细菌、藻类以及高等植物体内都能合成 B(a) P。

3. 食品中 B(a)P 的允许含量

人体每日进食 B(a)P 的量不能超过 $10\mu g$。有关食品中 $B(\alpha)P$ 的允许量,我国已制定的标准为:熏制动物食品苯并(a)芘 $\leqslant 5\mu g/kg$,食用植物油中苯并(a)芘 $\leqslant 10\mu g/kg$。

4. B(a)P 污染的预防

(1)改进烟熏食品的熏制技术。

①传统的焖烧烟熏法不可避免地使熏烟中含有 B(a)P,若改为由外室生烟,在烟雾被引入烟熏室之前,用粗棉花或刚毛加以过滤,或以冷水淋洗,就可将 B(a)P 随同烟尘除去。

②控制生烟温度亦为有效措施。生烟温度在 400℃ 以下时仅生成微量 B(a)P,但熏烟的有效成分如酚类、羰基化合物和有机酸等生成量亦较少;而在 600℃ 时,各种有用成分含量最高,超过 600℃ 又逐渐减少。为了使熏烟中的有用成分尽可能多和相对减少 B(a)P,一般使用 400℃ ~600℃ 的生烟温度较为合理。此外,不使食品与火焰直

接接触,不让油脂滴入炉内。

③工厂生产猪肉香肠、罐头时,把配好的原料、辅料等灌入塑料肠衣内成型,经热风干燥、烟熏、水煮等工序后剥去塑料肠衣,然后装罐,产品既可保持烟熏的特有风味和色泽,又可大大降低 B(a)P 的污染。

④国外使用较多的新型熏制方法是使用烟熏液,即利用木柴干馏时产生的木醋液,经过滤、蒸馏、中和等处理,或提取木烟的水溶液,使其通过纤维素浆过滤以除去 B(a)P 得到烟熏液,然后将食品先置于 2.5% 盐水中煮 15 分钟,沥干后淋拌上烟熏液,置煤气烤炉中烘烤 10~15 分钟即成。该法优点是熏制条件稳定,时间短,设备简单,可连续生产,产品不含 B(a)P,质量易于控制。

(2)烘烤糕点等应采用无烟焖炉、电炉或远红外线烤炉,不使糕点等直接接触炭火熏烟。

(3)加强三废管理。减少水源、大气和土壤的污染,消除烟尘,这是根本措施。

### 三、杂环胺

1. 特点及危害

杂环胺是食品中蛋白质、肽、氨基酸热分解时产生的一类具有致突变、致癌作用的芳香杂环化合物,属于氨基咪唑氮杂芳烃和氨基咔啉类化合物。其较强的致突变性和诱发动物多种组织肿瘤的作用,以及污染食品和对人类健康的危害已引起人们高度的重视。

2. 杂环胺的来源

(1)加热温度和时间是影响杂环胺形成的重要因素。食品在较高温度下的火烤、煎炸、烘焙等过程中所用温度高,产生杂环胺量多。

(2)食物与明火接触或与灼热的金属表面接触,都有助于杂环胺生成。杂环胺的合成与食物成分也有关,当食品水分减少时,由于表面受热温度迅速上升,可使杂环胺生成量明显增高。

(3)烹调后的鱼和肉类食品是膳食杂环胺的主要来源,尤其煎、炸、烤,这是我国常用的烹调鱼类和肉类的方法。许多流行病学研究发现,烹调食品与癌症危险性相关,因此防止杂环胺污染是烹饪中应该引起重视的一个重要卫生问题。

3. 预防措施

(1)改变不良烹调方式和饮食习惯。注意不要使烹调温度过高,不要烧焦食物,并避免过多食用烧、烤、煎、炸的食物。

(2)增加蔬菜水果的摄入量。膳食纤维有吸附杂环胺并降低其活性的作用,蔬菜水果中的某些成分有抑制杂环胺的致突变性和致癌性的作用。因此,增加蔬菜水果的摄入量对防止杂环胺的危害有积极作用。

(3)加强监测。建立和完善杂环胺的检测方法,加强食物中杂环胺含量监测,深入研究杂环胺的生成及其影响条件、体内代谢、毒性作用等,尽快制定食品中的允许限量标准。

四、二噁英及多氯芳香化合物

1. 特点及危害

二噁英主要是一些如杀虫剂、除草剂、木材防腐剂等人工含氯有机物的衍生物和一些人工废弃物的不完全燃烧分解物。

这类物质化学性质极为稳定,难被生物降解,破坏其结构需加热至 800℃ 以上,极难溶于水。已经证实其可在食物链中富积。

二噁英可以对人体产生的危害主要有以下几个方面:

(1)可引起软组织、结缔组织、肺、肝、胃发生癌变以及非何杰金氏淋巴瘤。

(2)对生殖系统产生不利影响。

(3)对后代产生不利影响。

(4)其他影响,如对中枢神经系统损害;使人产生甲状腺功能紊乱;对免疫系统造成损害,如增加感染性疾病和癌症的易感性。

二噁英是目前所知化合物中毒性最大,产生具有极强的致癌性、降低人体免疫能力和干扰内分泌功能等多种毒性作用的物质。国际癌症研究中心将其列为对人确定致癌物(Ⅰ类)。

2. 来源

膳食中的二噁英占人体接触二噁英类物质的 90%,其中动物性食品是最主要的来源。特别是环境污染严重地区的牛羊肉、禽肉、奶蛋制品和鱼,其二噁英含量足以使人每日摄入量超过世界卫生组织规定的标准。另外,油脂中高温烹调的食物,可能会产生二噁英类物质。

3. 预防措施

控制环境中二噁英的来源,是预防二噁英类化合物污染食品及对人体产生危害的根本措施,如减少含二噁英类化合物农药的使用,严格控制有关农药和工业化合物中杂质的含量,控制垃圾焚烧和汽车尾气对环境的污染等。

# 任务三　了解食品物理性污染及其预防

**问题一　食品的杂物污染有哪些途径？其种类和预防措施有哪些？**

根据污染物的性质将物理性污染分为两类,即食品的杂物污染和食品的放射性污染。

一、污染途径

食品的杂物污染途经如下：

1. 生产时的污染

如生产车间密闭不好而又处于锅炉房的附近，在大风天气时食品可能会受到灰尘和烟尘的污染；在粮食收割时常有不同种类和数量的草籽的混入造成污染；动物在宰杀时血污、毛发及粪便会对畜肉产生污染；加工过程中设备的陈旧或故障引起加工管道中金属颗粒或碎屑对食品产生污染。

2. 食品贮存过程中的污染

如苍蝇、昆虫的尸体和鼠、雀的毛发、粪便等对食品污染，还有食品包装容器和材料产生的污染，如大型酒池、水池、油池和回收饮料瓶中昆虫、动物尸体及脱落物品、承装物品等杂物的污染。

3. 食品运输过程的污染

如运输车辆、装运工具、不清洁铺垫物和遮盖物对食品的污染。

4. 意外污染

如戒指、头上饰物、头发、指甲、烟头、废纸、杂物的污染及抹布、拖把头、线头等清洁卫生用品的污染。

5. 掺杂掺假

食品的掺杂掺假，是一种人为故意向食品中加入杂物的过程，其主要目的是非法获得更大利润。掺杂掺假所涉及的食品种类繁杂，掺杂污染物众多，如粮食中掺入的沙石，肉中注入的水，奶粉中掺入大量的糖，牛奶中加入的米汤、牛屎、糖、盐等。掺杂掺假行为严重破坏了市场的秩序，危害人群健康，有的甚至造成人中毒和死亡，必须加强管理，严厉打击。

二、预防措施

预防的措施包括：

（1）加强食品生产、贮存、运输、销售过程的监督管理，执行良好生产规范。

（2）通过采用先进的加工工艺设备和检验设备，如筛选、磁选和风选去石，清除有毒的杂草籽及泥沙石灰等异物，定期清洗专用池、槽，防尘、防蝇、防鼠、防虫，尽量采用食品小包装。

（3）制定食品卫生标准，如 GB1355 - 1986 小麦粉中规定了磁性金属物的限量。

**问题二　食品的放射性污染有哪些途径？其种类及危害和预防措施有哪些？**

食品放射性污染是指食品吸附或吸收了外来的（人为的）放射性核素，使其放射性高于自然放射性本底（天然放射性本底），称为食品的放射性污染。

一、食品天然放射性核素

食品中天然放射性核素是指食品中含有的、自然界本来就存在的放射性核素本底。由于自然界的外环境与生物进行着物质的自然交换，因此地球上的所有生物，包括食物在都存在着天然放射性核素。天然放射性核素有两个来源，一是来自宇宙射线，它作用于大气层中稳定性元素的原子核而产生放射性核素；另一方来自地球的辐射，这部分核素有铀系、钍系及锕系等。

二、食品放射性污染的来源

1. 核爆炸试验

一次空中的核爆炸可产生数百种放射性物质，包括核爆炸时的核变产物、未起反应的核原料以及弹体材料和环境元素受中子流的作用形成的感生放射性核素等，统称为放射性尘埃。其中颗粒较大的可在短期内沉降于爆炸区附近地面，形成局部放射性污染；而颗粒较小者可进入地球大气层的对流层和平流层大范围扩散，数月或数年内逐渐地沉降于地面，产生全球性污染。含大量放射性核素的尘埃可以污染空气、土壤，土壤污染放射性核素后，可进入植物使食品遭受污染。

2. 核废物排放不当

核废物一般来自核工业中的原子反应堆、原子能工厂、核动力船以及使用人工放射性核素的实验室等排放的三废。对核废物的处理，有陆地埋藏（陆埋）和深海投放两种方式。陆埋或向深海投弃固体性废物时，如包装处理不当或者贮藏废物的钢筋混凝土箱出现破裂时，都可以造成对环境乃至对食品的污染。

3. 意外事故核泄漏

1957 年英国温次盖尔原子反应堆发生事故，使大量放射性核素污染环境，影响到食用作物及牛奶。1988 年前苏联地区切尔诺贝利核电站发生重大事故，大量的放射性沉降灰飘落到东欧和北欧一些国家，污染了土壤、水源、植物和农作物。事后，瑞典国家食品管理局和其他的官方机构分析了瑞典全部食品，发现食物中铯活性与当地放射性沉降的剂量呈密切的正相关。吃了受放射性沉降灰污染的草的羊，以及生长在该灰污染水域中的鱼，其肉体中铯的活性均较高。

三、食品放射性污染对人体的危害

食品放射性污染对人体的危害在于长时期体内小剂量的内照射作用。对人体健康危害较大的放射性核素有锶、铯等。

锶是一种裂变元素，核爆炸时大量产生，广泛存在于环境中，经食物链进入人体，半衰期为 28 年。锶可经肠道吸收，吸收率为 20% ~40%。进入人体内后主要蓄积在骨骼中，形成内照射，损害骨骼和造血器官。动物实验证明，放射性核素锶可诱发恶性肿瘤,并能引起生殖功能下降。

铯也是一种裂变元素,核爆炸时大量产生,其半衰期为 30 年。铯与钾的化学性质相似,对肌肉有亲和力,在体内参与钾的代谢。铯进入人体后主要分布于肌肉和组织中,形成内照射,可引起动物遗传过程障碍和生殖功能下降。

四、预防要点

1. 加强卫生防护和食品卫生监督

食品加工厂和食品仓库应建立在从事放射性工作单位的防护监测区以外的地方,对产生放射性废物和废水的单位应加强监督,对单位周围的农、牧、水产品等应定期进行放射性物质的监测。

2. 严格执行国家卫生标准

我国 1994 年颁布的《食品中放射性物质限制浓度标准》(GB14882 - 1994)中规定了粮食、薯类、蔬菜水果、肉鱼虾类和鲜奶等食品中人工放射性核素的限制浓度,应严格执行。

3. 妥善保管食品

如战时,应充分利用地形或构筑食品掩蔽工事贮存食品;选择坚固、不易燃烧、表面光滑和防护性能好的包装材料包装食品;在没有掩蔽条件下,堆放的食品应严密覆盖;受放射性污染的食品必须消除污染后方可食用。


# 任务四　了解食品添加剂及其管理

随着食品科学与食品加工业的日益发展,食品添加剂在食品的加工中使用得越来越广泛。毫无疑问,科学合理地使用添加剂,对于改善食品的色、香、味等感官性状,甚至提高食品的营养价值有着重要的意义和作用。但是,目前所使用的大多数食品添加剂是人工合成的化学物质,使用过量,甚至滥用,这样不仅破坏了食品的营养成分,更严重的后果是导致餐饮消费者的食物中毒,造成对人身健康的危害。

**问题一　食品添加剂的含义及分类有哪些?**

一、食品添加剂的概念

食品添加剂是指其本身通常不作为食品消费,不是食品的典型成分,而是在食品的制造加工、调制、处理、装填、包装、运输或保藏的过程中,由于技术(包括感官)的目的而有意加入食品中的物质,但不包括污染物,又或者为提高食品的营养价值而加入食品中的一类物质。

我国《中华人民共和国食品安全法》中规定：所谓食品添加剂是指为改善食品品质和色、香、味以及为防腐和加工工艺的需要加入食品中的化学合成物质或者天然物质。

### 二、食品添加剂的分类

食品添加剂按其来源可分为天然与人工合成两类，即天然食品添加剂与人工合成食品添加剂。天然食品添加剂主要来自动物、植物组织或微生物的代谢产物，人工合成添加剂是通过化学手段使元素和化合物产生一系列化学反应而制成的。

目前天然食品添加剂的品种较少，价格较高，而人工合成食品添加剂的品种比较齐全，价格较低，使用量较小，但其毒性大于天然食品添加剂。

人工合成食品添加剂较之天然食品添加剂有一定的毒副作用，特别是合成食品添加剂质量不纯、混有有害杂质时，或用量过大时易造成对机体的危害。所以目前食品添加剂偏重于向天然食品添加剂发展。

### 问题二　食品添加剂的作用有哪些？

随着人们生活水平的提高，消费者对餐饮业、食品加工业生产提供风味独特与多样化的食品的要求越来越高，而食品添加正可以在这方面发挥优势作用。目前，在食品中所加入的食品添加剂主要发挥如下的作用：

#### 一、改善食品的感官性状，使加工后的食品色、香、味及外观更加良好

食品的感官性状包括色、香、味、形等在内的各项指标，餐饮业与食品加工业在食品加工时，为了改善或提高食品的感官性状，如使菜肴、面点的色泽更加艳丽美观，或使食品具有某种诱人的香气等，就在食品中加入一定量的食品添加剂，使其达到理想的效果。如适当使用色素、香料、甜味剂、酸味剂，以及乳化剂、增稠剂等都可以提高食品的感官质量。

#### 二、增强食品的耐储藏性，防止食品的腐败变质

防止食品的腐败变质，以增加食品的耐储藏性，是许多食品生产中的生产标准之一。由于有些食品在生产、运输、销售过程中都需要一定的时间或周期，为了在较长的周期中保持食品的新鲜，就必须想方设法延长食品的储藏时间，目前唯一有效的方法就是使用防腐、保鲜类食品添加剂。如有些食品中加入防腐剂，可以控制或抑制食品中有害微生物的繁殖；含脂肪量较大的食品中加入一定量的抗氧化剂，就可以防止食品在短期内氧化变质等。

#### 三、有利于食品的加工操作

有些食品在加工过程中会产生大量的泡沫、气体，或者液体混浊等现象，而传统的

食品加工中,为了保证食品的出品质量,就不得不等其自然沉淀、消泡,使食品的生产时间加长,影响生产的正常进行。当温度不适宜的时候,过长的食品加工时间会影响到食品的质量。但如果在这类食品的生产过程中适当加入具有某种专门的食品添加剂,就可以使其在短时间内达到符合要求的效果。如在食品中使用的澄清剂、助滤剂和消泡剂等,都可以起到这样的效果,大大提高了食品质量,缩短了生产周期。

### 四、提高食品的营养价值或满足其他特殊需要

在食品加工过程中,向食品中加入适当与适量的,而且又是属于天然营养素范围的食品强化剂,可以大大提高食品的营养价值,同时也大大提高了食品的利用率。另外,有时候为了满足某种特殊的食品需要,在食品中加入某些具有特别功能的食品添加剂,使其更适合于某些特殊人群的食用。如在食品中加入无营养的甜味剂,制成不含糖却又有甜味的食品,可以满足糖尿病患者对甜味食品的需求等。

### 问题三  食品添加剂有哪些毒性?

随着近年来科学技术的进步,食品毒理学的发展也出现了新趋向,一些新的、先进的毒理学测验方法,特别是食品毒理学的评价手段更趋于完善,使得以前被认为无害的食品添加剂得到重新的认识。新的测验方法发现一些食品添加剂的毒性对人体存在着一定的潜在的危害性。

食品添加剂的有毒性是指食品添加剂中所存在的、能够对人体造成一定的潜在危害的可能性。食品添加剂的有毒性主要表现在以下几个方面:

### 一、无作用量的内毒性

添加剂内毒性是指从表面上看暂时不表现为有毒性,但实际上有内毒性,这种内毒性包括致癌性、遗传性和催畸形毒性。例如在以前各国曾作为肉、人造奶油等防腐剂的硼砂或硼酸,该物质长期摄入到人体内,具有蓄积而排出很慢的特点,这样一来就会影响人体消化酶的作用,妨碍营养物质的吸收,长期食用可引起某种程度的食物中毒。其他的如防腐剂——奈酚、香料黄樟素已被证实具有致癌作用,所以早已被我国禁止使用。

食品添加剂的有毒性没有作用量,也没有允许使用量,如果我们连续地、微量地摄入这些具有毒性的食品添加剂,最终就有中毒的可能。也就是说,具有毒性的食品添加剂,在摄取过程中是以蓄积的形式积累在体内的,当蓄积量达到一定的程度时,就会发生毒害作用。

### 二、致癌性

现在使用的食品添加剂中,用短期试验的方法判断为变异原性的有山梨酸钾、过氧化氢、甘草酸三钠等20多种,被怀疑为致癌阳性,有些正在通过动物试验来进一步

验证它们的致癌性。

### 三、遗传毒性

现已查明的食品添加剂中的硝基呋哺系列物质,多用于制作鱼肉类、火腿、香肠等食品的保鲜剂,具有致癌性与致畸性,世界大多数国家已禁止使用。为了防止遗传毒性,为了人类子孙后代的安全,凡是经过第一次、第二次筛选,怀疑有遗传毒性的物质,最好不要使用。

### 四、叠加毒性

单独一种食品添加剂是安全的,当几种食品添加剂同时使用时情况就不一样了。一般情况下,两种以上的化学物质组合之后会有新的毒性,这种毒性就叫做叠加毒性。食品添加剂出现的叠加毒性比我们想象的要多得多,也严重得多,这是近几年来科学研究成果得出的科学结论。

食品添加剂一般毒性有叠加的问题,特殊毒性也有叠加的问题。有的两种以上的化学物质放在一起,产生具有强变异性的新物质,有些本来不是致癌的化学物质,如果同时与其他的化学物质相混合被摄入,也有可能在体内产生致癌的新物质。

## 问题四 常见的食品添加剂有哪些?

### 一、防腐剂

我国允许使用的品种有苯甲酸(及其钠盐)、山梨酸(及其钾盐)、对烃基苯甲酸乙脂、对羟基苯甲酸丙基、二氧化硫、焦亚硫酸钠(或其钾盐)、丙酸钙(或其钠盐)、脱氢醋酸、双乙酸钠等。这些防腐剂的毒性都很低。防腐剂的作用主要是抑菌,我国允许使用的防腐剂适用范围一般只限于蛋白质含量较低的食品。允许使用的防腐剂中的两种钠盐和钾盐,其允许的主要原因,是为了提高溶解度,而目前国外使用山梨酸、山梨酸钾代替发色剂亚硝酸盐,既防止肉毒梭菌芽孢的发育,也降低了亚硝胺的含量,属于开发山梨酸及其钾盐的其他用途研究领域。

防腐剂在餐饮业中主要是运用于干货原料的涨发、面包、蛋糕类食品的制作加工等。

### 二、抗氧化剂

我国允许使用的抗氧化剂品种有异山梨酸钠、维多酚等,主要用于防止油脂氧化。如大桶中的植物油,一旦加工成食品则其接触空气中氧的面积增加,如不加入适当的抗氧化剂,就会很容易酸败。抗氧化剂是油脂和脂肪含量高的食品中常使用的食品添加剂。

### 三、发色剂

发色剂也称护色剂,是在食品加工过程中加入的,能与食品中某些成分作用而呈现良好色泽的少量化学物质。发色剂通常用于肉类食品,有硝酸盐及亚硝酸盐两类。前者包括硝酸钠及硝酸钾,后者包括亚硝酸钠及硝酸钾,但以钠盐使用为主。硝酸钠在食品中经亚硝化菌的作用可还原成亚硝酸钠,亚硝酸钠与肌红蛋白可结合成亚硝基肌红蛋白,从而保持肉制品的红色。此外,发色剂还有一定的防腐作用,能抑制肉毒杆菌的生长。

目前,我国规定硝酸钠与亚硝酸钠的最大用量分别为 0.5g/kg 及 0.15g/kg,只能用于鱼类、罐头和肉类制品中。酒店中制作"肴肉"、腌肉等菜肴,往往使用少量的发色剂。

### 四、食用色素

食用色素也称着色剂,是用以使食品着色并改善食品色泽的食品添加剂。按来源可分为天然食用色素及人工合成食用色素两类。

**1. 天然食用色素**

天然食用色素主要来自动植物组织或微生物代谢产物。天然食用色素多数比较安全,有些还有一定的营养价值,但个别的也具有毒性,如藤黄有剧毒,不能用于食品中。我国常用的天然食用色素主要有红曲、叶绿素、糖色、姜黄素、胡萝卜素等。

(1)红曲。

红曲又名红曲米,是我国特有的天然色素。它是将一种霉菌接种在米上培养而成。红曲色素性质无毒,对蛋白质有很强的着色力,如红豆腐乳、卤肉、卤鸡等肉类食品常用之,红色鲜艳惹人喜爱。有些地方食品上还加西红柿酱,色更鲜艳、味更美。

(2)叶绿素。

叶绿素用做翡翠色菜肴,如彩色鱼丸等。菠菜或青菜叶汁水即含叶绿素,有时还在这绿色的汁中滴一点碱,以保持绿色的稳定性。

(3)糖色。

糖色又名酱色、焦色,常用于制酱、酱油、醋等的食品中。烹调中常用白糖炒成酱色做红烧菜的色素,这种方法生成的色素,对人体无害,可广泛使用。用工业生产法制成的糖色要慎用,因为含有危害人体健康的含氮杂环类化合物。

(4)姜黄素。

用生姜黄的茎姜黄经加工制成的色素称为姜黄素,它常用于配制酒桂圆等的着色。

(5)胡萝卜素。

胡萝卜素是从胡萝卜和它的植物叶中提炼出来的,常用于人造奶油或奶油着色,安全无害。它本身还是一种营养素。

**2. 人工合成食用色素**

人工合成食用色素的突出特点是着色力强,色泽鲜艳,成本较低。但人工合成食用色素是用煤焦油中分离出来的苯胺染料为原料制成的,故又称煤焦油色素或苯胺色素,如合成苋菜红、胭脂红及柠檬黄等。这些人工合成的色素因易诱发机体中毒、泻泄甚至癌症,对人体有害,故不能多用或尽量不用。人工合成食用色素一般用于各种饮料、配制酒、糖果、罐头等食品。

五、食用香料

食用香料是用于改善、增强食品芳香的食品添加剂,也是食品添加剂中最大的一类,其中品种有 1700 种以上,根据来源可分为天然香料与人工合成香料两类。

(1)天然香料。

天然香料一般成分复杂,非单一化合物,安全性较高,主要是植物香料,如八角、茴香、花椒、薄荷、桂皮、丁香等,在我国有着悠久的使用历史。但据研究某些香料也含有有毒物质,如桂皮、茴香含有黄樟素,可使动物致肝癌,使用时需注意。

(2)人工合成香料。

人工合成香料是纯粹用合成方法制得,而且通常以数种或数十种香料单体调和而成的。各种味道的香精在实际的使用量中极少,如汽水、棒冰中。

六、调味剂

调味剂是调节改善食品滋味的食品添加剂。食品的滋味多种多样,有酸、甜、苦、辣、咸、鲜、涩、凉等味。因此调味剂的品种也非常多,根据作用不同,一般可分为咸味剂、酸味剂、甜味剂、香料、辣味剂、鲜味剂、清凉剂等。在此介绍一下酸味剂及鲜味剂。

(1)酸味剂。

酸味剂的作用是赋予食品酸味,调节食品的 pH 值,有助于钙等矿物质的吸收,并有一定防腐作用,在食品工业中应用极为广泛。常用的酸味剂分为无机酸和有机酸,在同样的 pH 值下有机酸比无机酸的酸感强烈。

(2)鲜味剂。

鲜味剂是能改善食品鲜味,增强食品风味的一种食品添加剂,也可称为风味增强剂。如适量谷氨酸钠进入人体后可直接被吸收利用,增强大脑的机能,有利于解除大脑疲劳,故一般对身体是有益的。但国外实验发现,大量使用鲜味剂会引起脑、内分泌系统、内脏等的不良变化,所以使用也非多多益善,以尽量控制使用为宜。

**问题五　食品添加剂有哪些使用原则?**

由于食品添加剂毕竟不是食物的天然成分,因此即便是少量长期摄入也有可能对机体产生危害。随着食品毒理学的发展,原本认为无害的食品添加剂近年来发现可能存在慢性毒性和致畸、致突变、致癌性的作用。因此,各国对此应给予充分的重视。目前,国际、国内对待食品添加剂均持严格管理、加强评价和限制使用的态度。为确保食

品添加剂的食用安全,使用食品添加剂应该遵循以下原则:

(1)各种食品添加剂都必须经过一定的毒理学安全性评价。生产、经营和使用食品添加剂应符合卫生部颁发的《食品添加剂使用卫生标准》、《食品添加剂卫生管理办法》以及国家质量监督检验检疫总局颁发的食品添加剂质量规格标准。

(2)鉴于有些食品添加剂具有一定的毒性,应尽可能不用或少用,必须使用时,要严格控制其使用范围及使用量。

(3)有助于食品的生产、加工和贮存等过程;具有保持营养成分、防止腐败变质、改善感官性状和提高产品质量等作用。

(4)不得以隐盖食品腐败变质或伪造、掺假为目的而使用食品添加剂,不得销售和使用污染或变质的食品添加剂。

(5)供婴儿的主辅食品,除按规定可以加入食品营养强化剂外,不得加入人工甜味剂、色素、香精等不适宜的食品添加剂。

(6)复合食品添加剂中的各单项物质必须符合食品添加剂的有关规定。

(7)生产、使用新的食品添加剂,应事先提供卫生学评价资料和实际使用的依据,经逐级审批后报卫生部和国家标准局批准,按规定执行。

(8)进口食品添加剂必须符合我国规定的品种和质量标准,并按我国有关规定办理审批手续;出口食品添加剂可根据国外要求生产,但转内销时必须符合我国规定。

(9)应注意食品添加剂的使用方法,在加工过程中若使用不当,可能会产生一些不良的变化。

 **安全事故回放**

1998 年,某省会城市的食品质量监督检查部门和工商管理部门同时接到消费者的举报,举报本市××火锅店为了吸引更多的餐饮消费者到该火锅店就餐,让厨师秘密地在所调配的调味料中使用"大烟"壳(即"罂粟"壳)。"罂粟"是一种毒品,对人体具有一定的伤害作用,长期使用会出现中毒现象。据举报人说现在已有许多客人由于长期到该火锅店就餐,不知不觉地感染上了"吸毒"般的不良饮食习惯,举报人自己就是其中的一员。两部门接到举报后立即成立了联合调查组,对该火锅店的调味料进行了化学鉴定,鉴定结果表明举报人的举报属实,经营者确实在火锅调味料中加入了数量可观的"罂粟"壳粉料,对消费者的身体健康构成了严重的危害。

### "苏丹红"的危害

"苏丹红"并非食品添加剂,而是一种化学染色剂。它的化学成分中含有一种叫萘的化合物。该物质具有偶氮结构,这种化学结构的性质决定了它具有致癌性,对人体的肝肾器官具有明显的毒性作用。苏丹红属于化工染色剂，主要用于石油、机油和其他的一些工业溶剂中，目的是使其增色，也用于鞋、地板等的增光，又名"苏丹"。

"苏丹红一号"是一种红色的工业合成染色剂，一般用于溶解剂、机油、汽车蜡和鞋油等产品的染色。有关企业违规使用"苏丹红一号"，就是为了让产品增色，尤其是辣椒酱这类产品，如果时间长了很容易变色，影响外观，违规添加"苏丹红"之后食品可以长时间保持"青春"。

"苏丹红一号"含有"偶氮苯"，当"偶氮苯"被降解后，就会产生一种中等毒性的致癌物"苯胺"。过量的苯胺被摄入人体，可能会造成组织缺氧，呼吸不畅，引起中枢神经系统、心血管系统受损，甚至导致不孕症。动物实验研究表明，"苏丹红一号"可导致老鼠患某些癌症。苏丹红为亲脂性偶氮化合物，主要包括Ⅰ、Ⅱ、Ⅲ和Ⅳ四种类型。国际癌症研究机构将苏丹红Ⅰ、Ⅱ、Ⅲ和Ⅳ列为动物致癌物。

"苏丹红一号"是毒性较强的致癌物，自 1995 年以来，欧盟和其他一些区域已开始禁止在食品中添加"苏丹红一号"染色剂。1996 年，我国出台的《食品添加剂使用卫生标准》也规定，"苏丹红"绝对禁止用于食品生产。

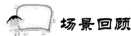 **场景回顾**

"瘦肉精"，其化学名称为"盐酸克仑特罗"，曾用于治疗支气管哮喘，对心脏的副作用大，故已弃用。它可明显增加瘦肉率，一些养猪户掺入饲料中使猪不长膘。"瘦肉精"是我国已经明令禁止使用的一种饲料添加剂。但许多商贩与养猪业户为了达到使猪增加精肉的目的，竟违背国家的有关规定，因此造成了中毒事件的发生。

人食用含有"瘦肉精"的猪肉会出现头晕、恶心、手脚颤抖、心跳，甚至心脏骤停致昏迷死亡。"瘦肉精"特别对心律失常、高血压、青光眼、糖尿病和甲状腺机能亢进等患者有极大危害，因此全球禁用做饲料添加剂。

 **项目小结**

食品是维护人体生命的物质基础，它提供人体所需的各种营养素，满足人体的能量需求，保障人体健康。但有些食品中含有或者被一些有毒有害因素污染，引起人体疾病，危害人体的健康与生命。随着社会进步和人民生活水平的提高，人们日益关注食品的安全和卫生问题。食品卫生与安全已成为主要的公共卫生问题。

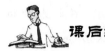**课后练习**

**一、填空题**

1. 各种污染物,按其性质可分为三大类,包括____、____和放射性污染物。

2. 微生物一般包括____、____、酵母菌、放线菌、病毒、支原体、螺旋体等。

3. 食品添加剂按其来源可分为天然与人工合成两类:即____与____。

4. 评价食品卫生质量的细菌学指标主要有两个:一是____;二是大肠菌群。

5. ____是调节改善食品滋味的食品添加剂。根据作用不同,一般可分为咸味剂、酸味剂、甜味剂、香料、辣味剂、鲜味剂、清凉剂等。

**二、选择题**

1. 霉菌发育和产毒条件有(    )。

A. 水分和湿度    B. 温度    C. 基质    D. 以上各项

2. 以下不属于天然食用色素的是(    )。

A. 红曲    B. 叶绿素    C. 柠檬黄    D. 糖色

3. 预防黄曲霉毒素对人体健康产生危害的方法有(    )

A. 防霉    B. 去毒    C. 限制毒素含量    D. 以上各项

4. 有些金属,正常情况下,人体只需极少的数量或者人体可以耐受极小的数量,剂量稍高,即可出现毒性作用,这些金属称为有毒金属或金属毒物。以下不属于金属毒物的是(    )

A. 汞    B. 铅    C. 钠    D. 砷

5. 食品冷冻是采用食品冻结后,在保持冻结状态的温度下贮藏的方法。常用温度为(    )

A. $-12℃ \sim -23℃$    B. $-4℃ \sim 0℃$    C. $4℃ \sim 10℃$    D. $20℃ \sim 25℃$

6. 陶器、瓷器表面涂覆的陶釉或瓷釉称为釉药,同以下(    )食品长期接触容易溶入食品中,使食用者中毒。

A. 醋    B. 果汁    C. 酒    D. 以上各项

**三、问答题**

1. 为保证食品安全,如何改进烟熏食品的熏制技术?

2. 二噁英类化合物对人体产生的危害有哪些?

3. 简述过多食用烧烤食品的危害。

# 项目六　食品的卫生及其管理

 **项目学习目标**

◇ 了解食品污染与腐败变质的原因
◇ 熟悉食品卫生的基本要求,食品污染及其对人体健康的影响
◇ 掌握各类食品的卫生检验标准和方法

 **场景**

2012年3月21日,浙江、安徽、上海、江苏、重庆、山东六省市公安机关在公安部现场统一指挥下集中对浙江金华特大新型地沟油专案实施收网行动。此次行动从上游收购加工到下游销售全环节,摧毁了特大新型跨省地沟油犯罪网络,捣毁炼制新型地沟油工厂、黑窝点13处,抓获犯罪嫌疑人100余人、现场查获新型地沟油成品、半成品及油渣3200余吨。

你吃过地沟油吗? 地沟油有什么危害吗? 专家告诉我们每年多达300万吨的地沟油流向国人餐桌……也就是说你吃10顿饭,可能有1顿碰上的就是地沟油。中国人一年吃掉300万吨地沟油,难怪日本人讽刺中国人"有和蟑螂一样的生存能力"。

请认真学习本项目,找到答案。

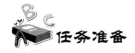 **任务准备**

国家为保障消费者健康,对各种食品均制定了单项卫生管理办法和卫生要求。从食品原料的进货到贮存,均要保质、保鲜、防污染、防腐败变质,尤其应该注意保质措施的落实;在加工制作过程中,每道工序、每个环节都应该加强检查,防止污染,严禁采用

有毒、有害、变质的原料加工制作食品,对此,旅游从业人员应了解或熟悉。

# 任务一　了解植物性食物的食品卫生与管理存在的问题及采取的有效措施

**问题一　粮豆类的卫生与管理存在哪些问题?应采取哪些有效措施?**

一、主要的卫生问题

1. 农药残留

粮豆中残留的农药,可来自防治病虫害和除草时直接施用的农药,以及通过水、空气、土壤等途径将环境中污染的农药残留物,它们被吸收到粮豆作物中。我国目前使用的农药80%~90%为有机磷农药,1993年我国曾报道某些谷类中残留的敌敌畏和甲胺磷分别占最大残留限量标准的7.87%和39.15%。

2. 真菌和真菌毒素污染

粮豆类在农田生长期、收获及贮藏过程中的各个环节均可受到真菌污染。当环境湿度较大、温度增高时,真菌易在粮豆中生长繁殖并使粮豆发生霉变,这不仅使粮豆的感官性状改变、降低和失去其营养价值,而且还可能产生相应的真菌毒素,对人体健康造成危害。常见污染粮豆的真菌有曲霉、青霉、毛霉、根霉和镰刀菌等。

3. 仓储害虫的污染

我国常见的仓储害虫有甲虫(大谷盗、米象、谷蠹和黑粉虫等)、螨虫(粉螨)及蛾类等50余种。当仓库温度在18℃~21℃、相对湿度在65%以上时,适于虫卵孵化及害虫繁殖;当仓库湿度在10℃以下时,害虫活动减少。仓储害虫在原粮、半成品粮豆上都能生长并使其降低或失去食用价值。

4. 自然陈化

粮豆类在贮存过程中,由于自身酶的作用,营养素发生分解,从而导致其风味和品质发生改变的现象,称为自然陈化。

5. 有毒植物种子的污染

毒麦、麦仙翁子、毛果洋茉莉子、槐子、蔓陀罗等植物种子在收割时容易混入粮食颗粒中。这些种子都含有有毒成分,误食后对机体产生一定的毒性作用。

6. 有毒有害物质的污染

有毒有害物质主要是指汞、镉、铅、铬、氰化物等,其污染原因主要是用未经处理或处理不彻底的工业废水和生活污水对农田、菜地灌溉所造成。一般情况下,污水中的有害有机成分经过生物、物理及化学方法处理后可减少甚至消除,但以金属毒物为主的无机有害成分或中间产物难以去除。

7. 无机夹杂物的污染

优质粮粒应颗粒完整,大小均匀,坚实丰满,表面光滑,具有各种粮粒固有的色泽和气味;无异味、无毒变、无虫蛀、无杂质;水分在 15% 以下,各项理化指标应符合国家卫生标准。

污染谷类的无机夹杂物主要包括泥土、砂石和金属等,分别来源于田间、晒场、农具及机械设备,这类污染物不仅影响感官性状,而且还损伤牙齿和胃肠道组织,造成一定损害。

8. 掺伪

粮食的掺伪有以下几种:

(1)为了掩盖霉变,在大米中掺入霉变米、陈米;将陈小米洗后染色冒充新小米。煮食这类粮食时有苦辣味或霉味。

(2)为了增白而掺入有毒物质,如在米粉和粉丝中加入有毒的荧光增白剂;在面粉中掺入滑石粉、太白粉、石膏,在面制品中掺入禁用的吊白块等。

(3)以次充好,如在粮食中掺入砂石;糯米中掺入大米,藕粉中掺入薯干淀粉等。还有的从面粉中抽出面筋后,其剩余部分冒充面粉或混入好面粉中出售。

(4)豆浆加水;豆腐制作时加米浆或纸浆;点制豆腐脑时加尿素;豆芽生长过程中使用尿素、硝酸盐等化肥,这些问题非常普遍,须引起注意。

二、粮豆类的卫生管理

1. 贮藏的卫生管理

粮豆类入库前做好质量检查;仓库应定期清扫,以保证清洁卫生;严格控制库内温度、湿度,按时翻仓、晾晒;定期监测粮豆类温度和水分含量的变化,加强粮豆类的质量检查,防止霉菌和昆虫的污染;粮豆类使用药剂熏蒸后,其残留量应符合国家卫生标准方可出库、加工和销售。

2. 加工的卫生管理

粮豆类在加工时应将有毒植物种子、无机夹杂物、霉变谷类去除;粮豆类的水分含量应控制在粮食为 12% ~ 14%、豆类为 10% ~ 13%;面粉加工时应控制增白剂的使用量,以免过量添加危害人体健康。优质面粉和米粉应呈粉末状,颜色均匀一致,无异味、无霉味,气味和滋味正常;以手握紧后放开不成团,不含杂质、无蛀虫和结块。

禁止使用尿素等化肥促进豆芽的生长。发酵性豆制品如腐乳、豆豉等加工过程中使用的菌种应定期鉴定,防止菌种变异和黄曲霉的污染。

3. 运输、销售的卫生管理

粮豆类运输应有专用车船,并定期清洗消毒,禁止用装过农药、毒品或有异味的车船装运谷类;使用符合卫生标准的专用粮豆类包装袋;粮豆类在销售过程中应防虫、防鼠和防潮,霉变和不符合卫生要求的谷类禁止加工销售。

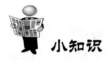 **小知识**

### 毒米知多少

近年来新闻媒体中频频曝光的"有毒大米"事件,是一些违法分子往陈旧大米内掺入白蜡油,进行抛光处理,使陈旧大米色泽明亮,以此来蒙骗消费者。

"有毒大米"的消息传出之后,人人谈"米"色变。2000 年 11 月 3 日,广州市白云区江高镇粮食批发市场购进掺有石蜡油的东北大米 55 吨。据查这批有毒大米来自于河南新乡市原阳大米市场。于是,有关执法人员赶赴新乡查堵。11 月 27 日,山东省济宁质量技术监督部门在济宁市鱼台县查获了一起在大米中掺入有毒工业基础油的恶性案件。在检查的 25 家大米加工户中,发现 14 家不法户将工业基础油喷洒到大米中。执法人员当场查封了 60 吨有毒大米。12 月 4 日,广东省江门市发生了一起食用大米中毒事件。一家五口吃饭以后,出现不同程度的腹泻、头晕等中毒症状。经卫生防疫部门检验,发现这家人食用了掺有危害人体健康的矿物油的大米。5 天后,佛山市又查获了 50 吨有毒大米。接着,南海、顺德、高明等地也发现了毒米。继广东之后,上海等地也发现了大量有毒大米。这些被曝光的毒米仅仅是"沧海一粟",已经流入千家万户的显然远远比被查获的多得多。

### 问题二  蔬菜水果的卫生存在哪些问题? 应采取哪些有效措施?

一、蔬菜水果的卫生问题

1. 腐败变质的污染

蔬菜水果在采收后,仍继续进行着呼吸作用,在有氧条件下,蔬菜水果中的糖类或其他有机物氧化分解,生成二氧化碳和水,并释放出大量的热;在无氧条件下,则生成酒精和二氧化碳,释放出少量的热。

因呼吸作用分解产生的代谢产物可导致蔬菜水果腐烂变质,尤其是无氧条件下呼吸作用产生的酒精在蔬菜水果组织内的不断堆积,还可加速蔬菜水果的腐烂变质。

2. 微生物和寄生虫卵污染

蔬菜在栽培中可因利用人畜的粪、尿作肥料,而被肠道致病菌和寄生虫卵所污染。国内外每年都有许多因人生吃蔬菜而引起肠道传染病和肠寄生虫病的报道。蔬菜水果在收获、运输和销售过程中若卫生管理不当,也可被肠道致病菌和寄生虫卵所污染,一般表皮破损严重的水果大肠菌检出率高。所以,水果与肠道传染病的传播也有密切关系。

### 3. 工业废水和生活污水污染

使用工业废水和生活污水灌溉菜田可增加肥源和水源,提高蔬菜产量;还可使污水在灌溉循环中得到净化,减少对大自然水体的污染。但用未经无害化处理的工业废水和生活污水灌溉,可使蔬菜受到其中有害物质的污染。工业废水中的某些有害物质还可影响蔬菜的生长。

### 4. 农药残留

使用过农药的蔬菜和水果在收获后,常会有一定量农药残留,如果残留量大则将对人体产生一定危害。对绿叶蔬菜尤其应该注意这个问题。我国常有生长期短的绿叶蔬菜在刚喷洒农药后就上市,结果造成多人农药中毒的报道。

### 5. 亚硝酸盐含量

肥料和土壤中的氨、氮,除大部分参与植物体内的蛋白质合成外,还有一小部分通过硝化及亚硝化作用形成硝酸盐及亚硝酸盐。正常生长情况下,蔬菜和水果中硝酸盐与亚硝酸盐的含量是很少的,但在生长时碰到干旱,收获后不恰当的环境存放或腌制方式等情况下,会使硝酸盐与亚硝酸盐的含量有所增加。过量的硝酸盐与亚硝酸盐含量,一方面会引起作物的凋谢枯萎,另一方面人畜食用后就会引起中毒。减少蔬菜和水果中硝酸盐与亚硝酸盐含量的办法,主要是合理的田间管理和低温储藏。

## 二、蔬菜水果的卫生管理

### 1. 贮藏的卫生管理

根据蔬菜水果的不同种类和特性选择适宜的贮藏条件。贮藏时应防止损伤,经常检查,及时剔除已腐败变质的蔬菜水果。如果冷藏,要注意选择最合适的冷藏温度,避免冻伤蔬菜水果组织。

### 2. 加工的卫生管理

蔬菜水果加工时应剔除腐败变质及不可食部分。洗涤时要求清洗干净,直接食用的蔬菜水果最好消毒。

## 三、蔬菜水果的卫生质量要求

### 1. 蔬菜的卫生质量要求

优质蔬菜鲜嫩,无黄叶,无伤痕,无病虫害,无烂斑。次质蔬菜梗硬,老叶多,枯黄,有少量病虫害、烂斑和空心,经挑选后可食用。变质蔬菜严重腐烂,呈腐臭气味,亚硝酸盐含量增多且有毒,或蔬菜严重虫蛀、空心,不可食用。

### 2. 水果的卫生质量要求

优质水果表皮色泽光亮,肉质鲜嫩、清脆,有固有的清香味。次质水果表皮较干,不够光泽丰满,肉质鲜嫩度差,清香味减退,略有小烂斑点,有少量虫伤,去除腐烂和虫伤部分后仍可食用。变质水果严重腐烂、虫蛀、变味,不可食用。

## 小知识

### 水果打蜡成"行规" 市民购买需谨慎

随着人们健康饮食观念的改变,水果的消费需求不断增长。但是,不断出现的水果问题也让人担心。如给水果打蜡已是普遍现象。打过蜡的水果卖相好,因此价格也高,同样的水果打过蜡后价格会翻番。打蜡水果可以比一般水果多存放一个多星期。

从路边小贩、水果批发市场到超市,我们都可以找到经过打蜡的水果。商家对水果打蜡早已习以为常,认为水果打蜡是一种"行规"。

给水果打蜡是国际上允许的保鲜方法,水果打蜡一般用食用蜡,合理的打蜡对人体健康不会有太大影响。但一些不法商贩经常使用工业蜡给水果打蜡,其中所含的汞、铅可能通过果皮渗透进果肉。食用打蜡水果的危害也不是一朝一夕就能体现出来的。频繁食用打蜡水果,对人的身体会带来危害。

专家们建议,市民在购买水果时不要只看果品的外表,要从气味、颜色两方面挑选。另外,反季节水果尽量少买,价格便宜的本地水果不会打蜡,可多选购本地一些外表"朴实"的水果。为了安全起见,市民在食用时最好削掉果皮。

# 任务二 了解动物性食物及其制品的卫生与管理存在的问题及采取的有效措施

**问题一 畜肉及其制品的卫生与管理存在哪些问题?应采取哪些有效措施?**

一、牲畜宰后的变化及其食品卫生学意义

牲畜宰后其肉品一般将发生四个阶段的变化,即僵直阶段、成熟阶段、自溶阶段和腐败阶段。前两个阶段的肉品称为新鲜肉。

1. 僵直阶段

刚宰杀后的牲畜,其肉品呈中性或弱碱性,即 pH7.0 ~ 7.4,随着肌肉中组织酶的作用和微生物酶的作用,肌肉组织中的糖原和含磷有机化合物被分解为乳酸、磷酸,使肉品的酸度增加,pH 值下降,当 pH 值下降至 5.4 时,由于达到了肌凝蛋白的等电点,这时肌凝蛋白凝固,使肌纤维出现变硬僵直现象。僵直现象一般在牲畜宰后,夏季1.5 小时,冬季 3~4 小时出现。

此时进入僵直阶段的肉品,其食品卫生学意义有以下几个方面:

(1)最适宜冷藏。

(2)肉品不适宜做烹饪原料。

2. 成熟阶段

僵直期肉品中的糖原仍然继续分解为乳酸,pH 值继续下降,肌肉中结缔组织因而逐渐软化,肉品也就变得柔软多汁,具有弹性,味美鲜香,这个过程为肉的后熟。此时的肉品就进入成熟阶段。在 4℃ 环境温度时,肉品经 1~3 天就可完成成熟过程。环境温度较高时可缩短成熟阶段。

成熟阶段的肉品,其食品卫生学意义表现在以下几个方面:

(1)最适合做烹饪原料。

(2)适宜冷藏。

(3)具有无害化作用。

3. 自溶阶段

成熟阶段的肉品在室温或较高温度下存放,肌肉中组织酶的活性增强,即使在无菌情况下,组织中营养组分继续分解,从而导致自溶现象的发生,此时肉品进入自溶阶段。由于内脏含组织酶比肌肉多,因此内脏自溶速度较肌肉快。

自溶阶段的肉品,其食品卫生学意义有以下几个方面:

(1)肉品品质下降。

(2)失去贮藏性。

4. 腐败阶段

自溶阶段的肉品,在大量微生物的作用下,营养成分分解并引起肉品恶臭、变绿、发黏的过程即为肉的腐败。此时的肉品进入腐败阶段。腐败肉含有蛋白质、脂肪被分解时产生的胺类、醛类、酮类、硫化氢及细菌毒素等腐败产物,禁止食用。

二、主要的卫生问题

1. 腐败变质

肉类在加工和保藏过程中,如果卫生管理不当,往往会发生腐败变质。健康的畜肉的 pH 值较低(pH5.6~6.2),具有一定的抑菌能力;而病畜肉 pH 值较高(pH6.8~7.0),且在宰杀前即有细菌侵入机体,由于细菌的生长繁殖,可使宰杀后的病畜肉迅速分解,引起腐败变质。

2. 人畜共患传染病

对人有传染性的牲畜疾病称为人畜共患传染病。如炭疽、布氏杆菌病和口蹄疫等。有些牲畜疾病如猪瘟、猪出血性败血症虽然不感染人,但当牲畜患病以后,可以继发沙门菌感染,同样引起人的食物中毒。

(1)炭疽。这是对人畜危害最大的传染病,病原体是炭疽杆菌。炭疽杆菌在未形成芽孢前,对外界环境的抵抗力很弱,在55℃下10～15分钟即可死亡;但形成芽孢以后,抵抗力增强,需经140℃干热3分钟或100℃蒸汽5分钟才能被杀灭。

炭疽是牛、羊和马等牲畜的传染病。症状为眼、耳、鼻及口腔出血,血液凝固不全,呈暗黑色沥青样。猪一般患局部炭疽,宰前无症状,主要病变为颌下淋巴结、咽喉淋巴结与肠系膜淋巴结剖面呈砖红色,肿胀变硬。炭疽杆菌在空气中经6小时即可形成芽孢,因此发现炭疽后,必须在6小时内立即采取措施,进行隔离消毒。发现炭疽的饲养及屠宰场所及其设备必须用含20%有效氯的漂白粉澄清液进行消毒,亦可用5%甲醛消毒。病畜应就地用氢氧化钠或5%甲醛消毒,不放血焚烧或在2米以下深坑加生石灰掩埋。同群牲畜应立即注射炭疽杆菌芽孢菌苗和免疫血清,并进行隔离观察。病畜感染炭疽的主要方式是皮肤接触或空气吸入。屠宰人员应进行青霉素预防注射,并用2%来苏尔液对手、衣服进行消毒,工具可煮沸消毒。

(2)鼻疽。这是马、骡、驴比较多发的一种烈性传染病,病原体为鼻疽杆菌,可经消化道、呼吸道及损伤的皮肤和结膜感染。患鼻疽病的牲畜,可见其鼻腔、喉头和气管有粟粒状大小结节以及高低不平、边缘不齐的溃疡,肺、肝和脾有粟粒至豌豆大结节。病死牲畜的处理同炭疽病。

(3)口蹄疫。病原体为口蹄疫病毒。以牛、羊、猪等偶蹄兽最易感染,是高度接触性人畜共患传染病,病畜主要表现是口角流涎呈线状,口腔黏膜、齿龈、舌面和鼻翼边缘出现水泡,水泡破裂后形成烂斑;猪的蹄冠、蹄叉也发生水泡。

凡患口蹄疫的牲畜,应立即屠宰,同群牲畜也应全部屠宰。体温升高的病畜肉、内脏应高温处理;体温正常的牲畜,其去骨肉及内脏需经后熟处理方可食用。屠宰场所、工具和衣服应进行消毒。

(4)猪瘟。猪瘟是猪的一种急性接触性传染病,又称猪霍乱,俗称"烂肠瘟",是一种具有高度传染性疫病,是威胁养猪业的主要传染病之一,其特征是:急性,呈败血性变化,实质器官出血,坏死和梗死;慢性,呈纤维素性坏死性肠炎,后期常有副伤寒及巴氏杆菌继发。猪患上述病时,全身抵抗力下降,其肌肉和内脏往往伴有沙门菌继发感染,易引起人的食物中毒。

(5)囊虫病。病原体在牛机体内为无钩绦虫,在猪机体内为有钩囊虫。牛、猪是绦虫的中间宿主,幼虫在猪和牛的肌肉组织内形成囊尾蚴,并多寄生在舌肌、咬肌、臀肌、深腰肌和膈肌中。肉眼可见白色、绿豆大小、半透明的水泡状包囊,受感染的猪肉一般称为"米猪肉"。人食入含有囊尾蚴的病畜肉后,即可感染患绦虫病,并成为绦虫的终末宿主。病畜肉凡在$40cm^2$的肌肉上发现囊尾蚴少于3个的,可用冷冻或盐腌法处理后再食用；凡在 40cm² 肌肉上发现 4~5 个的，应采用高温处理；如发现多于 6 个以上者，禁止食用，可销毁或做工业用。

(6)旋毛虫病。病原体是旋毛虫，多寄生在猪、狗、猫、鼠等体内，主要寄生在膈肌、舌肌和心肌，以膈肌最为常见。当人食入含有旋毛虫包囊的病畜肉后，1 周左右旋毛虫会在肠道内发育为成虫，并产生大量新幼虫钻入肠壁，经血流向肌肉移行到身体各部分，损害人体健康。患者逐渐出现恶心、呕吐、腹泻、高热、肌肉疼痛。人患旋毛虫病在临床诊断和治疗上均比较困难，故必须加强肉类食品的卫生管理。

病理观察方法是：取病畜两侧膈肌角各一块，约 20g 重，分剪成 24 个肉块，在低倍镜下观察，在 24 个检样中旋毛虫不得超过 5 个，肉可以经高温处理后食用，超过 5 个的则销毁或做工业用，脂肪可炼食用油。

(7)结核。由结核杆菌引起，牛、羊、猪和家禽等均可感染，特别是牛型和禽型结核杆菌可传染给人。症状表现为全身消瘦、贫血、咳嗽、呼吸音粗糙。颌下、乳房及其他体表淋巴结肿大变硬。局部病灶有大小不一的结节，呈半透明或白色，也可呈干酪样钙化或化脓等。如结核杆菌侵犯淋巴结，可见淋巴结肿大化脓，切面呈干酪样。患全身性结核时，脏器及表面淋巴结可同时呈现病变。

病畜肉的处理原则是：全身性结核且消瘦的病畜全部销毁；不消瘦者则病变部分切除销毁，其余部分经高温处理后食用；个别淋巴结或脏器有结核病变时，局部废弃，其他部位仍可食用。

3. 宰前死因不明

首先应检查肉尸是否放过血，如放过血就是活宰肉；如未放过血则为死畜肉。死畜肉的特点是肉色暗红，肌肉间毛细血管淤血，切开肌肉用刀背按压，可见暗紫色淤血溢出，死畜肉可来自病死、中毒或外伤死亡牲畜。如为一般疾病或外伤死亡，又未发生腐败变质的，废弃内脏可经高温处理后可食用；如为人畜共患疾病，则不得任意食用；死因不明的畜肉，一律不准食用。

4. 药物残留

动物用药包括抗生素、抗寄生虫药，激素及生长促进剂等。常见的抗生素类有内酰胺类(青霉素、头孢菌素)、氨基糖苷类(庆大霉素、卡那霉素、链霉素、新霉素)、四环素类(土霉素、金霉素、四环素)、大环内酯类(红霉素、螺旋霉素)、多肽类(牯菌素、杆菌肽)以及氯霉素、新生霉素等；合成的抗生素有磺胺类、喹啉类、呋喃唑酮、抗原虫药；天然型激素有雌二醇、黄体酮；抗寄生虫药有苯异咪唑类等。

畜禽的治疗一般用药量大、时间短，而饲料中的添加用药则量虽少，但持续时间长。两者都可能会在畜禽肉体中残留，或致中毒，或使病菌耐药性增强，危害人体健康。世界卫生组织于 1969 年建议各国对动物性食品中抗生素残留量制定标准。我国已相继制定出畜禽肉中土霉素、四环素、金霉素残留量标准和畜禽肉中乙烯雌酚的测定方法。

5. 使用违禁饲料添加剂

常见的有往老牛身上注射番木瓜酶以促进肌纤维的软化，冒充小牛肉卖高价；给圈养的鸡饲以砷饲料，使鸡皮发黄而冒充散放鸡卖高价；给畜禽肉注水以加大重量等。

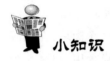

## 小知识

### 都是病毒惹的祸

一、关于"非典"的起源

对于 2003 年起源我国广东的"非典"病源，科学界有说法认为来于动物。这种理论在广东初现疫情时成为一种普遍的看法，其判断依据主要是初期患者中有多名餐馆厨师，而广东人嗜好吃山禽、野兽和蛇等野生动物。世界卫生组织有专家认为 SARS 病毒与野生动物有着密切的关系。前一段时间，日本科学家通过对 SARS 病毒基因分析，声称 SARS 是一种鸟类体内病毒的变异形式，他们认为这种变异病毒通过鸟类传播到人类，成为致命、危险的因子。我国广东疾病控制中心、香港大学及农业部疫源调查组发布了最新调查结果：初步查明 SARS 病毒很可能来自果子狸等野生动物。

二、甲型 H1N1 流感(暴发初期称猪流感)的起因

2009 年起源于墨西哥的猪流感，是猪因体内病毒引起的呼吸系统疾病。甲型 H1N1 流感由 A 型流感引发，通常暴发于猪群之间，传染性很高但通常不会引发死亡。秋、冬季属高发期，但全年可传播。

世界卫生组织专家介绍说，甲型 H1N1 流感的症状与其他流感症状类似，如高热、咳嗽、乏力、厌食等。另有报道说，在美国发现病例的主要表现为病人突然发热、咳嗽、肌肉痛和疲倦，其中一些患者还出现腹泻和呕吐症状。

目前已证实有甲型 H1N1 流感病毒在人群众传染的病例，其传染途径与季节性流感类似，通常是通过感染者咳嗽和打喷嚏等途径。

甲型 H1N1 流感病毒害怕高温，食用烧熟的猪肉不会感染猪流感。猪肉加热至71℃，就能杀死猪流感病毒，人不会因吃猪肉或猪产品感染猪流感。

三、禽畜肉的卫生管理

1. 屠宰场的卫生管理

根据我国《肉类加工厂卫生规范》的规定：肉类联合加工厂、屠宰厂及肉制品厂应建在地势较高、干燥、水源供应充足、交通方便、无有害气体和其他污染源、下水道通畅

和排污方便的地区。屠宰场的选址,必须与生活饮用水的地表保护区有一定距离,不应干扰或影响居民生活和在公共场所的活动。厂房设计应符合流水作业的要求,即按饲养、屠宰、分割、加工、冷藏的作业线合理设置,避免交叉污染。

2. 屠宰的卫生管理

根据肉品检验结果,将肉品质量分为三类:

(1)可食肉(良质肉)。这是指健康牲畜肉,可直接食用。

(2)条件可食肉。这是指病畜肉必须通过处理后,达到无害化才可食用的肉。无害化处理方法有高温、冷冻、盐腌、产酸或炼食用油等。

(3)废弃肉(劣质肉)。这是指患有烈性传染病如炭疽或严重寄生虫病如囊虫病的畜肉,以及死因不明的畜肉,这种肉禁止食用。

3. 贮藏的卫生管理

肉及肉制品贮藏时做好检验工作,凡质量不合格的肉及肉制品不能入库贮藏。

肉及肉制品应按入库时间、生产日期和批号分别存放,存放时应吊挂或放置于容器中,不能直接着地存放。肉垛间的距离相隔 30~40cm,距离墙边应有 30cm。

贮藏期间库内的温度、湿度应按不同肉制品设置。定期检查肉品质量,及时处理有变质迹象的肉品,出库时遵循先进先出的原则。

贮藏库有防蝇、防尘、防鼠措施,定期进行清洗消毒工作。

4. 运输的卫生管理

运输鲜肉和冻肉要使用密闭冷藏车,鲜肉应倒挂,冻肉可堆放运输。合格肉与病畜肉、鲜肉与熟肉制品不可同车运输。鲜肉与内脏不可混放。短途运输时若使用敞篷车,应该上盖下垫,有防尘、防雨、防晒、防蝇设施,卸肉时应有铺垫。

运输熟肉制品应用专用车辆和专用容器,每次使用前后必须进行清洗消毒。无专用车辆时,要有专用的密闭包装容器装运,禁止用运输过化学药品或污染严重、不易清除的车辆运输肉及肉制品。

搬运工人应穿戴清洁消毒的工作衣帽、鞋和手套。搬运病畜肉、鲜肉、熟肉及其他肉制品的工人要分开,避免交叉污染。

5. 销售的卫生管理

销售部门应对肉及肉制品进行验收,不收售腐败变质或未经卫生检验的肉及肉制品。

销售鲜肉和冻肉应有挂放场所和解冻池,肉品不可直接放在地面。当天销售不完的肉品应及时冷藏保存,刀、砧板应专用并消毒。肉馅应现绞制现卖,制作肉馅的原料肉要符合鲜肉的卫生质量要求,绞制过程中不得加入零星绞肉、血污肉、次质肉、变质肉和污染严重的肉。

销售熟肉制品,应做到专用销售间、专人销售、专用工具售货、专用冷藏设施、专用消毒设备及防蝇防尘设备,每次销售前后应彻底清洗消毒。无冷藏条件时,熟肉制品销售时间超过 6 小时后,应彻底加热杀菌后出售,腐败变质食品不允许销售。销售人员不得用手直接拿取熟肉制品,销售过程中人员、工具和容器必须做到生熟分开,实行工具售货制度,做到货钱分开。未售完的熟肉制品要低温冷藏,隔日的需进行质量检查。

### 四、死禽畜肉的鉴定和处理

死禽畜肉指牲畜因各种原因死后屠宰的肉品。由于未经放血或放血不彻底,死畜肉表现以下特征:肉品有淤血点或黄染现象,脂肪偏红,肌肉呈暗红色,无弹性,切开肌肉按压时,有暗紫色淤血溢出,切面不干燥。

牲畜死亡的原因有病死,毒死,烧、淹、轧等物理性致死或死因不明。死畜肉必须确定死亡原因后才能做相应的卫生处理。如死亡原因确定为一般性疾病或物理性死亡,而肉品未出现腐败变质迹象,则处理时内脏应废弃,肉品须经高温处理后才可以食用;如牲畜的致死原因为人畜共患传染病,其肉品按兽医卫生检验规定进行处理;如死因不能确定的死畜肉,其肉品不得食用。

### 五、肉品的卫生检验

肉品卫生检验的目的主要是为了让患病牲畜与健康牲畜分开,避免肉品间的相互污染,从而保障人们健康。

1. 宰前检验

牲畜宰前应进行外观和行为观察,测体温,必要时进行细菌学检查。

2. 宰后检验

(1)头部检验。检查颌下淋巴结有无炭疽、结核、猪瘟和猪丹毒等病灶和切面检查咬肌是否有囊虫寄生。

(2)内脏检验。主要观察脏器外表、形态、大小、色泽是否有异常和寄生虫寄生等。

(3)肉品检验。主要检验肉品皮肤是否有充血、出血、溃疡、疹块等,肌肉和脂肪的色泽、弹性及有无异常等。

## 问题二　蛋类的卫生与管理存在哪些问题？应采取哪些有效措施？

### 一、蛋类的卫生问题

1. 沙门氏菌及其他微生物的污染

蛋壳表面细菌很多,清洁的卵壳表面有细菌 400 万～500 万个,而脏蛋壳表面细菌多达 1.4 亿～9 亿个。蛋壳表面易受沙门氏菌的污染,尤其是水禽蛋感染率较高,不得用作糕点原料。

鲜蛋的微生物污染途径有三个：

（1）卵巢的污染（产前污染）。

禽类感染沙门氏菌及其他微生物后，可通过血液循环而进入卵巢，当卵黄在卵巢内形成时可被污染。

（2）产蛋时污染（产道污染）。

禽类的排泄腔和生殖腔是合一的，蛋壳在形成前，排泄腔里的细菌向上污染输卵管，从而导致蛋受污染。蛋从泄殖腔排出后，由于外界空气的自然冷却，引起蛋内容物收缩，空气中的微生物可通过蛋壳上的小孔进入蛋内。

（3）产蛋场所的污染（产后污染）。

蛋壳可被环境中的禽类、鸡窝、人手以及装蛋容器上的微生物污染。

此外，蛋因搬运、贮藏受到机械损伤，蛋壳破裂，极易受微生物污染，发生变质。

2. 农药及其他有害物质的污染

饲料受农药、重金属污染，以及饲料本身含有的有害物质如棉饼中游离棉酚、菜子中硫葡萄糖甙可以向蛋内发生转移和蓄积，造成蛋的污染。

3. 生蛋清中抗生物素、抗胰蛋白酶的污染

前者影响生物素的吸收，后者抑制胰蛋白酶活性，当蛋煮熟后，这两种物质可被破坏。

二、鲜蛋的卫生管理

为了防止微生物对鲜蛋的污染，应加强对禽类饲养过程的卫生管理，确保禽体和产蛋场所的清洁卫生。

1. 鲜蛋贮藏的卫生管理

鲜蛋最适宜的贮藏条件是在 1℃～5℃、相对湿度在 87%～97% 的条件下存放。当鲜蛋从冷库中取出时，应在预暖间放置一定时间，以防止因温度升高产生冷凝水而引起出汗现象。鲜蛋用水玻璃液（泡化碱液）浸泡后，放置在 10℃ 的室温下可保存 8～12 个月，但易造成蛋散黄。若无冷藏条件，鲜蛋也可保存在米糠、稻谷、木屑或锯末中，以延长保存期。

2. 鲜蛋运输的卫生管理

运输鲜蛋的容器应坚固，能耐受较大的外力而不易损坏，避免发生蛋壳破裂。用于运输的容器、车辆应清洗消毒。装蛋的容器和铺垫的草、谷糠应干燥，无异味。鲜蛋不应与散发特异气味的物品同车运输。运输途中要防晒、防雨，以防止蛋的变次和腐败。

3. 鲜蛋销售的卫生管理

鲜蛋销售前必须进行卫生检验，符合鲜蛋要求方可出售。

三、蛋制品的卫生管理

蛋制品的卫生管理包括：

(1)加工蛋制品的蛋类原料应符合鲜蛋质量要求。

(2)皮蛋制作过程中注意碱、铅的含量,目前以氧化锌或碘化物代替氧化铅加工皮蛋,可明显降低皮蛋的铅含量。

(3)制作冰蛋和蛋粉时,为防止沙门氏菌的污染,应采取以下措施:

①打蛋前必须将蛋清洗干净并用漂白粉溶液(有效氯0.0~0.1%)浸泡消毒5分钟,取出后在4小时内晾干再打蛋。

②凡接触蛋液的工具、容器应用4%碱水消毒,冲洗干净,再用蒸汽消毒10分钟。

③打蛋时采取"过桥"的方法,即一个蛋打一个盆,防止次蛋污染蛋液。

④加工人员应遵守卫生操作规定,打蛋前必须洗手,范围到肘部,用75%酒精消毒。

使用隔氧材料包装蛋粉以防止脂肪的氧化。包装材料可外涂石蜡以阻止蛋粉受潮变质。

⑤冰蛋冷藏时不得和肉品、水产品等同放一室,以防止交叉污染。大块切分时,所用的刀和砧板等工具应清洁干净,余下部分应重新包装冷藏。

### 四、蛋类的卫生质量要求

1. 鲜蛋的质量鉴定

对鲜蛋,可通过感官检验法和灯光透视法来检验其质量好坏。

(1)感官检验法。感官检验法包括眼看、手摸、耳听和鼻闻四种方法。

①眼看。观察蛋的大小、形状、颜色、表面是否清洁、长霉、破裂及光滑程度。

新鲜蛋的蛋壳应完整,颜色正常,略有一点粗糙,蛋壳上有一层霜状物。如果蛋壳颜色变灰变黑,说明蛋内容物已腐败变质。如果蛋壳表面光滑,说明该蛋已孵化过一段时间。

②手摸。用手摸蛋的表面,试重量、试重心。如果蛋壳手摸光滑,则一般为孵化蛋;蛋放在手中掂重量,若较轻则说明蛋因存放过久而水分蒸发,为陈蛋,较重则表明蛋为熟蛋或水泡蛋。把蛋放在手心翻转几次,若始终为一面朝下,则为贴壳蛋。

③耳听。把蛋与蛋轻轻互相碰击,若发出清脆声,则为鲜蛋;哑声则为裂纹蛋;空空声则为水花蛋;戛戛声则为孵化蛋。

④鼻闻。用嘴对蛋壳哈一口热气,再用鼻子闻其味,若有臭味则为黑腐蛋;若有酸味则为泻黄蛋;若有霉味则为霉蛋;若有青草味或异味,则说明蛋与青饲料放在一起或在有散发特殊气味的环境中贮藏。

(2)灯光透视法。

灯光透视法是在暗室里将蛋放在照蛋器上的光线小孔处,利用蛋对光线的半透过性,把蛋上下左右前后轻轻转动,观察蛋壳是否有裂缝,气室的大小、蛋的透明度、蛋黄移动的影子,是否有异常现象的发生。

根据上述的综合检验标准,新鲜蛋的质量要求是:蛋壳清洁完整,表面附有一层霜状的粉末,轻轻抖动使蛋与蛋相互撞击,蛋会发出清脆声,灯光透视整个蛋呈微红色,蛋黄不见或略见阴影,打开后蛋黄凸起完整并带有韧带。

2. 皮蛋的质量鉴定

优质皮蛋色料和外壳应完整,无霉点。蛋上抛落下时有弹性感,摇晃时无晃荡感。蛋白凝固,清洁有弹性。蛋黄呈淡褐或淡黄色,中心较稀。气味芳香,无辛辣味。若皮蛋无弹性且感觉轻飘,或且听有水响声则为劣质蛋。凡是腐败发臭、发霉、液化的皮蛋不得食用。

皮蛋在制作过程中使用黄丹粉(氧化铅),常引起铅的污染。我国规定皮蛋中铅含量不得超过 3mg/kg。皮蛋的总碱度不得超过 15 度。

皮蛋存放过久,因蛋内水分蒸发,可使蛋白变硬,食后不易消化,故皮蛋制作好后,保存期限一般为 2～3 个月。

3. 咸蛋的质量鉴定

咸蛋经灯光透视,蛋黄应呈鲜红色,圆如球形,蛋黄靠一边,蛋黄浓缩且质地硬,蛋白应清亮透明。咸蛋煮熟后蛋白白嫩,蛋黄食用时有细砂感,富有油脂,清香适口。散黄咸蛋若无腥臭味或呈水样咸蛋,未出现腐败变质现象,均可食用。如果出现蛋白、蛋黄全部发黑或全部水样的蛋,则禁止食用。

## 问题三　鱼类等水产品的卫生与管理存在哪些问题？应采取哪些有效措施？

一、鱼类等水产品死后的变化

鱼类死后的变化与畜禽肉相似,仅各阶段时间的变化比畜肉短,所以鱼类较畜禽肉易腐败变质。

二、鱼类等水产品的卫生问题

1. 腐败变质

活鱼的肉一般是无菌的,但鱼的体表、鳃及肠道中均含有一定量细菌。当鱼体开始腐败时,体表层的黏液蛋白被细菌酶分解,呈现浑浊并有臭味;表皮结缔组织被分解,会使鱼鳞易于脱落;眼球周围组织被分解,会使眼球下陷、浑浊无光;鳃部则在细菌的作用下由鲜红变成暗褐色并带有臭味;肠内细菌大量繁殖产气,使腹部膨胀,肛门膨出;可导致最后肌肉与鱼骨脱离,发生严重的腐败变质。

2. 寄生虫病

食用被寄生虫感染的水产品可引起寄生虫病。在我国主要有华枝睾吸虫(肝吸虫)及卫氏并殖吸虫(肺吸虫)两种。预防华枝睾吸虫应当采取治疗病人、管理粪便、不用新鲜粪便喂鱼,不吃"鱼生(即生鱼片)粥"等综合措施。预防卫氏并殖吸虫病最好的方法是加强宣传不吃"鱼生",不吃生蟹、生泥螺,石蟹或蜊蛄要彻底煮熟再食用。

### 3. 工业废水污染

工业废水中的有害物质未经处理排入江河、湖泊,污染水体进而污染水产品,食用后可引起中毒。选购时尽量避免来自严重污染地区的产品。近年国外有鱼类等水产品被放射性污染的报告,亦应引起重视。

### 三、鱼类等水产品的卫生管理

#### 1. 鱼类的保鲜

低温保藏分为冷藏、冷冻两种。冷藏多采取人工冰将鱼体温度降低至 −1℃ 左右,保存期限较短,一般为 5 ~ 14 天。冷冻则采用 −25℃ ~ −40℃ 急速冷冻,然后在 −15℃ ~ −20℃ 冷库中存放,保藏期较长,但冷藏期限以不超过 6 ~ 9 个月为宜,尤其是脂肪含量高的鱼体不宜长期贮藏,因为鱼体组织中脂肪酶的活性必须在 −23℃ 以下才受到抑制。鱼类在冷冻前应进行卫生质量检验,只有新鲜、清洁程度高的鱼体方可冷冻保藏。

盐腌保藏一般要求盐浓度达到 15% 以上,但盐浓度高时常使鱼体出现发红现象,故盐腌的保藏时间也不宜太长。

#### 2. 鱼类的运输管理

淡水活鱼可养在水中进行运输和销售,但应避免污水和化学毒物污染。使用冰保存鲜鱼时应做到一层鱼一层冰,才可装箱运输。所有接触鱼类的设备、容器、工具做到清洗消毒。

为了确保鱼体的卫生质量,供销各环节应该建立质量验收制度,如含剧毒的河豚鱼应禁止流入市场,应剔除并由有关部门统一收购,集中处理,经检验合格后方可销售;因甲鱼、螃蟹、黄鳝和某些青皮红肉海产鱼类含组氨酸多,其死后产生有毒物质组胺而引起食物中毒,故加工前就已死去的这些鱼类不得销售和加工;大型鱼类如鲨鱼、旗鱼、鳕鱼等的销售须去除肝脏,方可出售。

沿海地区有生食鱼类的饮食习惯,其鱼体的加工、贮藏、运输和销售过程必须严格遵守卫生规程,防止食物中毒。

### 四、鱼类等水产品的质量鉴别

鱼类是否新鲜,主要从下列几个方面进行鉴别判断:

#### 1. 鱼鳃

新鲜的鱼鳃盖紧闭,鱼鳃色泽鲜红,有的还带血,无黏液和污物,无异味。鱼鳃淡红或灰红,鱼已不新鲜。如鱼鳃灰白或变黑,附有浓厚黏液与污垢,并有臭味,说明鱼已腐败变质。

2. 鱼眼

新鲜的鱼眼光洁明亮,略呈凸状,完美无遮盖。不新鲜的鱼眼灰暗无光,甚至还蒙上一层糊状厚膜或污垢物,使眼球模糊不清,并呈凹状。腐败变质的眼球破裂移位。

3. 鱼鳍

新鲜鱼鳍的表皮紧贴鳍的鳍条,完好无损,色泽光亮。不新鲜鱼鳍表皮色泽减退,且有破裂现象。腐败变质的表皮剥脱,鳍条散开。

4. 表皮

新鲜鱼表皮有光泽,鳞片完整,紧贴鱼身,鳞层鲜明,鱼身附着的稀薄黏液是鱼体固有的生理现象。

### 问题四　奶类的卫生与管理存在哪些问题? 应采取哪些有效措施?

一、奶类的卫生问题

奶类食品的主要卫生问题是微生物污染以及有毒有害物质污染等。

1. 奶中存在的微生物

一般情况下,刚挤出的奶中存在的微生物可能有细球菌、八联球菌、荧光杆菌、酵母菌和真菌。如果卫生条件不好,还会有枯草杆菌、链球菌、大肠杆菌、产气杆菌等。这些微生物主要来源于乳房、空气和水,所以即使在较理想的条件下挤奶,也不能保证奶是完全无菌的。但刚挤出的奶中含有溶菌酶,有抑制细菌生长的作用。其时间与奶中存在的菌量和放置温度有关,当奶中细菌数量少,放置环境温度低时,抑菌作用保持时间就长,反之就短。一般生奶的抑菌作用在0℃可保持48小时,5℃时可保持36小时,10℃时可保持24小时,25℃时可保持6小时,而在30℃时仅能保持3小时(见表6-1)。因此,奶挤出以后应及时冷却,以免微生物大量繁殖以致使奶腐败变质。

表6-1　　　　　　　奶的贮存温度与抑菌时间的关系

| 牛奶的贮存温度(℃) | -10 | 0 | 5 | 10 | 25 | 30 | 37 |
|---|---|---|---|---|---|---|---|
| 抗菌时间(小时) | 240 | 48 | 36 | 24 | 6 | 3 | 2 |

2. 致病菌对奶的污染

(1)挤奶前的感染。这主要是动物本身的致病菌通过乳腺进入奶中造成感染。常见的致病菌有牛型结核杆菌、布氏杆菌、口蹄疫病毒、炭疽杆菌和能引起牛乳房炎的葡萄球菌、放线菌等。

(2)挤奶后的污染。这包括挤奶时和奶挤出后至食用前的各个环节均可能受到的污染。致病菌主要来源于挤奶员的手、挤奶用具、容器、空气和水,以及畜体表面。致病菌有伤寒杆菌、副伤寒杆菌、痢疾杆菌、白喉杆菌及溶血性链球菌等。

**3. 奶及奶制品的有毒、有害物质残留**

病牛应用抗生素,饲料中真菌的有毒代谢产物、农药残留、重金属和放射性核素等对奶会产生污染。

**4. 掺伪**

在牛奶中除掺水以外,还有许多其他掺入物。

(1)电解质类。这包括盐、明矾、石灰水等。这些掺伪物质,有的为了增加比重,有的为中和牛奶的酸度以掩盖牛奶变质。

(2)非电解质类。这是指以真溶液形式存在于水中的小分子物质如尿素,以及因牛奶腐败、乳糖含量下降而掺入的蔗糖等。

(3)胶体物质。胶体物质一般为大分子液体,以胶体溶液、乳浊液形式存在,如米汤、豆浆等。

(4)防腐剂。其如甲醛、硼酸、苯甲酸、水杨酸等,少数人为地掺入青霉素等抗生素等。

(5)其他杂质。有些是掺水后为保持牛奶表面活性而掺入的洗衣粉,也有掺入白广告色粉、白硅粉、白陶土等。更严重的是掺入污水和病牛奶。

此外,奶牛饲料还容易受到来自环境的金属毒物和放射性物质的污染。

**二、奶类的卫生管理**

**1. 奶的消毒**

奶的消毒目的是杀灭奶中的致病菌和绝大多数腐败菌。常用的消毒方法有:

(1)巴氏消毒法。

①低温长时间消毒法。牛奶加热至62℃~65℃,维持30分钟。

②高温短时间杀菌法。牛奶加热至72℃~75℃、保持15~16秒或80℃~85℃、保持10~15秒。

(2)超高温瞬时杀菌。牛奶加热至130℃~150℃,持续0.5~3秒。这种方法奶加热时间短,不仅能彻底灭菌,且可很好地保持奶的营养质量。

(3)蒸汽消毒法。

瓶装奶放置于蒸汽箱或笼中,加热到蒸汽上升并维持10分钟,此时奶温可达到85℃,营养损失较小,该方法适用于无巴氏消毒设备的生产企业。

(4)煮沸消毒法。

把奶直接加热煮沸杀菌。此方法简单可靠,但对奶的理化性质和营养成分有较大影响。

**2. 奶的贮存与运输卫生**

贮运奶的容器每次使用前后,应用净水、1%~2%碱水冲洗、再用净水清洗、蒸汽彻底消毒。贮奶设备要有良好的隔热保温设施。贮奶设备和容器最好采用不锈钢材质,以利于清洗和消毒并防止奶变色变味。运送奶要有专用的车辆,且保持清洁干净。

3. 奶的销售卫生

城市销售点应有低温贮藏设施,并有防晒防雨设备,随售随取。每批消毒乳应在消毒 36 小时内出售完,不允许重新消毒再销售。

4. 病畜乳的处理

奶牛每半年进行一次检查,若结核素试验为阳性反应奶牛的奶,可经巴氏消毒后加工成奶制品,但有明显结核症状奶牛的奶禁止食用。

患布氏杆菌病奶牛的奶,须经巴氏消毒后才能出售。

患口蹄疫奶牛的奶,挤出后马上煮沸 5 分钟,喂养犊牛或其他幼畜。

患乳房炎奶牛的奶,若是轻度感染且奶的性状正常时,挤出后立即消毒方可食用,如果是因葡萄球菌感染而引起的严重化脓性症状者的奶,须销毁。

患炭疽奶牛的奶,应销毁。

三、奶及奶制品的质量鉴定

1. 消毒奶的质量鉴定

消毒奶为乳白色或略带微黄色的均匀胶态液体,无沉淀、无凝块、无杂质,具有牛奶固有的香味和滋味,无异味。

2. 全脂奶粉的质量鉴定

全脂奶粉应为颗粒均匀的干燥粉末,浅黄色、无结块。冲调后无团块、杯底无沉淀并具有牛奶的纯香味。若全脂奶粉有苦味、腐败味、霉味、化学药品和石油等气味时,禁止食用。

3. 甜炼乳的质量鉴定

甜炼乳为乳白色或微黄色、均匀且有光泽、黏度适中、无异味、无凝块、无脂肪漂浮的黏稠液体。凡甜炼乳有苦味、腐败味、霉味、化学药品和石油产品等气味或出现严重变稠(凝结成膏状而倒不出)时,应废弃。

淡炼乳中不得检出任何细菌,其他指标与甜炼乳相同。

4. 酸牛奶的质量鉴定

酸牛奶呈乳白色或稍带微黄色,具有纯正的乳酸味,凝块均匀细腻,无气泡,允许少量乳清析出。当酸奶表面生霉、有气泡和大量乳清析出时,不得出售和食用。

5. 奶油的质量鉴定

正常奶油为均匀一致的浅黄色,具有奶油的纯香味,无霉斑,无水滴。凡有霉斑、腐败味、异味(苦味、金属味、鱼腥味等)的奶油,应予废弃。

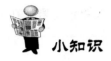

## 小知识

### 水产养殖中禁用的 11 种药物

1. 氯霉素——该药对人类的毒性较大,抑制骨髓造血功能造成过敏反应,引起再生障碍性贫血(包括白细胞减少、红细胞减少、血小板减少等),此外该药还可引起肠道菌群失调及抑制抗体的形成。该药已在国外较多国家禁用。

2. 呋喃唑酮——呋喃唑酮残留会对人类造成潜在危害,可引起溶血性贫血、多发性神经炎、眼部损害和急性肝坏死等残病。目前已被欧盟等国家禁用。

3. 甘汞、硝酸亚汞、醋酸汞和吡啶基醋酸汞——汞对人体有较大的毒性,极易产生富集性中毒,出现肾损害。国外已经在水产养殖上禁用这类药物。

4. 锥虫肿胺——由于砷有剧毒,其制剂不仅可在生物体内形成富集,而且还可对水域环境造成污染,因此它具有较强的毒性,国外已被禁用。

5. 氯酚钠——它易溶于水,经日光照射易分解。它造成中枢神经系统、肝、肾等器官的损害,对鱼类等水生动物毒性极大。该药对人类也有一定的毒性,对人的皮肤、鼻、眼等黏膜刺激性强,使用不当可引起中毒。

6. 孔雀石绿——孔雀石绿有较大的副作用。它能溶解很多的锌,引起水生动物急性锌中毒。更严重的是,孔雀石绿是一种致癌、致畸药物,可对人类造成潜在的危害。

7. 杀虫脒和双甲脒——农业部、卫生部在发布的农药安全使用规定中,把杀虫脒列为高毒药物,1989 年宣布杀虫脒作为淘汰药物;双甲脒不仅毒性高,其中间代谢产物对人体也有致癌作用。该类药物还可通过食物链的传递,对人体造成潜在的致癌危险。该类药物国外也被禁用。

8. 林丹、毒杀芬——均为有机氯杀虫剂。其最大的特点是自然降解慢,残留期长,有生物富集作用,有致癌性,对人体功能性器官有损害等。该类药物国外已经禁用。

9. 甲基睾丸酮、己烯雌粉——属于激素类药物。在水产动物体内的代谢较慢,极小的残留都可对人类造成危害。甲基睾丸酮对妇女可能会引起类似早孕的反应及乳房胀、不规则出血等;大剂量应用影响肝脏功能;孕妇有女胎男性化和畸胎发生,容易引起新生儿溶血及黄疸。己烯雌粉可引起恶心、呕吐、食欲不振、头痛反应,损害肝脏和肾脏;可引起子宫内膜过度增生,导致孕妇胎儿畸形。

10. 酒石酸锑钾——该药是一种毒性很大的药物,尤其是对心脏毒性大,能导致室性心动过速,早搏,甚至发生急性心源性脑缺血综合征;该药还可使肝转氨酶升高,肝肿大,出现黄疸,并发展成中毒性肝炎。该药在国外已被禁用。

11. 喹乙醇——主要作为一种化学促生长剂在水产动物饲料中添加,它的抗菌作用是次要的。由于此药的长期添加,已发现对水产养殖动物的肝、肾能造成很大的破坏,引起水产养殖动物肝脏肿大、腹水,造成水产动物的死亡。如果长期使用该类药,则会造成耐药性,导致肠球菌广为流行,严重危害人类健康。在欧盟等国家已被禁用。

# 任务三 了解食用油脂的卫生与管理存在的 问题及采取的有效措施

### 问题一 常用油脂的加工方法有哪些?

常用油脂的加工方法有:精炼法、压榨法、浸出法。

一、精炼法

精炼法用于动物油脂加工,将动物组织在高温下熔炼,再经压榨或过滤取油。

二、压榨法

压榨法多用于加工植物油,分热榨和冷榨。热榨是先将油料种子焙炒后再榨取,这种方法出油率较高,杂质少,因为加热破坏了种子内的酶类、抗营养因子和有毒物质。冷榨是种子不经加热直接压榨,出油率较低,杂质多。

三、浸出法

浸出法是利用有机溶剂将植物组织中的油脂分离出来,然后再将有机溶剂去除,获得毛油。我国常用的溶剂为轻汽油(沸点60℃~90℃),是石油的低沸点分馏物,它的主要成分为己烷和庚烷。

### 问题二 食用油脂的酸败原因是什么? 其预防措施有哪些?

一、食用油脂酸败的原因

油脂酸败的原因有两方面:一是由于动植物的组织残渣和微生物中的酶引起的酶解过程,可使甘油三酯分解成甘油和脂肪酸,使油脂酸度增高,并在此基础上进一步氧化;二是在氧气、紫外线、水等外界因素作用下所引起的脂肪酸,尤其是不饱和脂肪酸的自身氧化过程。铜、铁、锰等金属离子可催化油脂的氧化过程。油脂的自身氧化是引起油脂酸败的主要原因。

二、食用油脂酸败的食品卫生学意义

1. 感官性状发生变化

这是因为油脂酸败产生的醛、酮、过氧化物等有害物质使油脂带有不愉快的气味和滋味,即所谓的哈喇味。

2. 营养物质被破坏,导致食用价值降低

食用油脂中的亚油酸、维生素 A、维生素 D 在油脂酸败过程中可因氧化遭到破坏。

3. 对人体的损害作用

油脂酸败产物对机体的酶如德珀酸脱氢酶、细胞色素氧化酶等有明显破坏作用,影响体内正常代谢,危害人体健康。因油脂酸败而引发的食物中毒在国内外均有报道。

三、防止油脂酸败的措施

1. 从加工工艺上确保油脂纯度

在加工过程中油脂应避免动植物组织残渣的残留;控制水分含量,我国规定含水量不得超过 0.2%;防止微生物污染。

2. 采用正确的贮存方法

油脂适宜的贮存条件是密封、隔氧、避光、低温;在加工和贮存过程中应避免重金属污染。

3. 添加抗氧化剂

添加油脂抗氧化剂是防止食用油脂酸败的重要措施。我国常用的抗氧化剂有丁基羟基茴香醚(BHA)、二丁基羟基甲苯(BHT)、没食子酸丙酯(PG)等。

**问题三  高温加热油脂的毒性有哪些表现？其预防措施有哪些？**

一、高温加热油脂的毒性

1. 感官性状的变化

高温加热油脂可使油脂感官性状发生变化,如油脂色变深、变黑、变黏稠等。

2. 营养价值降低

高温加热油脂可使油脂中必需脂肪酸和脂溶性维生素遭到破坏,油脂的消化吸收率降低,其营养价值也随之降低。

3. 产生有害气体

油脂高温加热时,甘油和脂肪酸经脱水生成丙烯醛、低分子碳氢化合物,这些物质有强烈刺激性臭味,随油烟一起挥发给人体带来危害。

### 4. 产生大分子聚合物

高温加热尤其是反复循环加热油脂,油脂中不饱和脂肪酸可发生聚合作用,即两个或两个以上的不饱和脂肪酸相互聚合,形成二聚体、三聚体等聚合物和多环芳烃化合物,其毒性较强,不仅可使动物生长停滞,肝脏肿大,生育功能和肝功能发生障碍,还可能有致癌作用,并且阻碍其他食物中营养成分的吸收。

### 二、防止高温加热油脂毒性的措施

#### 1. 应选用发烟温度较高的油脂

精炼过的植物油发烟点都较高,约为230℃,以避免丙烯醛、低分子碳氢化合物对人体黏膜的强刺激作用。

#### 2. 油炸油煎温度不宜超过190℃

因为一般烹调温度下油脂几乎不产生聚合物,所以油温不宜超过190℃。

#### 3. 减少反复使用次数,随时添加新油

与此同时,还要注意清除漂浮的食物碎屑和底部沉渣,以防止聚合物的大量生成。

## 问题四　食用油脂在卫生方面存在哪些问题?

### 一、多环芳烃类化合物的污染

油脂在生产和使用过程中,可能受到多环芳烃类化合物的污染,其污染来源包括5个方面。

#### 1. 环境中多环芳烃的污染

环境中多环芳烃污染严重时,可使油料种子中多环芳烃含量较高,如上海的资料报道,工业区菜子榨取的毛油中B(a)P含量比农业区的高10倍。

#### 2. 油料种子直接用火烘干

采用未干、晒干、烟熏干的原料生产的椰子油,其B(a)P的含量分别为0.3μg/kg、3.3μg/kg和90.0μg/kg。

#### 3. 浸出溶剂残留

用浸出法生产食用油,不纯的溶剂常含有苯和多环芳烃等有机化合物,以及加工时未严格执行工艺规程,使浸出溶剂的残留量过高,均对油脂造成污染。

#### 4. 压榨时润滑油的混入

润滑油中B(a)P的含量可高达5250～9200μg/kg,若有少量混入即可对油脂带来严重的污染,有资料表明用这种润滑油做机油时,油脂中B(a)P含量为2.4～36μg/kg,比用花生油做机油要高出3倍。

#### 5. 反复使用的油脂在高温下热聚合产生

这也是造成多环芳烃类化合物含量增高的一个原因。

食用油脂采用活性炭吸附法可去除 90% 以上的 B(a)P,我国规定食用油 B(a)P 含量不得超过 10μg/kg。

### 二、食用油脂中存在的天然有毒物质

#### 1. 芥酸

芥酸是一种二十二碳单不饱和脂肪酸,在菜子油中含量较高,为 20% ~ 50% 。

#### 2. 芥子甙

芥子甙在植物组织中葡萄糖硫苷酶的作用下可分解为硫氰酸酯、异硫氰酸酯和腈,硫氰化物具有致甲状腺肿大的作用,其机制为阻断甲状腺对碘的吸收,使甲状腺代偿性肿大。

#### 3. 棉酚

棉酚是存在于棉子色素腺体中的三种有毒物质,即游离棉酚、棉酚紫和棉酚绿,在棉子油加工时可进入油中。

## 问题五　食用油脂的质量鉴别方法有哪些?

### 一、植物油的质量鉴别

#### 1. 色泽

正常植物油的色泽一般为黄色,但颜色有浅有深,花生油为淡黄色至橙黄色,大豆油为黄色至橙黄色,菜子油为黄色至棕色,精炼棉子油为棕黄红或棕色。

#### 2. 气味

冷榨油无味,热榨油有各自的特殊气味,如花生油有花生香味、芝麻油有芝麻香味,油料发霉、炒焦后制成的油带有霉味、焦味,所以优质油脂应无焦臭味、霉味、哈喇味。浸出油脂若带有汽油味,不得销售和食用。

#### 3. 滋味

取油样滴在舌尖上以辨别油的滋味,正常植物油不带任何异味,无苦、辣、刺激味。发霉油料制成的油带苦味,酸败油脂带有酸、苦、辣味。

#### 4. 透明度

正常油脂是透明状液体,无沉淀,不混浊。透明度越高油脂质量越好。当油脂中含有较多的磷脂、蜡质、水分及酸败产物时,会影响油脂透明度,出现混浊、沉淀,并且容易使油脂酸败,所以要控制其含量。

### 二、动物脂肪的质量鉴别

正常动物脂肪为白色或微黄色,有固有的气味、滋味,无焦味、哈喇味。

# 任务四　了解冷饮、罐头、食品添加剂及调味品卫生存在的问题及采取的有效措施

**问题一　冷饮食品的卫生与管理存在哪些问题？应采取哪些有效措施？**

一、冷饮食品原料的卫生要求

冷饮食品使用的原料主要有水、甜味剂、乳类、蛋类、果蔬原汁或浓缩汁、食用油脂、食品添加剂和二氧化碳等。

1. 冷饮食品的用水卫生

冷饮食品的用水应符合国家生活饮用水质量标准。

2. 原辅料卫生

各种原辅料应符合国家有关的卫生标准，不得使用变质、霉变、虫害及危害人体健康的原辅料。

碳酸饮料使用的二氧化碳须经净化系统处理，纯度应大于 99% 且不允许含有 $CO$、$SO_2$、$H_2$、矿物质等杂质。

3. 食品添加剂卫生

各种食品添加剂在使用范围和剂量上均应符合国家食品添加剂使用卫生标准。

二、冷饮食品加工、贮存、运输过程的卫生要求

1. 液体饮料

（1）包装容器的卫生。

包装容器的种类有玻璃瓶、塑料瓶（袋）、易拉罐（二片罐和三片罐）及纸盒等，各种包装容器所用的材质必须符合国家有关卫生标准。

（2）罐装与杀菌。

罐装生产的设备、管道、贮料容器等应采用符合卫生要求的不锈钢、塑料、橡胶和玻璃材料。罐装前后均应对设备、管道、贮料容器等进行清洗、消毒。

罐装后对成品必须彻底杀菌，灭菌后的产品其卫生指标应符合冷饮食品卫生标准。

（3）防止污染。

罐装多在暴露或半暴露条件下进行，空气不洁常造成微生物对产品的严重污染，因此，罐装间应与其他加工车间间隔开，避免发生空气交叉污染，其次应对罐装间进行

空气消毒,可采用紫外线或过氧乙酸熏蒸消毒。

(4)检验。

依据国家标准规定,对产品标准中的卫生指标作出必检或抽检。饮料罐装前后均应进行外观检查,其光源照度应大于 1000Lx,检查空瓶可采用间接或减弱的荧光灯,背景应洁白均匀,检查成品应采用较强的白炽间接灯。连续检瓶时间不宜超过 30 分钟,否则,容易引起视力疲劳而造成漏检。

(5)成品贮存与运输的管理。

饮料在贮存、运输过程中,应防止日晒雨淋,不得与有毒或有异味的物品混贮、混运。运输车辆应清洁、卫生,搬运时注意轻拿轻放,避免碰撞。饮料应在阴凉、干燥、通风的仓库中贮存,禁止露天堆放。饮料在贮藏期间还应定期检查,以保证产品质量。

2. 冷冻食品

(1)冷冻食品由于含有乳、蛋、糖和淀粉等原料,很适合微生物的生长繁殖,因此,原料配制后应彻底杀菌。熬料时温度一般控制在 68℃ ~73℃,加热 30 分钟,或者温度控制在 85℃,加热 15 分钟。杀菌后应在 4 小时内将温度迅速冷却至 20℃ 以下,以防止未被杀灭或者外界污染的微生物大量繁殖。

(2)生产人员需经健康检查,取得合格证后方可从事此项工作。由于生产人员的手是造成微生物大量污染冷冻食品的主要原因,因此,必须对手进行严格消毒。

(3)成品必须检验合格后方可出厂。

(4)成品及在 -10℃ 以下的冷库或冰箱中贮存。冷库或冰箱应定期清洗、消毒。成品应防潮,离地 10cm 以上存放。

(5)运输车辆、容器、工具应专用,保持清洁卫生。

(6)应重视冷饮食品的销售卫生,销售时要有符合卫生要求的冷藏设备并定期清洗、消毒。

3. 固体饮料

固体饮料一般可分为三类:

(1)蛋白型固体饮料。

蛋白型固体饮料以糖、乳及其制品,蛋及其制品,植物蛋白等为主要原料,加入适量辅料和食品添加剂制成。

(2)普通型固体饮料。

普通型固体饮料以糖、果汁、食用植物浓缩提取物为主要原料,加入适量辅料、食品添加剂经脱水制成。

(3)焙烤型固体饮料。

焙烤型固体饮料以焙烤后的咖啡豆磨碎所提取的浓缩物为主要原料,添加适量辅料、食品添加剂经脱水制成。

固体饮料采用的是密闭包装且含水量少。在这类饮料中微生物不易生长繁殖,而且这类饮料常用开水溶解,因此微生物污染不是主要卫生问题。固体饮料的水分含量、有毒金属等化学性污染却值得引起注意。我国卫生标准中规定:固体饮料的水分含量不得 >4% ,蛋白型固体饮料中蛋白质含量 ≥4% ,焙烤型固体饮料咖啡因含量≥3% 。

### 问题二　罐头的卫生与管理存在哪些问题? 应达到哪些要求?

**一、罐头食品的卫生问题**

1. 罐藏容器的污染

罐藏容器的污染主要有以下几个方面:

(1)锡的污染。

罐头的相关卫生标准规定,锡含量不得超过 200mg/kg 。

(2)铅的污染。

罐头食品中的铅污染主要来源于镀锡和焊锡。

(3)封回胶中有害物质的污染。

(4)硫化物的形成造成的污染。

硫的来源有以下几个方面:原料不新鲜引起,表现为罐头食品发生黑变,例如赤贝罐在 80℃ 下加热 40 分钟后,罐内就有硫化氢产生,所以仅有新鲜的原料才适宜于罐藏;使用焦亚硫酸钠保护食品的颜色时,其 $SO_2$ 的残留是罐内硫的另一来源;铁、铜离子促使含硫氨基酸分解产生硫化氢,故加工设备应采用不锈钢而不用铁、铜制品。

一般认为硫化物对人体没有害,并且有利于改善食品风味,但会影响食品的感官性状。

2. 添加剂的污染

肉类罐头在制作加工过程中需要添加硝酸盐或亚硝酸盐作为发色剂,以使肉品呈现鲜艳的粉红色,并有阻止肉类发生腐败变质及抑制肉毒梭菌产毒的作用,但过量添加硝酸盐或亚硝酸盐可引起食物中毒。此外,在适宜的条件下亚硝酸盐又能与胺类物质生成强致癌物亚硝胺或亚硝酰胺,因此必须严格控制肉类罐头中硝酸盐或亚硝酸盐的使用量。

3. 微生物的污染

罐头食品中微生物主要来源以下两个方面:

(1)加热灭菌不彻底。

(2)密封不严。

**二、罐头食品的生产卫生**

罐头的生产工艺流程一般为原料加工及调配、装罐、排气、封口、灭菌、冷却、保温试验、外观检验、入库贮藏。

1. 原料的卫生

用于各类罐头的原料及辅料应新鲜、质优、清洁、无污染，禁止使用次质或变质原料。

2. 罐头容器的卫生

生产罐头容器的材质、助剂，罐内层用的涂料和罐头底盖用的胶圈，必须符合国家卫生要求。材质、胶圈应具有良好的密封性，无毒，耐腐蚀，热稳定性好，软罐头使用的复合塑料薄膜袋无分层现象。

3. 装罐、排气和封口的卫生

经加工处理后的原料或半成品应立即装罐。装罐时应严格执行工艺规程的要求，按规定控制装罐量，留有顶隙。软罐头应保持封口区的清洁，以避免在灭菌、冷却时发生凸起、爆裂和瘪罐。

4. 灭菌和冷却的卫生

为了杀死致病微生物及阻止腐败菌的繁殖，罐头密封后应及时灭菌。灭菌的温度、时间必须严格按照规定的要求进行，并做好记录。

### 三、罐头食品的质量鉴定与处理

1. 漏气

将罐头放于86 ±1℃的温水容器中，观察1 ~ 2 分钟，若发现有小气泡不断上升，则表明漏气，如确认为漏气应销毁。

2. 胖听

胖听是指罐头的底、盖或底盖均凸起的现象，可分为物理性胖听、化学性胖听和生物性胖听。

(1)物理性胖听。其又称假胖。引起的原因有：装罐过多；真空度太低；外界气温与气压变化所引起。物理性胖听通常是一批罐头均发生膨胀，此时可通过温度37℃、7天保温试验，若胖听消失，可确定为物理性胖听，这批罐头仍可以食用。

(2)化学性胖听。其又称氢胖，多见于樱桃、杨梅、草莓等酸性较低的水果罐头，主要是由于酸性内容物腐蚀金属罐壁产生大量氢气而引起，也有因内容物发生羰氨反应或抗坏血酸的分解而产生大量的$CO_2$，引起化学性胖听。能确认为化学性胖听者，若罐头无裂损，则可按正常罐头限期出售。

(3)生物性胖听。这是指由于杀菌不彻底，罐内微生物大量繁殖产气而引起的胖听。这类罐头不可食用。

如不能判定为哪类性质的胖听，均按生物性胖听处理。

3. 罐头食品的检验

（1）感官检验。

合格罐头外观洁净,封口完好无损,罐底和盖稍凹陷,无锈迹、无胖听、无渗漏、无破裂,罐内容物无杂质,无变色、变味现象,可允许有少量的硫化物斑存在,硫化物斑分布较多且色深者,禁止食用。

（2）理化检验。

罐头制品中锡含量应小于 200mg/kg,铜应小于 10mg/kg,铅应小于 2mg/kg。

（3）微生物检验。

进行微生物检验的罐头食品不得检出致病菌,否则不得食用。

**问题三　调味品的卫生方面存在哪些问题？应达到哪些要求？**

一、酱油的卫生

1. 酱油的卫生问题

（1）微生物的污染。

酱油在生产过程中如果卫生条件差,不仅易受到腐败菌污染,还会受到大肠杆菌、沙门氏菌、痢疾杆菌等致病菌污染。

（2）食品添加剂的污染。

酱油中加入的食品添加剂有防腐剂和着色剂。我国允许在酱油中使用苯甲酸(钠)或山梨酸(钾)来防腐,最大使用量按 1mg/kg 加入计算。为改善酱油的色泽,常添加按传统方法生产的酱色作为着色剂,我国禁止添加以加胺法生产的酱色。

2. 酱油的卫生要求

合格的酱油具有正常酿造酱油的色泽、气味、滋味,无不良气味,不得有酸、苦、涩等异味和霉味,不浑浊,无沉淀,无浮膜。

二、酱的卫生要求

具有正常酿造酱的色泽、气味、滋味,无不良气味,不得有酸、苦、焦煳及其他异味。

三、食醋的卫生要求

合格的食醋具有正常酿造食醋的色泽、气味、滋味,不涩,无其他不良气味和异味,不浑浊,无悬浮物和沉淀物,无浮膜,无"醋鳗"和"醋虱"。

我国不允许用冰醋酸勾兑及通过其他化学方法加工的醋作为食醋。

四、味精的卫生要求

合格的味精具有正常味精的色泽、滋味,不得有异味和杂质。

五、食盐的卫生要求

合格的食盐具有正常食盐的白色,味咸,无杂质,无苦味、涩味、异味。

 **小知识**

## 十大垃圾食品及其危害

世界卫生组织将以下十大食品称为垃圾食品,并附危害性。

一、油炸食品

1. 导致心血管疾病的元凶(油炸淀粉)。

2. 含致癌物质。

3. 破坏维生素,使蛋白质变性。

二、腌制类食品

1. 导致高血压,肾负担过重,导致鼻咽癌。

2. 影响黏膜系统(对肠胃有害)。

3. 使人易得溃疡和发炎。

三、加工类肉食品(肉干肉松、香肠等)

1. 含三大致癌物质之一:亚酸盐(防腐和显色作用)。

2. 含大量防腐剂(加重肝脏负担)。

四、饼干类食品(不含低温烘烤和全麦饼干)

1. 食用香精和色素过多(对肝脏功能造成负担)。

2. 严重破坏维生素。

3. 热量过多、营养成分低。

五、汽水可乐类食品

1. 含磷酸、碳酸,会带走体内大量的钙。

2. 含糖量过高,喝后有饱胀感,影响正餐。

六、方便类食品(方便面和膨化食品)

1. 盐分过高,含防腐剂、香精(损肝)。

2. 只有热量,没有营养。

七、罐头类食品(包括鱼肉和水果)

1. 破坏维生素,使蛋白质变性。

2. 热量过多,营养成分低。

八、话梅蜜饯类食品(果脯)

1. 含三大致癌物质之一:亚酸盐(防腐和显色作用)。

2. 盐分过高,含防腐剂、香精(损肝)。

九、冷冻甜品类食品(冰淇淋、棒冰和各种雪糕)

1. 含奶油极易引起肥胖。

2. 含糖量过高影响正餐。

十、烧烤类食品

1. 含大量"三苯四丙吡"(三大致癌物质之首)。

2. 1 只烤鸡腿 = 60 支烟的毒性。

3. 导致蛋白质碳化变性(加重肾脏、肝脏负担)。

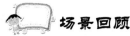场景回顾

对于"地沟油",消费者要学会运用感官鉴别。根据经验,食用植物油一般通过看、闻、尝、听、问五个方面即可鉴别。

一看。看透明度,纯净的植物油呈透明状,在生产过程中由于混入了碱脂、蜡质、杂质等物,透明度会下降;看色泽,纯净的油为无色,在生产过程中由于油料中的色素溶于油中,油才会带色;看沉淀物,其主要成分是杂质。

二闻。每种油都有各自独特的气味。可以在手掌上滴一两滴油,双手合拢摩擦,发热时仔细闻其气味。有异味的油,说明质量有问题,有臭味的很可能就是地沟油,若有矿物油的气味更不能买。

三尝。用筷子取一滴油,仔细品尝其味道。口感带酸味的油是不合格产品,有焦苦味的油已发生酸败,有异味的油可能是"地沟油"。

四听。取油层底部的油一两滴,涂在易燃的纸片上,点燃并听其响声。燃烧正常无响声的是合格产品;燃烧不正常且发出"吱吱"声音的,水分超标,是不合格产品;燃烧时发出"噼啪"爆炸声,表明油的含水量严重超标,而且有可能是掺假产品,绝对不能购买。

五问。问商家的进货渠道,必要时索要进货发票或查看当地食品卫生监督部门抽样检测报告。

## 项目小结

国家为保障消费者健康,对各种食品均制定了卫生标准的单项卫生管理办法和卫生要求。从食品原料的进货到贮存,均要求保质、保鲜、防污染、防腐败变质,尤其应该注意保质措施的落实;在加工制作过程中,每道工序、每个环节都应该加强检查,防止污染,严禁采用有毒、有害变质的原料加工制作食品。通过对本章节的学习,我们了解了食品污染与腐败变质的原因,熟悉了食品卫生的基本要求,食品污染及其对人体健康的影响,并掌握各类食品的卫生检验标准和方法。

### 课后练习

**一、填空题**

1. 粮豆在贮存过程中,由于自身酶的作用,营养素发生分解,从而导致其风味和品质发生改变的现象,称为_____。

2. 因为一般烹调温度下油脂几乎不产生聚合物,所以油温不宜超过_____。

3. 牲畜宰后其肉品一般将发生四个阶段的变化,即_____、_____、自溶阶段和腐败阶段。

4. 常用油脂的加工方法有:_____、_____、_____。

5. 肉品鲜度的检查,按其是否变质,可分为_____、_____和变质肉三种。

**二、选择题**

1. 成熟阶段的肉品,其食品卫生学意义表现在(　　)。

A. 最适合做烹饪原料　　　　　　　B. 适宜冷藏

C. 肉品不适宜做烹饪原料　　　　　D. 具有无害化作用

2. 以下不属于鲜蛋的微生物污染途径的是(　　)。

A. 卵巢的污染　　　　　　　　　　B. 消化道污染

C. 产蛋时的污染　　　　　　　　　D. 产蛋场所的污染

3. 鲜蛋最适宜的贮藏条件是在(　　)、相对湿度在87%~97%的条件下存放。

A.1℃~5℃　　　　B.0℃~4℃　　　　C. -12℃~-23℃　　　　D. 15℃~25℃

4. 鲜海蟹的体表特征不包括(　　)。

A. 体表色泽鲜艳　　　　　　　　　B. 鳃丝污秽,呈暗灰色

C. 贝壳纹理清晰　　　　　　　　　D. 脐上部无胃印

5. 牲畜宰后其肉品的肌肉中结缔组织逐渐软化,肉品也就变得柔软多汁,具有弹

性,味美鲜香,这个过程是肉品的(　　)。

　　A. 僵直阶段　　　　B. 成熟阶段　　　　C. 自溶阶段　　　　D. 腐败阶段

**三、问答题**

1. 简述高温加热油脂的毒性,及其防止高温加热油脂毒性的措施。

2. 日常生活中,如何判断鸡蛋是否新鲜?

3. 简述罐头食品的质量鉴定方法。

# 项目七　食物中毒及预防

 **项目学习目标**

◇ 了解食物中毒的分类
◇ 熟悉预防食物污染的措施
◇ 掌握食物中毒的特点、表现及其预防和处理

 **场景**

　　1998 年,天津某旅行社接待了一个从山西来的 30 个人的旅游团。在游览天津蓟县的过程中,导游告诉游客山上有很多野果可以食用,如果游客愿意,可以随便摘着吃。有一位游客吃了一种野果后,便觉得不舒服,回来途中即发高烧,经诊断是轻度中毒,和他在一起的其他游客也吃了这种果子,却都安然无恙。后来,该游客投诉了旅游社,并要求赔偿。经交涉,旅行社赔偿其医药费三千元。

　　导游人员应如何防止游客食物中毒? 一旦游客发生食物中毒,导游人员将如何处理?

　　请认真学习本项目,找到答案。

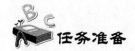 **任务准备**

　　食源性疾病是由传统的"食物中毒"逐渐发展变化而来,近二十多年来,一些发达国家和国际组织已经很少使用食物中毒的概念,经常使用的是"食源性疾病"的概念。

　　1984 年,世界卫生组织对食源性疾病的定义是:"凡是通过摄食而进入人体的病原体,使人体患感染性或中毒性疾病,统称为食源性疾病"。根据这一定义,食源性疾

病已不仅包括传统意义上的食物中毒,而且包括经食物传播的各种感染性疾病。

# 任务一　了解食物中毒的概念、原因、特点及分类

### 问题一　什么是食物中毒?

在我国食品卫生国家标准《食物中毒诊断标准及技术处理总则》中,食物中毒定义为:食物中毒指摄入了含有生物性、化学性有毒有害物质的食品或把有毒有害物质当做食品摄入后所出现的非传染性急性、亚急性疾病。

食物中毒是食源性疾病中最为常见的疾病。食物中毒既不包括因暴饮暴食而引起的急性胃肠炎、食源性肠道传染病和寄生虫病,也不包括因一次大量或长期少量多次摄入某些有毒、有害物质而引起的、以慢性毒害为主要特征(如三致作用)的疾病。

### 问题二　食物中毒的原因有哪些?

食物中毒的原因归纳起来,主要有以下五个方面:

(1)因食品被某些病原微生物污染,并在适宜条件下急剧繁殖或产生毒素。

(2)食品被已达到中毒剂量水平的有毒化学物质污染。

(3)外形与食物相似,本身含有有毒成分的物质被当做食物误食。

(4)食品本身含有有毒物质,在加工、烹调中未能除去。

(5)因食物发生了生物性或物理化学变化而产生或增加了有毒物质。

### 问题三　食物中毒有哪些特点?

食物中毒的发病与共进相同的食物有关。

(1)由于没有个人与个人之间的传染过程,所以导致发病呈暴发性,潜伏期短,来势急剧,短时间内可能有多数人发病,发病曲线呈突然上升的趋势。

(2)中毒病人一般具有相似的临床症状。常常出现恶心、呕吐、腹痛、腹泻等消化道症状。这些病人进食的是同一种中毒食品,病源相同,因此患者的临床症状也基本相同,由于个体差异,其临床症状可能有些差异。大多数的细菌性食物中毒以急性胃肠道症状为主要表现。

(3)发病与食物有关。患者在近期内都食用过同样的食物,发病范围局限在食用该类有毒食物的人群,停止食用该食物后发病很快停止,发病曲线在突然上升之后呈

突然下降趋势。

（4）食物中毒病人对健康人不具有传染性。

**问题四　食物中毒如何分类?**

根据食物中毒致病物质的不同,食物中毒可分为细菌性食物中毒、有毒动植物性食物中毒、化学性食物中毒、真菌毒素中毒和霉变食品中毒等。

 **安全事故回放**

2005 年 9 月,中国大陆和香港两地逾 500 位名人,包括"食神"唯灵及人大常委曾宪梓之子曾智明等,应邀到广州五星级的××酒店,享用每席近四万元高级豪华晚宴,品尝梅花鹿肉、明龟等稀世珍馐后,怀疑暴发集体食物中毒,逾半数出席者先后彻夜腹痛及肚屙,部分人被证实患上急性肠胃炎。

事件发生近半个月后,始由内地传媒揭发。据综合广州多份报章报道,于 9 月 2 日,由轩尼诗干邑 XO 主办的"珍尝真味高峰汇",在广州××酒店设宴,筵开逾 50 席,邀请本港及穗名人逾 500 人出席。每席约 38000 元,即人均要付 3880 元。

（资料来源:ITPUB 论坛网）

# 任务二　了解各类细菌性食物中毒的性质、特点及预防措施

**问题一　什么是细菌性食物中毒? 其特点有哪些?**

一、概念

细菌性食物中毒是指因摄入被致病菌或其毒素污染的食品而引起的食物中毒。细菌性食物中毒是食物中毒中最常见的一类。

细菌性食物中毒可分为感染型食物中毒和毒素型食物中毒。凡食用含大量病原菌的食物引起的中毒为感染型食物中毒;凡是食用由于细菌大量繁殖产生毒素的食物而引起的中毒为毒素型食物中毒。

二、细菌性食物中毒的特点

细菌性食物中毒的特点如下:

（1）有明显的季节性，尤以夏、秋季发病率最高。

（2）动物性食品是引起细菌性食物中毒的主要中毒食品。

（3）发病率高，病死率因中毒病原而异。

### 问题二   沙门氏菌属食物中毒的性质、特点及预防措施有哪些？

一、性质及特点

沙门氏菌属是引起沙门氏菌属食物中毒的病原菌。沙门氏菌属种类繁多，至今已有 2300 多种以上。

沙门菌生长繁殖的最适温度为 20℃ ~ 37℃，它们在普通水中可生存 2 ~ 3 周，在粪便和冰水中生存 1 ~ 2 个月。沙门氏菌属在自然环境中分布很广，人和动物均可带菌。其主要污染源是人和动物肠道的排泄物。正常人体肠道带菌在 1% 以下，肉食生产者带菌可高达 10% 以上。

沙门氏菌食物中毒全年均可发生，但以 5 ~ 10 月份夏秋季节多见，7 ~ 9 月最多。引起中毒的食品主要是动物性食品，如各种肉类、蛋类、家禽、水产类以及乳类等。其中以肉、蛋类最易受到沙门氏菌污染，其带菌率远远高于其他食品。

二、沙门菌食物中毒的主要原因

病理上，沙门菌食物中毒是由于大量活菌进入消化道，附着于肠黏膜上生长繁殖并释放内毒素引起的以急性胃肠炎等症状为主的中毒性疾病。一般病程 3 ~ 5 天，预后良好，严重者尤其是儿童、老人及病弱者如不及时救治，可导致死亡。

人们日常活动中，沙门菌食物中毒的主要原因包括：

（1）加工食品用具、容器或食品的存储场所生熟不分、交叉污染。

（2）在食品加工中未进行加热处理或者加热处理不彻底，未杀灭细菌。

（3）或已灭菌的熟食再次污染。

（4）受沙门氏菌感染而患病的人及动物或其带菌者的排泄物可直接污染食品。

三、预防措施

1. 防止污染

不食用病死牲畜肉，加工冷荤熟肉一定要生熟分开。采取积极措施控制感染沙门菌病畜肉类流入市场。

2. 控制繁殖

沙门菌繁殖的最适宜为 37℃，但在 20℃ 以上即能大量繁殖，因此低温贮存食品是一项重要预防措施。冷藏食品如果控制在 5℃ 以下，并做到避光、断氧，则效果更佳。

3. 杀灭病原菌

如烹调时肉块不宜过大，禽蛋煮沸 8 分钟以上等。

## 问题三　致病性大肠杆菌食物中毒的性质、特点及预防措施有哪些?

### 一、性质及特点

大肠杆菌主要存在于人和动物的肠道内,随粪便分布于自然界中。大肠杆菌在自然界生存活力较强,在土壤、水中可存活数月。普通大肠杆菌是肠道正常菌,不仅无害,而且还能合成维生素 B、K 及叶酸供给人体,它产生的大肠杆菌素可抑制某些病原微生物在肠道的繁殖。当人体抵抗力降低,或食入大量活的致病性大肠杆菌污染的食物后,可引起食物中毒。

致病性大肠杆菌存在人畜肠道中,随粪便污染水源、土壤。受污染的水、土壤、带菌者的手、污染的餐具等均可污染或交叉污染食物。受污染的食品多为动物性食品,如肉、奶等,也可污染如果汁、蔬菜、面包。此病全年可发生,以 6~9 月多见。

### 二、预防措施

首先要防止食物被致病性大肠杆菌污染。要通过强化肉品检疫、控制生产环节污染、加强对从业人员健康检查等经常性卫生管理手段,减少食品污染概率。烹饪中特别要防止熟肉制品被生肉及容器、工具等交叉污染,被污染的食品必须在致病性大肠杆菌产毒前将其杀灭。

## 问题四　葡萄球菌肠毒素食物中毒的性质、特点及预防措施有哪些?

### 一、性质及特点

葡萄球菌在空气、土壤、水、粪便、污水及食物中广泛存在,主要来源于人及动物的皮肤、鼻咽腔、咽喉、头发及化脓性病灶。葡萄球菌可产生多种毒素和酶类。引起食物中毒的主要是能产生肠毒素的葡萄球菌,其中以金黄色葡萄球菌的致病力最强。此菌耐热性不强,最适合生长温度为 37℃;食物中的肠毒素耐热性强,一般烹调温度不能将其破坏,218℃~248℃油温下经 30 分钟才能被破坏。所以,食品被金黄色葡萄球菌污染后,在适宜的条件下细菌迅速繁殖,产生大量的肠毒素。产毒的时间长短与温度和食品种类有关。一般 37℃下需 12 小时或者 18℃下 3 天才能产生足量的肠毒素。20%~30% 的 $CO_2$ 环境和有糖类、蛋白质、水分的存在,有利于肠毒素的产生。肠毒素耐热性强,带有肠毒素的食物煮沸 120 分钟才能被破坏,所以在一般的烹调加热中不能被完全破坏。一旦食物中有葡萄球菌肠毒素的存在,就容易发生食物中毒。

葡萄球菌肠毒素食物中毒的特点包括:第一,食物中毒多发生在夏、秋季节,其他季节也可发生;第二,中毒食品主要是乳及乳制品、蛋及蛋制品、各类熟肉制品,其次是含有乳制品的冷冻食品,个别也有含淀粉类食品;第三,中毒原因主要是被葡萄球菌污染后的食品在较高温度下保存时间过长,如在 25℃~30℃环境下放置 5~10 小时,就能产生足以引起食物中毒的葡萄球菌肠毒素。

二、预防措施

葡萄球菌肠毒素食物中毒的预防包括防止葡萄球菌污染食物和防止肠毒素形成两个方面。

(1)防止葡萄球菌污染食物。

要防止带菌人群对各种食物的污染,必须定期对食品加工人员、餐饮从业人员、保育员进行健康检查。对患有化脓性感染、上呼吸道感染者应掉换工作。要加强畜禽蛋奶等食品卫生质量管理。

(2)防止肠毒素形成。

应在低温、通风良好条件下贮藏食物,这样不仅能防止细菌生长且能防止肠毒素的形成。食物应冷藏,食用前要彻底加热。

### 问题五  副溶血性弧菌食物中毒的性质、特点及预防措施有哪些?

一、性质及特点

副溶血性弧菌食物中毒是我国沿海地区夏、秋季节最为常见的一种食物中毒。副溶血性弧菌是一种嗜盐性细菌,有鞭毛,兼性厌氧菌;此菌在温度37℃,含盐量在3%~3.5%的环境中能极好地生长。对热敏感,56℃加热1分钟可将其杀灭。对酸也敏感,在食醋中能立即死亡。

副溶血性弧菌广泛存在于温热带的近海海水、海底沉积物和鱼贝类等海产品中。由此菌引起的食物中毒的季节性很强,大多发生于夏、秋季节。引起中毒的食物主要是海产食品和盐渍食品,如海产鱼、虾、蟹、贝、咸肉、禽、蛋类以及咸菜或凉拌菜等。据报道,海产鱼虾的平均带菌率为45%~49%,夏季高达90%以上。

食品中副溶血性弧菌主要来自于近海海水及海底沉积物对海产品及海域附近塘、河水的污染,从而使得该区域生活的淡水产品也受到污染;沿海地区的渔民、饮食从业人员、健康人群都有一定的带菌率,有肠道病史的带菌率可达32%~35%。带菌人群可污染各类食品。食物容器、砧板、菜刀等加工食物的工具生熟不分时,常引起生熟交叉污染的发生。

副溶血性弧菌污染的食物在较高温度下存放;食前不加热或加热不彻底;熟制品受到带菌者的污染;生熟的食品交叉污染;此时副溶血性弧菌随污染食物进入人体肠道并生长繁殖,当达到一定量时即引发食物中毒。

二、预防措施

预防副溶血性弧菌食物中毒的措施可多方面进行。低温保存海产食品及其他食品是一种有效办法;烹调加工各种海产食品时要注意原料的洁净并烧熟煮透。从防止污染、控制生长繁殖和杀灭细菌三个环节入手才能有效预防此类食物中毒事件的发生。

 **安全事故回放**

### 绍兴五星级酒店的食物中毒案

2008年10月4日晚，多位市民在绍兴市"绍兴国际大酒店"参加完喜宴后，出现食物中毒症状。目前卫生部门经查，确认这是一起食物中毒事件，并高度怀疑是一种叫"副溶血性弧菌"的细菌污染引发这起食物中毒事件。据了解，大部分患者经治疗后病情稳定，已离开医院，市人民医院还有少数患者留院观察。

另据消息，绍兴市有关方面专门召开情况通报会，市卫生局介绍此次食物中毒中医疗诊治、化验检测、卫生监督情况，市旅游局通报行业管理有关情况，国际大酒店负责人也作表态发言。

国际大酒店表示：不回避责任，会妥善处理此事。

事发后，国际大酒店将如何处理此事？10月7日上午，绍兴国际大酒店主管餐饮的副总周女士接受记者采访时表示，酒店不会回避责任，一定会给相关顾客一个满意的结果，且已同三对新人接洽过，对他们作出了负责任的承诺，表示将对有关"费用"进行协商补偿等。周副总介绍，事发后，酒店方已第一时间赶到医院，并24小时做好服务工作，以取得在此次事件中受到影响的客人谅解。今日上午，酒店仍有专人在市人民医院值守。

此次事件也让"副溶血性弧菌"进入了人们的视野。据绍兴市卫生监督所食品卫生专家朱女士介绍，细菌培养的最终结果还没出来，但高度怀疑是"副溶血性弧菌"污染所致。"副溶血性弧菌"是一种致病性嗜盐菌，在有盐的环境下生长，在海产品污染中多见，也可通过共用容器及操作人员的手等传染。它的繁殖速度非常快，如一种食品含这种细菌，贮存一个半小时就能引起食客中毒。但它不耐热，对酸也很敏感，75℃温度下，5分钟就可被杀灭。

朱女士介绍："副溶血性弧菌"的发病率非常高，50%的生的海产品都是带嗜盐菌的，由它引起的食物中毒事件并不是第一次，去年绍兴市下属县（市）也曾发生过，但牵涉到的人不多。她建议，砧板、刀等如切过受污染的食品就容易传染给其他食品，所以厨师每切一个菜都应将砧板、刀等清洗消毒一次，避免交叉污染。

（资料来源：2008年10月7日中国新闻网）

### 问题六　肉毒毒素食物中毒的性质、特点及预防措施有哪些？

**一、性质及特点**

肉毒毒素食物中毒又称肉毒中毒，是由肉毒梭菌产生的外毒素即肉毒毒素引起的一种严重的食物中毒。自1896年首次报道荷兰暴发因食用火腿引起肉毒中毒的事件以来，世界各地陆续报道过肉毒中毒事件。我国1958年报道新疆某地发生肉毒中毒后，也陆续有过几次报道。2003年4月在陕西发生一起家庭自制豆类发酵食品引起的肉毒中毒事件，这在我国还比较少见。

肉毒梭菌广泛分布于土壤、江河、湖海淤泥沉积物、尘土及动物粪便中，并可借助食品、农作物、水果、海产品、昆虫、家禽、鸟类等传播到各处。在我国肉毒中毒多发区的土壤、粮谷、豆类及发酵制品中，肉毒梭菌的检出率分别为22.2%、12.6%和4.88%。肉毒梭菌为革兰阳性的厌氧菌，其生长繁殖及产毒的最适温度为18℃～30℃，芽孢耐高温，干热180℃下5～15分钟才能被杀灭。

一年四季均可发生肉毒中毒，尤以冬春季节最多；引起中毒的食物多为家庭自制谷类或豆类发酵制品如臭豆腐、豆酱、面酱、豆豉等；中毒的重要原因是被肉毒毒素污染的食品在食用前没有进行彻底的加热处理。据新疆统计，由豆类发酵食品引起的中毒占80%以上。在日本90%以上由家庭自制鱼类罐头食品或其他鱼类制品引起。美国则有72%是由家庭自制鱼类罐头、水产品及肉奶制品引起。

食物中肉毒梭菌主要来源于带菌的土壤、尘埃及动物粪便。尤其是带菌的土壤可污染各类食品原料。用这些原料自制发酵制品、罐头食品或其他加工性食品时，加热的温度不能杀死肉毒梭菌的芽孢，并为其提供芽孢发育及产生毒素的条件。食品制成后一般食用时不经加热，其毒素随食物进入机体引起中毒的发生。肉毒中毒属于神经型食物中毒，死亡率较高。

**二、预防措施**

肉毒中毒的预防重在防止原料污染上。食品在烹制加工前一定要彻底清洁处理，除去泥土和粪便，用饮用水清洗干净，要彻底加热，低温贮藏。

### 问题七　其他常见的细菌性食物中毒还有哪些？

除上述细菌性食物中毒外，常见的还有由变形杆菌、蜡样芽孢杆菌食物中毒等。

# 任务三　了解真菌毒素和霉变食品食物中毒的性质、特点

真菌毒素和霉变食品食物中毒是由于食入含有产毒霉菌产生的大量霉菌毒素的食物所引起的食物中毒。中毒的食品主要是粮谷类、甘蔗等富含糖类、水分,适宜霉菌生长及产毒的食品。除黄曲霉毒素中毒外,常见的还有赤霉病麦食物中毒,黄变米和黄粒米毒素中毒,霉变甘蔗中毒,甘薯中毒等。

**问题一　赤霉病麦食物中毒的性质、特点有哪些?**

赤霉病麦食物中毒是真菌性食物中毒的一种,在我国长江中、下游地区较为多见,在东北和华北地区也有发生,它是由于误食赤霉病麦等引起的以呕吐为主要症状的急性中毒。

赤霉病麦是被镰刀菌感染的麦子所致,其中毒的毒素为赤霉病麦毒素,包含多种毒性成分,毒素对热稳定,一般烹调不能去毒。进食量越多发病率越高,发病程度越重。

**问题二　黄变米和黄粒米毒素中毒性质、特点有哪些?**

黄变米和黄粒米毒素中毒是由于稻谷收获后未及时干燥,水分含量过高,贮存过程中霉菌大量繁殖使米粒变黄,同时含大量黄变米毒素,食用后引起中毒。其中黄绿霉毒素为神经毒物质,有抑制脊髓运动神经的作用;岛青霉毒和黄米毒素可引起肝硬化和肝癌。桔青霉毒可引起肾脏肥大及肾脏功能障碍。

**问题三　霉变甘蔗中毒性质、特点有哪些?**

霉变甘蔗中污染的霉菌为甘蔗节菱孢霉,其所产生的 3 - 硝基丙酸毒素是一种神经毒物质,主要损害中枢神经系统。造成的死亡率较高。

**问题四　霉变甘薯中毒性质、特点有哪些?**

甘薯因贮藏不当,造成霉菌污染使甘薯局部变硬,表面塌陷呈黑褐色斑块,变苦进而腐烂,称为黑斑病。黑斑病是由镰刀菌等污染引起的,产生的毒素有甘薯酮、甘薯醇、甘薯宁等。人病初发生恶心呕吐及腹痛腹泻,严重时会发生高热、神志不清、昏迷、

肺水肿至死亡。目前对此中毒症还没有特效药治疗。

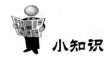

### 忌食发霉的食物

　　食物发霉后,不仅改变了其色、香、味,降低了本身质量,而且由于霉菌毒素直接侵入人体,导致人发生病变。在目前已发现的一百多种霉菌毒素中,以黄曲霉毒素毒性最强,对人体危害也最大。黄曲霉毒素是黄曲霉菌的一种代谢产物,极易污染稻谷、玉米、花生等粮油食物,它的毒性是氰化物的80倍,敌敌畏的100倍。黄曲霉毒素通过消化系统进入体内,便会引起肝脏的急性病变。目前国际上公认它是最强的化学致癌物之一,据非洲、东南亚一些国家、地区调查,凡食品被黄曲霉毒素污染严重的地方,肝癌发病率最高。此外它还会引起肾、胃、脑等部位的癌肿。黄曲霉毒素十分耐热(可耐达270℃的高温),故一般烹调加工难以将其彻底去毒。黄曲霉菌在温度28℃～32℃,相对湿度在85%以上的环境下最易繁殖、产毒。目前清除粮油中黄曲霉毒素一般采用碱炼法,即用氢氧化钠(烧碱)、苛性碱钠,使黄曲霉毒素变为蚕豆酸钠盐,溶于水而被水洗掉,从而达到去毒目的。其次,采用活性白土吸附法,即用活性白土把油中黄曲霉毒素吸附到表面孔洞中,并将吸附毒素后的白土残渣沉淀或过滤,以清除油中的毒素。第三种方法是加盐加热爆锅法,把炒菜用的油加热至冒出青烟,再把炒菜需用的食盐加油中爆锅半分钟,最后倒入要炒的菜或其他食品,这样去毒效果达95%以上。特别是由于食盐中含有氯化钠与其他多种元素,在一定温度作用下也能破坏黄曲霉毒素。但是,许多食物一经霉变建议倒掉,不可贪食。

# 任务四　了解动、植物性食物中毒的原因、特点及分类

### 问题一　动物性食物中毒的分类及特点有哪些?

#### 一、河豚鱼中毒

　　河豚又名鲀,有的地方称为鲅鱼,或叫腊头鱼、乖鱼、龟鱼等,是一种味道鲜美但含有剧毒物质的鱼类。

　　河豚鱼中毒是世界上最严重的动物性食物中毒。河豚所含的有毒成分为河豚毒

素,河豚的肝、脾、肾、卵巢和卵、皮肤及血液都含有毒素,其中以卵巢最毒,肝脏次之。鱼死后毒素渗入肌肉也使其含有毒素。在每年的生殖产卵期河豚含毒素最多,极易发生中毒。0.5mg河豚毒素就可以毒死一个体重70kg的人。河豚毒素是一种很强的神经毒,主要作用于神经系统,阻断神经肌肉的传导,引起呼吸中枢和血管运动中枢麻痹而死亡。

造成中毒的主要原因是不会识别而误食,也有因喜食河豚鱼,但未将毒素去除干净而引起中毒。河豚鱼中毒的特点是发病急速而剧烈,中毒后多在4~6小时死亡,致死时间最快可在发病后10分钟。病死率一般为20%,严重时可达到40%~60%。

河豚毒素是小分子化合物,理化性质稳定,煮沸、盐腌、日晒均不被破坏,在100℃加热7小时,200℃以上加热10分钟才被破坏,是毒性极强的非蛋白类毒素。一般的加热烹调或加工方法都很难将毒素清除干净。因此,预防措施至关重要。

我国《水产品卫生管理办法》明确规定:"河豚鱼有剧毒,不得流入市场",严禁餐饮店将河豚鱼作为菜肴经营。所以,提倡不食用新鲜河豚鱼,大力宣传河豚鱼的危害性,提高识别能力;捕到河豚鱼要集中妥善处理,严禁河豚鱼流入市场而被人误食。

二、鱼类组胺中毒

鱼类组胺中毒是由于食用了含有一定数量组胺的鱼类食品所引起的过敏性食物中毒。

组胺是氨基酸的分解产物,故组胺的产生与鱼类所含组氨酸的多少直接相关。在鱼类中的青皮红肉鱼,如鲭鲇鱼、金枪鱼、竹荚鱼、秋刀鱼等品种的鱼含有较多的组胺酸,经脱羧酶作用强的细菌作用后,产生大量组胺。一般引起人体中毒的组胺摄入量为1.5mg/kg体重,但与个体对组胺的敏感性关系很大。

1. 影响鱼类产生大量组胺的因素

(1)与细菌污染程度有关,尤其是与富含脱羧酶细菌(如组胺无色杆菌、变形杆菌等)有关,此类细菌污染越严重,鱼体腐败产生的组胺就越多。

(2)与环境温度有关,当环境温度在10℃~30℃,特别是15℃~20℃温度下时最易产生组胺。

(3)与鱼体盐分浓度有关,鱼体盐分浓度在3%~5%时最易产生组胺。故组胺中毒多见于海产鱼类。

(4)与氢离子浓度有关,以pH值为6.0~6.2的弱酸性环境最易产生。

2. 预防鱼类组胺中毒的措施

这些措施包括:

(1)搞好鱼类原料的贮藏保鲜,防止鱼类腐败变质。

(2)对易产生组胺的鱼类,烹调前可在冷水或盐水中浸泡,以减少组胺量;应选用加热充分的烹调方法,不宜油煎或油炸。组胺为碱性物质,烹调时加少许食醋,可降低其毒性。

（3）体弱、过敏体质的人及患有慢性气管炎、哮喘、心脏病等病人最好不食用或少食用青皮红肉鱼类。

### 三、麻痹性贝类中毒

麻痹性贝类中毒是由于食用某些含神经麻痹毒素的贝类所引起的食物中毒。

贝类受毒化的原因，一般认为与"赤潮"有关。贝类所含的有毒物质不是自身产生的，它与贝类生长水域中的藻类有关。

贝类中一般带毒的物质为石房蛤毒素，该毒素毒性强，耐高温。据测定，在116℃的条件下加热，其中的一半毒素能被破坏。已含毒素的贝类在一般烹调中不易被完全去除，该毒素可溶于水，易被胃肠道吸收。

对贝类中毒主要是要加强预防性监测，当发现赤潮或贝类生长的水域存在大量毒藻时，要测定捕捞贝类所含毒素量，制定卫生标准，限制其含量。某些国家规定贝肉中毒素限量以不超过 $80\mu g/100g$ 为标准。贝类食用前，应清洗漂养除去毒素，加工去除内脏，或在烹调前采用水煮捞肉弃汤的方法，以使毒素降至最低程度。

### 四、胆毒鱼类中毒

青鱼、鲢鱼、鳙鱼和鲤鱼是我国主要的淡水鱼。因为它们的胆有毒，所以属于胆毒鱼类。在我国一些地区，民间流传鱼胆可以清热明目、止咳平喘等，常发生因吞服鱼胆中毒，严重者引起死亡的现象。其中以服用草鱼胆中毒者多见。

鱼胆汁中的有毒成分，过去认为是胆汁毒素，或与胆汁中的组胺、胆盐及氧化物有关，近年研究认为其有毒成分为 5－a－鲤醇，其耐热性强，主要损害肾及肝脏，亦可损害心、脑等。

 **安全事故回放**

**常见体内含有毒性物质的鱼类**

含有毒素的鱼种类很多，常见的有以下几种：

1. 含神经毒素的鱼

如众所周知的河豚，它的卵巢、肝脏、血液和肾脏中均含有侵害神经组织的剧毒物质。

仅半毫克的河豚毒素就可使人致死。其鱼干制品也时常引发中毒事故，即使是人工养殖的河豚，依然含有毒素，没有实际加工烹调经验的绝对不可贸然加工食用。

2. 含血毒的鱼

如本地的黄鳝和鳗鱼(白鳝)都含有血毒,血毒经高温处理可以失效,但加工时要防止皮肤破损导致血毒进入人体,引发中毒。

3. 含卵毒的鱼

含卵毒的鱼主要是裸鲤和鲇鱼,成熟的鱼卵毒性最大,高温处理后仍有微毒。但鱼肉无毒,加工清洗时注意除去鱼卵。

4. 含胆毒的鱼

以青鱼、草鱼、鳙鱼(胖头鱼)、鲢鱼、鳊鱼和鲤鱼的胆毒毒力最强。常引发人的中毒。

胆毒主要损害肾、肝、心、脑等组织。有人误认为鱼胆可以治病而吞食,严重时可发生死亡。

5. 含肝毒的鱼

常见的是白鲢,清洗加工时,要将白鲢的肝清除掉,因为其中含有毒质,以防食用引起中毒。

另外,常见的食用鱼类中,鳜鱼、鲈鱼等一些有棘刺的鱼类,棘刺中很多都含有毒素,加工过程中要避免被蜇伤。

至于识别有毒的鱼产品的问题则比较复杂,特别是当将有毒的鱼加工为鱼干、烤鱼片或其他半成品与成品之后。最简便易行的办法就是避免选购原料来源不明,没有标示原料成分的水产品深加工制品。

### 问题二　植物性食物中毒的分类及特点有哪些?

#### 一、毒蕈中毒

蕈类又称蘑菇,在我国资源很丰富,食用菌自古被视为珍贵食品。毒蕈指食用后引起中毒的蕈类。在我国目前已鉴定的蕈类中,可食蕈类300余种,有毒蕈类100余种,其中含剧毒可致死的有10种左右。由于生长条件不同,不同地区发现的毒蕈种类不同,所含毒素亦不一样。毒蕈的有毒成分十分复杂,一种毒蕈可以含几种毒素,而一种毒素又可以存在于数种毒蕈之中。

毒蕈中毒多发生在个人采集野生鲜蕈,误食而引起。根据毒蕈的毒性成分及中毒表现,可将毒蕈中毒分为胃肠毒型中毒、神经精神型中毒、溶血型中毒、脏器损害型中毒及光过敏性皮炎等五种类型。

人发生毒蕈中毒,在绝大多数情况下是由于误食造成的。预防毒蕈中毒最根本的办法是切勿采摘自己不认识的蘑菇,绝不吃未吃过的野生蘑菇。

#### 二、发芽土豆中毒

土豆中含有龙葵碱,其含量为0.005% ~ 0.01%,当土豆发芽后,其幼芽和芽眼部分的龙葵碱的含量可高达0.3%～0.5%。当其含量达到0.2%～0.4%以上时,就有发生中毒的可能。龙葵碱对胃肠道黏膜有较强的刺激作用,对呼吸中枢有麻痹作用并可引起脑水肿,重症患者可因呼吸麻痹而死亡。

预防发芽土豆中毒,最主要的方法是土豆应贮藏在低温、无阳光直射的环境,防止发芽;有发芽情况出现时,烹制时应削皮、挖去芽眼,烹调时充分加热,或在烹制中加醋,以破坏龙葵碱。

## 小知识

### 不能新鲜食用的食品

大家都知道,食品应该是吃新鲜的为好,不新鲜的食品色香味会变差,严重的还会因腐败变质而丧失其食用价值,甚至引起食物中毒。但是任何事物都有其两面性,有的食品如吃得太新鲜,则会对健康不利,或是使人得病。现列举如下。

1. 鲜海蜇

新鲜的海蜇含水多,皮体较厚,还含有毒素,只有经过食盐加明矾盐渍三次(俗称三矾),使鲜海蜇脱水三次,才能让毒素随水排尽。三矾海蜇呈浅红或浅黄色,厚薄均匀且有韧性,用力挤也挤不出水,这种海蜇方可食用。到海蜇产地旅游,会遇到兜售不经处理或只经1～2次盐渍处理的海蜇,可千万别去品尝或选购。

2. 鲜黄花菜

鲜黄花菜又名金针菜,未经加工的鲜品含有秋水仙碱,秋水仙碱本身无毒,但吃下后在体内会氧化成毒性很大的二秋水仙碱。据实验推算,只要吃3mg秋水仙碱就足以使人恶心、呕吐、头痛、腹痛,吃的量再大可出现血尿或便血,20m可致人死亡。干品黄花菜是经蒸煮加工的,秋水仙碱会被溶出,故而无毒。

3. 鲜木耳

鲜木耳含有一种卟啉的光感物质,人食用后若被太阳照射可引起皮肤瘙痒、水肿,严重的可致皮肤坏死,若水肿出现在咽喉黏膜,会出现呼吸困难。干木耳是经曝晒处理的成品,在曝晒过程中会分解大部分卟啉,而在食用前,干木耳又经水浸泡,其中含有的剩余毒素会溶于水,使水发的干木耳无毒。

4. 鲜咸菜

新鲜蔬菜都含有一定量的无毒的硝酸盐,在盐腌过程中,它会还原成有毒的亚硝酸盐。一般情况下,盐腌后4小时亚硝酸盐开始明显增加,14～20天达高峰,此后又逐渐下降。因此,要么吃4小时内的暴腌咸菜,否则宜吃腌了30天以上的。亚硝酸盐可引起人青紫等缺氧症状,还会与食品中的仲胺结合形成致癌的亚硝胺。

三、其他动植物性食物中毒

其他动植物性食物中毒如见表7－1所示。

表7－1 常见有毒动植物中毒情况一览表

| 名称 | 种类 | 有毒成分 | 预防措施 |
|------|------|----------|----------|
| 肝毒鱼类中毒 | 鲨鱼类、七鳃鳗鱼等 | 肝脏中含高浓度 $V_A$、$V_D$，引起中毒 | 不食 |
| 牲畜腺体中毒 | 牲畜甲状腺、肾上腺、淋巴腺 | 含大量内分泌激素、淋巴腺含有害物质 | 去除 |
| 蟾蜍中毒 | 各类蟾蜍 | 蟾蜍毒素 | 不食 |
| 四季豆中毒 | 四季豆 | 皂素及凝血毒素 | 充分加热熟透 |
| 生豆浆中毒 | 大豆加工未煮熟 | 皂素等有毒成分 | 小火煮熟，防"假沸" |
| 鲜黄花中毒 | 黄花菜(金针菜) | 秋水仙碱 | 干制或浸泡、高温 |
| 含氰甙类植物中毒 | 苦杏仁、苦桃仁、枇杷仁、李子仁、木薯等 | 氰甙毒素 | 不吃，不生吃 |
| 白果中毒 | 白果 | 白果酸 | 剔除胚芽，煮熟，少吃 |

# 任务五 了解化学性食物中毒的概念、原因、特点及分类

化学性食物中毒是指食入化学性毒物污染的食品引起的食物中毒。引起的原因包括：食入被有毒有害的化学物质污染的食品；将有毒有害化学毒物当做食品；在食品中添加非食品级、伪造的、禁止使用的食品添加剂、营养强化剂；超量使用食品添加剂或营养素发生变化的食品，如油脂的酸败等。

化学性食物中毒常见的毒性物质包括金属毒物、化学农药、亚硝酸盐、假酒、鼠药等。

**问题一 亚硝酸盐食物中毒的原因及预防措施是什么？**

亚硝酸盐中毒一般是因食入含有大量硝酸盐和亚硝酸盐的蔬菜，或误将亚硝酸盐当做食盐食用而引起的食物中毒。

食物中亚硝酸盐的来源与植物生长的土壤有关，大量施用含氮化肥，植物中硝酸盐、亚硝酸盐含量增高。另外，亚硝酸盐含量增高的原因还包括：蔬菜贮存过久或发生腐烂；煮熟的蔬菜放置太久，原含有的硝酸盐会在细菌的作用下还原为亚硝酸盐；腌制蔬菜在7~15天左右亚硝酸盐含量较高。肉制品中过量加入作为发色剂的硝酸盐或

亚硝酸盐,或用苦井水煮粥和食物,或将硝酸盐当食盐等,均会使食物中亚硝酸盐含量大大增加而引起中毒。对于胃肠功能紊乱者,过量摄入含硝酸盐多的蔬菜时,也会导致中毒的发生。

亚硝酸盐进入血液,使红细胞中低价铁血红蛋白氧化为高价铁血红蛋白而失去带氧能力,从而使组织缺氧出现青紫症状。亚硝酸盐的中毒剂量一般为 0.3~0.5g,致死量为 1~3g。

预防亚硝酸盐中毒的措施,一是保持蔬菜的新鲜,切勿过久存放蔬菜,变质的不可食用;腌制蔬菜至少二周以上方可食用;二是严格控制肉制品中食品添加剂的使用,控制其他引起食物中亚硝酸盐质量分数增加的因素。杜绝非食用盐流入市场。

### 问题二 甲醇中毒的原因及预防措施是什么?

引起甲醇中毒的主要原因是饮用了用甲醇兑制或用工业酒精兑制造假的白酒、黄酒等酒类,或因酿酒原料或工艺不当致蒸馏酒中甲醇超标,饮用后引起中毒。我国近年连续多次发生较重大的假酒中毒事件。1996 年云南会泽假酒中毒案造成 36 人死亡,190 多人中毒;1997 年广西假酒中毒案造成中毒人数众多,其中 33 人死亡,12 人失明;1998 年"1.26 山西朔州假酒中毒案"296 人中毒,27 人死亡。发生在全国各地的食源性甲醇中毒事件已使数千人中毒,近 200 人死亡,数百人致残,给民众健康和生命财产造成巨大损失。

甲醇是无色、透明的液体,可与水、乙醇任意混合。甲醇经消化道很容易被吸收,误饮甲醇 5ml 可致严重中毒,40% 甲醇 10ml 可致失明。

预防甲醇中毒的关键在于加强对白酒生产的监督、监测,未经检验合格的酒类不得销售。

### 问题三 农药中毒的原因及预防措施是什么?

农药污染食品引起的危害是全世界共同面临的一个重要的食品卫生问题。农药污染食品引起的中毒事件在我国也频繁出现。近年来我国发生的农药中毒主要是有机磷农药中毒,尤其是使用甲胺磷喷洒蔬菜致使其残留量过高引起中毒。

有机磷农药种类较多,大多为油状液体,对人和动物有较高的毒性。甲胺磷、甲基对硫磷等均为高毒。有机磷农药中毒的主要原因是污染食物引起。如用装过农药的空瓶装酱油、酒、食用油;农药与食品混放污染;运输工具污染后再装载食品引起污染;国家禁用于蔬菜的高毒农药在蔬菜成熟期喷洒等均可引起中毒的发生。

有机磷农药可经口或皮肤进入人体引起中毒。经口中毒时,潜伏期大多在半小时内,短的十多分钟,长的可达 2 小时。中毒的轻重与进入量有关,中毒严重的死亡率较高。

对农药中毒的预防,首先要广泛宣传安全使用农药知识及对人体的毒害作用。要专人专管,不能与食品混放。严禁用装农药的容器装食品。要严格执行国家农药安全使用标准。喷洒过农药的蔬菜、水果等食品要经过规定的安全时间间隔后方可上市。蔬菜、水果食用前要洗净,用清水浸泡后再烹制或食用。

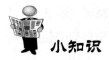 **小知识**

### "敌敌畏咸鱼"堂皇上餐桌

据央视《生活》报道:"广海咸鱼"是驰名中外的一种海产腌制品,它也是广东省台山市最负盛名的特产之一,盛产于台山市的广海镇,受到大众的欢迎。不过,最近却有一些台山市市民反映,说他们那里有一些"广海咸鱼"的制作方法令人十分担忧,央视《生活》栏目记者赶往台山市进行了调查。

**咸鱼晾晒竟不招虫蝇**

在台山走访,记者发现,绝大部分咸鱼摊看起来比较干净,连苍蝇都不来闻一闻,只有两个咸鱼摊是苍蝇满天飞,咸鱼身上爬了很多苍蝇。为什么会这样呢?摊主告诉我们,有苍蝇的咸鱼反而要比没苍蝇的咸鱼好吃,因为有苍蝇的没有打药,而拿药浸过的咸鱼才没苍蝇。

记者在其中一家的咸鱼加工场院里看到一个工人拿着一个瓶子往咸鱼的包装箱里洒,仔细一看,发现瓶里装的竟是"敌敌畏"。工人告诉我们:"每一箱都要放的,放了敌敌畏就不会生虫了。"从工人口中我们还了解到,他们还不仅仅是在咸鱼装箱的时候要加敌敌畏,在洗鱼晒鱼之前也要放一些,而晒的时候会用得更多。

**敌敌畏咸鱼远销各地**

敌敌畏是一种有机磷农药,属中等毒杀虫剂,禁止在食品加工过程使用。然而我们很奇怪地发现,广海镇枉龙村里的咸鱼加工户对于制作咸鱼加敌敌畏的事情不仅不回避,还向我们坦言不讳。

咸鱼加工户告诉我们,他们这样做咸鱼已经十几年了,他们产的"广海咸鱼"远近闻名,销路很好,大部分去往了广州、江门、惠东、惠州等地,此外还有山东、湖南、广西。

### 问题四 鼠药中毒的原因及预防措施是什么?

由于老鼠的肆虐,鼠药在人们的生活中常使用。常用的有敌鼠类的敌鼠钠、联苯敌鼠、氯苯敌鼠、杀鼠酮等。中毒多系误食含鼠药杀鼠饵料和被鼠药污染的食物引起。

毒鼠强对人、畜的毒性比氰化钾大80倍,可造成二次中毒,我国已禁用做杀鼠剂。国内一些不法商贩违禁生产、销售和使用,应予取缔。另外应严格保管好杀鼠剂,毒饵在晚上投放,清晨收起,严防鼠药污染食物。

 **安全事故回放**

### 中国每年至少5万人鼠药中毒

《检察日报》2002年9月23日报道:导致南京汤山38位无辜者死亡的,是因为犯罪嫌疑人陈正平在食物中放了剧毒鼠药——毒鼠强。为此,江苏省卫生监督所近日发出紧急通知,要求全省食品生产经营单位禁止使用毒鼠强、氟乙酰胺、1605等剧毒化学品进行除害。

鼠药成杀人帮凶

据《健康报》报道,近年来,中国每年约有10万人发生急性中毒,其中急性鼠药中毒有5万~7万人。鼠药中毒死亡率是多种传染病的66.7倍。以上数字显示鼠药已经成为夺取无辜生命的方便的作案工具。

买鼠药太方便了

为何鼠药如此受凶手"青睐"?记者采访时发现,买鼠药太方便了。在北京市石景山区的几家集贸市场,"毒鼠强"、"三步倒"等剧毒鼠药很容易买到,有的甚至制成糖果状,与食品同柜出售。据估计,目前在鼠药市场上剧毒鼠药已占到80%以上。

毒鼠强、氟乙酰胺等为国家明令禁止使用的剧毒急性鼠药,人畜食后会很快出现中毒症状甚至死亡。其中,毒鼠强的毒性最强。为此,国家早已明令禁止生产、销售和使用剧毒急性鼠药,有关管理部门曾多次查封生产此类鼠药的工厂,清理、整顿集市上的鼠药摊贩。

# 任务六　了解食源性传染病和寄生虫病的分类、
# 特点及其预防措施

**问题一　细菌性肠道传染病的分类、特点及其预防措施有哪些?**

细菌性肠道传染病是由病原性细菌经消化道传播的一类传染病。常见的有细菌性痢疾、霍乱及伤寒等。

## 一、细菌性痢疾

细菌性痢疾是由痢疾杆菌随食物和饮水经口感染而引起的常见的急性肠道传染病。痢疾杆菌对理化因素抵抗力较低,对酸敏感,日光照射 30 分钟或 56℃ ~ 60℃ 下 10 分钟即被杀死。在潮湿土壤中可生存 34 天,在 37℃ 水中可存活 20 天,在粪便中 15℃ ~ 20℃ 可生存 11 天,在水果和蔬菜上可生存 10 天。

痢疾杆菌的传染源是病人和带菌者,其中以无肠道症状而又排出病原菌的带菌者为主要的传染源。病原体随粪便排出,污染了环境而使食品、饮水受到污染。日常生活中通过接触手、食物、饮水以及媒介昆虫(如苍蝇)携带病原菌污染食物等,经消化道感染。细菌性痢疾四季均可发生,但以夏秋季多见。在儿童中发病率较高。

痢疾杆菌的致病作用主要是其侵袭力和毒素。病菌侵入消化道黏附于肠黏膜的上皮细胞生长繁殖并产生内毒素引起炎症,使肠壁组织坏死,肠功能紊乱,可引起败血症。

预防措施主要从控制传染源及切断传播途径入手。要加强对传染源的管理,消灭病原菌。定期对餐饮从业人员进行健康检查,发现病人早隔离、早治疗。带菌者要调离食品加工岗位。要做好餐饮业的卫生管理,搞好饮食、饮水卫生。要养成良好的个人卫生习惯,做到饭前洗手,不吃不洁食物。搞好环境卫生,消灭苍蝇。

## 二、霍乱

霍乱是由霍乱弧菌引起的急性肠道传染病,发病急,传染性强,病死率高,属于国际检疫的传染病。

霍乱弧菌菌体有鞭毛,运动力强。霍乱的传染源是病人及带菌者。病后有持续排菌长达数月的报道。霍乱的传播途径为感染者的排泄物、呕吐物等污染了水源、食物和环境,通过手、水、餐具、苍蝇污染的食物进行传播。

人对霍乱具有易感性,也是唯一的易感者。霍乱好发于气温炎热的夏秋季。

霍乱弧菌经消化道感染人体,在肠道大量繁殖并产生肠毒素作用于小肠黏膜,引起肠液大量分泌,导致机体严重脱水,循环衰竭。重者可发生休克至死亡。霍乱的病死率很高。

本病的预防重点是:一旦发现疫情要及时隔离治疗病人;在疫区要控制人群流动,防止病人和带菌者的排泄物、呕吐物污染水源和食物;加强环境卫生及消毒卫生管理等;讲究饮食卫生,不食生冷不洁的食物,养成良好的卫生习惯;加强餐饮行业卫生管理,保证加工食品的卫生质量。

## 三、伤寒

伤寒是由伤寒杆菌引起的一种急性肠道传染病。伤寒杆菌属沙门氏菌属,在外环境中抵抗力较强,在水中可存活 2～3 周,在粪便中可存活 1～2 个月,对热抵抗力不强,60℃下 15 分钟可被杀死。

伤寒的传染源是病人和带菌者。当饮水和食物被病原菌污染后,通过手、餐具、苍蝇、生活用品等媒介污染食物,经口传染。伤寒杆菌随食物侵入肠道后,在肠系膜淋巴结大量繁殖并释放内毒素,细菌可进入血液,引起全身感染。

其预防措施是加强对病人和带菌者的治疗和管理;加强饮食卫生和环境卫生。

### 问题二　病毒性肠道传染病的分类、特点及其预防措施有哪些?

具有致病力并通过消化道传播的病毒有脊髓灰质炎病毒、柯萨基病毒、艾柯病毒和肝炎病毒。由肝炎病毒引起的病毒性肝炎是最常见的肠道病毒性传染病。

病毒性肝炎又称为传染性肝炎。引起病毒性肝炎的病毒目前认为有甲、乙、丙、丁、戊等七种肝炎病毒,感染人体后主要引起肝脏病变,严重危害人体健康。以甲型和乙型肝炎最为常见。

甲型肝炎由甲型肝炎病毒(HAV)引起。甲型肝炎的传染源为病人。HAV 通常由病人粪便排出,通过污染的手、水、食物、餐具等经口传染。日常接触为主要传播途径,呈散发流行,但也可通过污染的水及食物而引起暴发流行。如 1988 年上海因食用被 HAV 污染的毛蚶引起近 30 万人甲型肝炎暴发流行。甲型肝炎发病以秋冬季为主,经彻底治疗预后良好。

乙型肝炎由乙型肝炎病毒(HBV)引起。HBV 为双层外壳的圆形结构,各层结构的抗原性不同,从外到内为乙肝病毒表面抗原、乙肝病毒 e 抗原、乙肝病毒核心抗原。乙肝病毒在外环境中有很强的抵抗能力,乙型肝炎的主要传染源是病人和乙型肝炎病毒携带者。乙型肝炎潜伏期可长达 60～160 天。在潜伏期和急性期,病人的血清均有较强传染性。乙型肝炎的传播非常广泛,据估计全世界约有 1.2 亿的乙肝病毒表面抗原携带者。由于这些携带者不出现临床症状,是危害较大的传染源。乙肝病毒主要通过输血、输液、注射传播,也可经母婴传播。在研究中发现,病人或携带者的唾液中有相当一部分能查到乙肝病毒表面抗原,因此存在着唾液传播和消化道传播的可能。

病毒性肝炎的预防措施主要是加强传染源的管理,对食品生产、加工人员要进行定期健康体检,做到早发现、早隔离;加强饮用水的管理,防止污染;加强餐饮行业卫生管理,切断传播途径。同时要通过注射疫苗提高人群的免疫力。

### 问题三　常见的食源性寄生虫病的分类、特点及其预防措施有哪些?

常见的经食物传播的人体寄生虫包括可经肉类食品传播的绦虫、旋毛虫,经鱼贝传播的肝吸虫,经蔬菜传播的蛔虫等。

一、绦虫病和囊虫病

绦虫病是猪肉绦虫或牛肉绦虫寄生于人体小肠所引起的一种常见的人畜共患的寄生虫病,其中以猪肉绦虫最多见。人体可以被成虫寄生,也可被猪囊尾蚴幼虫寄生而引起相应疾病。

1. 病原

经牛肉传播的,为牛肉绦虫;经猪肉传播的,为猪肉绦虫。其成虫均为乳白色,半透明,长 $2 \sim 8m$,由 $800 \sim 1000$ 个节片构成,分为头节、颈节和体节,头节呈球形,直径 $0.6 \sim 1mm$,有四个吸盘,猪肉绦虫有一个顶突,顶突上有许多小钩。成虫以头节牢牢吸附于小肠壁上并大量掠夺机体营养。成熟的猪囊虫大小如黄豆,呈半透明水泡状,膜上有一内翻头节。猪囊虫以"米粒状"形式主要寄生在猪的骨骼肌、心肌和大脑,故带猪囊虫的猪肉称为"米猪肉"。

2. 病因及症状

人因生食或食用未煮熟的、已感染的猪肉或牛肉而感染绦虫病。幼虫进入体内经 $2 \sim 3$ 个月在小肠发育为成虫,大量掠夺机体营养以维持生存,可引起宿主出现贫血、消瘦及消化道和神经系统其他病症。

人若食入被猪肉绦虫卵污染的食物就会感染囊虫病。有成虫寄生的可引起自体感染。囊虫寄生于肌肉可引起肌肉酸疼;囊虫寄生于脑组织,脑组织可因受压迫引起癫痫、抽搐、瘫痪甚至死亡;囊虫寄生于眼睛可导致视力减退甚至失明。

3. 预防措施

(1)大力开展宣传教育,加强肉品卫生检验与管理。

(2)积极倡导食用烧熟煮透的肉类食品,不吃生肉和未熟肉品;加工用的工具、盛器要生熟分开,及时消毒。

(3)讲究卫生,养成良好的卫生习惯。

二、旋毛虫病

旋毛虫病是人畜共患的寄生虫病,它是以损害骨骼肌为主的一种全身性疾病。

旋毛虫为雌雄异体的小线虫,一般肉眼不易看出。雌虫为 $(3 \sim 4)mm \times 0.06mm$,雄虫 $(1.4 \sim 1.5)mm \times 0.05mm$。成虫和幼虫均寄生于同一宿主,如人、猪、狗、猫、鼠等。人因生食或食用未熟的含有旋毛虫幼虫包囊的猪肉或其他动物肉而感染。其中以猪肉最多见,占发病人数的 $90\%$ 以上。也可经被肉屑污染的餐具、手、食品等感染,尤其在烹调加工中生熟不分的情况下,容易造成食品污染而引起人的感染。粪便中、土壤中和苍蝇等昆虫体内的旋毛虫也可污染食物而感染人。

当人体摄入含有旋毛虫包囊的食物后,其包囊中的幼虫逸出并钻入小肠壁发育为成虫并产幼虫,幼虫穿过肠壁随血循环到达全身的骨骼肌形成包囊。包囊可在数月或

1～2年开始钙化,包囊钙化并不影响虫体生命,虫体死亡后也钙化。肌肉内旋毛虫的寿命可达数年。

人感染旋毛虫可引起肠炎。幼虫移行和以包囊寄生时可引起急性血管炎和肌肉炎症,可出现头痛、高热、颜面水肿及全身肌肉疼痛等症状。重者可因毒血症或其他合并症死亡。

包囊的抵抗力较强,盐腌、烟熏不能杀死肉块深层的虫体。在盐腌肉块深层的包囊幼虫可保持活力1年以上,在外界的腐败肉里的幼虫可存活100大以上。包囊耐低温。在-20℃可活57天,-23℃可活20天。其预防与绦虫病预防相同。

### 三、肝吸虫病

肝吸虫病又称华枝睾吸虫病,是由肝吸虫寄生在人体肝胆管内所引起的一种慢性寄生虫病。

肝吸虫成虫背腹扁平,体狭长呈叶状或葵花子状,体薄而软,半透明,有口腹吸盘。虫卵在水中的第一中间宿主淡水螺内发育为毛蚴、尾蚴,再侵入第二中间宿主如淡水鱼、虾皮下和肌肉成为囊蚴。人食用生的或没有烧熟的含囊蚴淡水鱼、虾即被感染。幼虫在肠道沿胆道至胆管发育为成虫并寄生于胆管产卵繁殖。成虫可在人体寄生15～25年,引起慢性病症状,如引起肝肿大,胆道阻塞,肝硬化和腹水。儿童体内大量成虫寄生可影响生长发育,甚至还可引起侏儒症。

肝吸虫囊蚴抵抗力不强,鱼片加热至90℃,其含有的肝吸虫囊蚴很快死亡。引起人体感染主要是加热不彻底或餐具、工具污染食物而造成。在我国广东、香港等地,居民喜食生鱼片、烫鱼片、生鱼粥等,因此很易发生感染。

肝吸虫病的传播途径主要是食物传播,因此要预防经口感染,要改变不良饮食习惯,不吃生鱼、虾及未熟食物,生熟餐具分开;同时要做好卫生宣传教育及环境卫生。

### 四、蛔虫病

蛔虫病是蛔虫寄生于人体小肠引起的一种最为常见的寄生虫病。在儿童中发病率相对较高。也是我国农民的主要寄生虫病之一。

蛔虫是圆柱形的大线虫,雌虫较粗长,达30～40cm,雄虫15～20cm。成虫寄生于人体小肠,雌虫每天可产卵20万个,随粪便排出体外。受精卵在土壤适宜的条件下经二十多天左右发育为感染期虫卵。感染期虫卵污染食物、饮水等,经口感染人。在人体内幼虫侵入肠壁进入静脉至肺,然后移行至咽,经咽入消化道发育为成虫。

蛔虫病是最为常见的寄生虫病,分布于世界各地。在我国农村发病率高,可达50%～80%,儿童高于成人。病程早期幼虫在体内移行可引起呼吸道炎症及过敏症状。当成虫在小肠寄生时则可引起蛔虫病,出现腹部不适或脐周疼痛,消瘦,夜间磨牙及荨麻疹等。少数病人可发生胆道蛔虫、肠梗阻、肠穿孔等严重并发症。

本病的预防主要是养成良好的个人卫生习惯,不饮生水,不吃不洁净的食物,饭前便后要洗手。凉菜制作中原料一定要清洗干净,生熟分开。

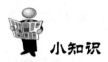 **小知识**

### 肝炎患者的饮食保健

饮食过饱将增加肝脏及消化系统的负担。另外,饱食还易造成肝炎合并脂肪肝及其他合并症。肝炎病人经常饱食,尤其是晚餐过饱,又贪爱甜食、高脂肪的食物,每日摄入热能远远超过机体的需要,不仅增加肝脏的负担,还使过多的糖和脂肪转化成体脂,贮存于内脏、皮下,形成肥胖,应激能力减弱,持续发展可出现肝硬化。再则过食又便秘的肝病病人,更易诱发早期肝硬化、肝癌。因过剩的食物残渣,特别是高脂肪的食物在肠内利于大量的厌氧菌生长及产生其他有害的毒物,长时间刺激黏膜,超过了肝脏的解毒能力,易造成肝硬化及肝癌的发生。过剩的毒物还可透过血脑屏障,损害中枢神经系统,造成肝昏迷、肝性脑病等。

在长达三四个月的春季,对于肝炎患者或是乙肝病毒携带者,饮食原则最好是"减酸益甘"而养脾。因为春天肝旺容易引起脾胃病,而酸味是肝之本味,故此时应减酸味,不能再助长肝气以免过旺。甘味是脾的本味,为了抗御肝气的可能侵犯,增加甘味以增强脾气,可以此加强机体的防御。在饮食药膳方面,要多食甘淡健脾养胃之品,如山药、扁豆、大枣、莲子等,少食酸味食品以防肝气太过。

另外,饮食宜清淡可口,忌油腻、生冷及刺激性食物。还应重点进补有益脾胃的五谷杂粮和蔬果,如糯米、黑米、高粱、燕麦、南瓜、扁豆、红枣、核桃、栗子等。

# 任务七　了解食物中毒的一般急救处理的步骤

旅游企业对食物中毒的方针应该是以预防为主,严防中毒事故的发生。但是一旦发生中毒事件,管理人员也不应惊慌失措,致使事态扩大,造成更加严重的后果。管理人员要头脑冷静,立即通报医院和卫生防疫部门,尽量抢救中毒者,并为卫生防疫部门采样检验,追查事故发生原因提供各种方便。这样做既可以控制污染源,防止食物中毒事故再次发生,又可以分清法律责任,尽量减少企业的损失。

### 问题一 食物中毒的一般急救处理的步骤有哪些?

在食物中毒事故发生后,及时抢救中毒者是非常重要的。首先应抢救中毒者的生命,安抚其他旅客,在社会上尽量缩小事态,以减少旅游企业在声誉方面的损失。企业管理人员应有必要了解急救处理的知识,以便配合抢救人员的工作。

对食物中毒者的一般性急救处理分以下几个步骤进行:

1. 尽快排除胃肠内未被吸收的毒物

食物中毒的潜伏期短,一般人在进食十多分钟到一两个小时之内就会发生中毒症状,此时中毒者的胃肠内尚有大量含有毒素的食物未被消化吸收,因此及时排除毒物是抢救中毒者生命、减轻中毒症状的有力措施。排除的过程可分为催吐、洗胃、灌肠及导泻,这个过程对非细菌性食物中毒的抢救尤为重要,进行得越早、越彻底效果越好。但对于肝硬化、心脏病和胃溃疡患者,催吐和洗胃原则上禁忌。催吐的方式是先让患者饮大量温开水或服用催吐剂,然后刺激患者的咽部令其呕吐,如此反复进行直到呕吐物中没有食物为止。如果急救时距离摄取毒物的时间较长,胃黏膜皱壁内可能存有残毒,这时彻底洗胃很有必要。中毒时间较长,估计毒物已进入肠内,则要服泻药(当然,已经腹泻者就不必要再服泻药了)。中毒已久的病人,则可用1%盐水,40℃温肥皂水或清水,进行高位连续灌肠。

2. 防止毒物的吸收,保护胃肠道黏膜

中毒后,应尽快使用抗颉剂,其作用是吸附毒素或暂时与毒物结合,从而使胃肠道未被吸收的毒物减低或变为无毒,或是使毒物与胃肠道黏膜隔开而延缓吸收。在餐厅里,牛乳、豆浆、蛋清是容易找到的颉剂,它能沉淀砷、汞等重金属,也有中和酸碱的能力,并能保护胃黏膜,阻止吸收毒物。中药解毒常用甘草绿豆汤:甘草50g,绿豆若干(最好打碎),煎汤服用。

3. 促进已吸收的毒物排泄

一般毒物(或毒素)进入人体后都由肝脏解毒,或由肾脏随尿排出,或经胆管排至肠道随粪便排出。根据病者病情应大量饮水或静脉输液以稀释体内毒物,这对保护肝、胃,促进毒素排泄十分重要,另外输入5%葡萄糖盐或10%葡萄糖溶液均可。

4. 对症治疗

在排毒、解毒进行抢救的同时还应针对中毒者所出现的临床症状,对症治疗。

### 问题二 发生食物中毒后,旅游企业管理人员应做好哪些工作?

卫生防疫部门对发生食物中毒事故的旅游企业进行现场调查,其目的是为了解决以下四个问题:

（1）本次事件是不是食物中毒？

（2）引起中毒的可疑食品是什么？

（3）如何采取措施防止中毒在该单位继续发生？

（4）确定治疗的方案是什么？

为此，旅游企业管理人员在事故发生后第一时间应通报卫生防疫部门和医疗部门；保护中毒现场；协助卫生部门封存一切与含毒食物有关的原料以及制成品；对已零售或整批调出的可疑食物，应尽力查清并立即追回，在防疫人员的指导下进行现场消毒，以避免毒害面扩大。

### 问题三 食物中毒事故发生之后应采取的措施是什么？

食物中毒事故发生之后，最重要的工作是找出造成食物中毒的原因，从而改进工作，保证今后不再发生类似事件。

检查食品采购、运输、贮存、初加工、烹调、熟制品的存放环节，检查销售和消费的每一个环节，看哪一个环节可能会发生有毒物质污染食品。如果涉及面比较广，不仅与本企业有关，而且涉及到供货单位，就要查清原因，协助有关单位改进工作。

 **场景回顾**

为防止食物中毒事故的发生，导游人员应该做到：严格执行在旅游定点餐厅就餐的规定。提醒游客不要在小摊上购买食物。用餐时若发现食物、饮料不卫生，或有异味变质的情况，导游人员应立即要求更换，并要求餐厅负责人出面道歉，必要时向旅行社领导汇报。

一旦游客发生食物中毒，导游人员应采取的措施如下：（1）立即采取排毒措施。若发现游客食物中毒，导游人员应立即设法为患者催吐，并让患者多喝水加速排泄以缓解毒性。（2）开具证明。导游人员应立即将患者送医院抢救、治疗，请医生开出诊断证明。（3）迅速报告。导游人员应迅速报告接待社并追究供餐单位的责任。

 **项目小结**

凡是通过摄食而进入人体的病原体使人体感染或中毒的疾病，统称为食源性疾病，它不仅包括传统意义上的食物中毒，还包括经食物传播的各种感染性疾病。食源性疾病可以有不同的病源，也可以有不同的病理和临床表现。但是这类疾病有一个共同的特征，就是通过进食行为而发病。食物中毒是食源性疾病中最为常见的疾病，它是指摄入了含有生物性、化学性有毒、有害物质的食品或把有毒、有害物质当做食品摄入后所出现的非传染性急性、亚急性疾病。我们可以通过加强食品卫生监督管理,倡导良好的卫生习惯,控制食品污染,提高食品卫生质量等方法来预防此类疾病的发生。

## 课后练习

**一、填空题**

1. 食物中毒指摄入了含有_____、_____有毒有害物质的食品或把有毒有害物质当做食品摄入后所出现的非传染性急性、亚急性疾病。

2. 据毒蕈的毒性成分及中毒表现,可将毒蕈中毒分为_____、_____、溶血型、脏器损害型及光过敏性皮炎等五种类型。

3. 肉毒毒素食物中毒又称肉毒中毒,是由肉毒梭菌产生的_____即肉毒毒素引起的一种严重的食物中毒。

4. 霉变甘蔗中污染的霉菌为_____,其所产生的毒素是一种神经毒物质,主要损害中枢神经系统。

5. 当土豆发芽后,其产生的_____对胃肠道黏膜有较强的刺激作用,对呼吸中枢有麻痹作用并可引起脑水肿,重症可因呼吸麻痹而死亡。

**二、选择题**

1. 食物中毒的发生具有共同的特点,不属于共同特点的是(　　)。
A. 发病与共进相同的食物有关 　　　　 B. 发病急,具有暴发性
C. 症状相似 　　　　　　　　　　　　 D. 潜伏期较长

2. 民间有"拼死吃河豚"之说,预防河豚毒素中毒的最有效方法是(　　)。
A. 凉拌 　　 B. 煮熟煮透 　　 C. 急火快炒 　　 D. 不销售、不食用

3. 我国沿海地区夏秋季节最为常见的细菌性食物中毒是由(　　)引起的。
A. 肉毒中毒 　　　　　　　　　 B. 沙门氏菌食物中毒
C. 副溶血性弧菌食物中毒 　　　 D. 葡萄球菌肠毒素食物中毒

4. 主要经牛肉和猪肉传播的寄生虫是(　　)。
A. 肝吸虫 　　 B. 绦虫 　　 C. 囊虫 　　 D. 旋毛虫

5. 肉毒中毒一年四季均可发生,引起中毒的食物有(　　)。
A. 臭豆腐 　　 B. 豆酱 　　 C. 豆豉 　　 D. 以上各项

**三、问答题**

1. 什么是食物中毒?食物中毒有什么特点?造成食物中毒的主要原因有哪些?

2. 引起沙门氏菌中毒常见的食品有哪些?如何预防?

# 主要参考文献

[1]徐明．食品营养与卫生基础知识[M]．北京:中国物资出版社,2009.

[2]国家旅游局人教司．营养与食品卫生[M]．北京:旅游教育出版社,2001.

[3]蒋建基,张怀玉．烹饪营养与食品卫生[M]．北京:高等教育出版社,2002.

[4]葛可佑．中国营养师培训教材[M]．北京:人民卫生出版社,2005.

[5]李伟,李学昌．学茶艺[M]．郑州:中原农民出版社,2003.

[6]国家旅游局人事教育司．酒水知识与服务[M]．北京:旅游教育出版社,2006.

[7]彭萍．食品营养与卫生[M]．武汉:武汉大学出版社,2006.

[8]《家庭书架》编委会．家庭食品安全[M]．北京:北京出版社,2005.

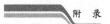

# 附录一 常见食品营养成分及热量换算表

## 常见食品营养成分及热量换算表

| 食物名称 | 食部 | 热能 | 蛋白质 | 脂肪 | 碳水化合物 | 食物名称 | 食部 | 热能 | 蛋白质 | 脂肪 | 碳水化合物 |
|---|---|---|---|---|---|---|---|---|---|---|---|
| 谷类及制品 | | | | | | 辣椒[红尖干] | 88 | 212 | 15 | 12 | 11 |
| 大麦 | 100 | 307 | 10.2 | 1.4 | 63.4 | 辣椒[尖青] | 04 | 23 | 1.4 | 0.3 | 3.7 |
| 稻米[大米] | 100 | 346 | 7.4 | 0.8 | 77.2 | 奶柿子西红柿 | 100 | 13 | 0.6 | 0.1 | 2.4 |
| 稻米[香大米] | 100 | 346 | 12.7 | 0.9 | 71.8 | 茄子 | 93 | 21 | 1.1 | 0.2 | 3.6 |
| 方便面 | 100 | 472 | 9.5 | 21.1 | 60.9 | 咸菜类 | | | | | |
| 麸皮 | 100 | 220 | 15.8 | 4 | 30.1 | 八宝菜[酱] | 100 | 72 | 4.6 | 1.4 | 10.2 |
| 高粱米 | 100 | 351 | 10.4 | 3.1 | 70.4 | 大头菜[酱] | 100 | 36 | 2.4 | 0.3 | 6 |
| 挂面[标准粉] | 100 | 344 | 10.1 | 0.7 | 74.4 | 洋姜 | 100 | 34 | 2.6 | 0 | 5.8 |
| 挂面[精白粉] | 100 | 347 | 9.6 | 0.6 | 75.7 | 冬菜 | 100 | 46 | 3.5 | 0.3 | 7.3 |
| 黑米[稻米紫] | 100 | 333 | 9.4 | 2.5 | 68.3 | 合锦菜 | 100 | 75 | 6 | 0 | 12.8 |
| 花卷 | 100 | 217 | 6.4 | 1 | 45.6 | 黄瓜[甜辣] | 100 | 99 | 2.8 | 0.2 | 21.6 |
| 黄米 | 100 | 342 | 9.7 | 1.5 | 72.5 | 酱黄瓜 | 100 | 24 | 3 | 0.3 | 2.2 |
| 煎饼 | 100 | 333 | 7.6 | 0.7 | 74.7 | 龙须菜[腌制] | 100 | 75 | 1.4 | 0 | 17.3 |
| 烤麸 | 100 | 121 | 20.4 | 0.3 | 9.1 | 萝卜[酱] | 100 | 30 | 3.5 | 0.4 | 3.2 |
| 苦荞麦粉 | 100 | 304 | 9.7 | 2.7 | 60.2 | 萝卜干 | 100 | 60 | 3.3 | 0.2 | 11.2 |
| 烙饼[标准粉] | 100 | 255 | 7.5 | 2.3 | 51 | 萝卜条[辣] | 100 | 37 | 1.4 | 0.5 | 6.7 |
| 馒头[蒸标粉] | 100 | 233 | 7.8 | 1 | 48.3 | 蘑菇[酱] | 100 | 121 | 5.4 | 0.2 | 24.3 |
| 馒头[蒸富粉] | 100 | 208 | 6.2 | 1.2 | 43.2 | 苤蓝丝[酱] | 100 | 39 | 5.5 | 0 | 4.2 |
| 面筋[水面筋] | 100 | 140 | 23.5 | 0.1 | 11.4 | 嫩黄瓜 | 100 | 32 | 1.7 | 0.3 | 5.6 |
| 面筋[油面筋] | 100 | 490 | 26.9 | 25.1 | 39.1 | 什锦菜 | 100 | 34 | 2.9 | 0.5 | 4.6 |
| 面条[干] | 100 | 355 | 11 | 0.1 | 77.5 | 蒜头[糖] | 74 | 114 | 2.1 | 0.2 | 25.9 |
| 面条[富强粉] | 100 | 109 | 2.7 | 0.2 | 24.2 | 蒜头[酱] | 73 | 104 | 4.4 | 0.1 | 21.3 |
| 米饭[蒸籼米] | 100 | 114 | 2.5 | | 25.6 | 雪里红[腌] | 100 | 25 | 2.4 | | 3.3 |
| 米饭[蒸粳米] | 100 | 117 | 2.6 | 0.3 | 26 | 榨菜 | 100 | 29 | 2.2 | 0.3 | 4.4 |
| 米粥[粳米] | 100 | 46 | 1.1 | 0.3 | 9.8 | 菌藻类 | | | | | |
| 糜子米[炒米] | 100 | 374 | 8.1 | 2.6 | 79.5 | 草菇 | 100 | 23 | 2.7 | 0.2 | 2.7 |
| 糯米[优糯米] | 100 | 344 | 9 | 1 | 74.7 | 大红菇 | 100 | 200 | 24.4 | 2.8 | 19.3 |
| 荞麦 | 100 | 324 | 9.3 | 2.3 | 66.5 | 海带(浸) | 100 | 14 | 1.1 | 0.1 | 2.1 |
| 青稞 | 100 | 298 | 10.2 | 1.2 | 61.6 | 海带(鲜) | 100 | 17 | 1.2 | 0.1 | 1.6 |
| 烧饼[糖] | 100 | 302 | 8 | 2.1 | 62.7 | 黄蘑 | 89 | 166 | 16.4 | 1.5 | 21.8 |

续表

| 食物名称 | 食部 | 热能 | 蛋白质 | 脂肪 | 碳水化合物 | 食物名称 | 食部 | 热能 | 蛋白质 | 脂肪 | 碳水化合物 |
|---|---|---|---|---|---|---|---|---|---|---|---|
| 沙子面 | 100 | 362 | 9.9 | 1.1 | 78.2 | 金针菇智力菇 | 100 | 26 | 2.4 | 0.4 | 3.3 |
| 通心面通心粉 | 100 | 350 | 11.9 | 0.1 | 75.4 | 蘑菇(鲜)鲜蘑 | 99 | 20 | 2.7 | 0.1 | 2 |
| 五谷香 | 100 | 377 | 9.9 | 2.6 | 78.4 | 木耳黑木耳 | 100 | 205 | 12.1 | 1.5 | 35.7 |
| 小麦[龙麦] | 100 | 352 | 12 | 0 | 76.1 | 木耳[水发] | 100 | 21 | 1.5 | 0.2 | 3.4 |
| 小麦粉特二粉 | 100 | 349 | 10.4 | 1.1 | 74.3 | 平菇[鲜] | 93 | 20 | 1.9 | 0.3 | 2.3 |
| 标准粉 | 100 | 344 | 11.2 | 1.5 | 71.5 | 苔菜 | 100 | 148 | 19 | 0.4 | 17.2 |
| 富强粉 | 100 | 350 | 10.3 | 1.1 | 74.6 | 香菇[干] | 95 | 211 | 20 | 1.2 | 30.1 |
| 小米 | 100 | 358 | 9 | 3.1 | 73.5 | 香菇[鲜] | 100 | 19 | 2.2 | 0.3 | 1.9 |
| 小米粥 | 100 | 46 | 1.4 | 0.7 | 8.4 | 紫菜 | 100 | 207 | 26.7 | 1.1 | 22.5 |
| 燕麦片 | 100 | 367 | 15 | 6.7 | 61.6 | 鲜果类 | | | | | |
| 薏米[回回米] | 100 | 357 | 12.8 | 3.3 | 69.1 | 芭蕉甘蕉板蕉 | 68 | 109 | 1.2 | 0.1 | 25.8 |
| 油饼 | 100 | 399 | 7.9 | 22.9 | 40.4 | 菠萝 | 68 | 41 | 0.5 | 0.1 | 9.5 |
| 莜麦面 | 100 | 385 | 12.2 | 7.2 | 67.8 | 草莓[洋莓] | 97 | 30 | 1 | 0.2 | 6 |
| 油条 | 100 | 386 | 6.9 | 17.6 | 50.1 | 橙 | 74 | 47 | 0.8 | 0.2 | 10.5 |
| 玉米[白包谷] | 100 | 336 | 8.8 | 3.8 | 66.7 | 吊蛋 | 95 | 56 | 0.8 | 0.4 | 12.4 |
| 玉米[鲜包谷] | 46 | 106 | 4 | 1.2 | 19.9 | 番石榴鸡矢果 | 97 | 41 | 1.1 | 0.4 | 8.3 |
| 玉米罐头[笋] | 100 | 4 | 1.1 | 0.2 | 0 | 柑 | 77 | 51 | 0.7 | 0.2 | 11.5 |
| 玉米面[白] | 100 | 340 | 8 | 4.5 | 66.9 | 橄榄[白榄] | 80 | 49 | 0.8 | 0.2 | 11.1 |
| 玉米面[黄] | 100 | 340 | 8.1 | 3.3 | 69.6 | 甘蔗汁 | 100 | 64 | 0.4 | 0.1 | 15.4 |
| 玉米粥[即食] | 100 | 390 | 7.2 | 3.7 | 81.9 | 桂圆[鲜] | 50 | 70 | 1.2 | 0.1 | 16.2 |
| 糌粑[稞麦熟] | 100 | 257 | 4.1 | 13.1 | 30.7 | 桂圆[干] | 37 | 273 | 5 | 0.2 | 62.8 |
| 干豆类及制品 | | | | | | 海棠莆 | 100 | 286 | 0.6 | 0.2 | 70.4 |
| 扁豆[干] | 100 | 326 | 25.3 | 0.4 | 55.4 | 黑枣 | 98 | 228 | 1.7 | 0.3 | 54.7 |
| 蚕豆[带皮] | 100 | 304 | 24.6 | 1.1 | 49 | 红果[山楂] | 76 | 95 | 0.5 | 0.6 | 22 |
| 蚕豆[去皮] | 93 | 342 | 25.4 | 1.6 | 56.4 | 黄皮果 | 59 | 31 | 1.6 | 0.2 | 5.6 |
| 臭干 | 100 | 99 | 10.2 | 4.6 | 4.1 | 金糕 | 100 | 176 | 0.2 | 0 | 43.7 |
| 豆粕 | 100 | 310 | 42.6 | 2.1 | 30.2 | 金橘[金枣] | 89 | 55 | 1 | 0.2 | 12.3 |
| 豆腐 | 100 | 81 | 8.1 | 3.7 | 3.8 | 橘[芦柑] | 77 | 43 | 0.6 | 0.2 | 9.7 |
| 豆腐[内酯] | 100 | 49 | 5 | 1.9 | 2.9 | 李[子] | 91 | 36 | 0.7 | 0.2 | 7.8 |
| 豆腐[南] | 100 | 57 | 6.2 | 2.5 | 2.4 | 梨 | 75 | 32 | 0.4 | 0.1 | 7.3 |
| 豆腐[北] | 100 | 98 | 12.2 | 4.8 | 1.5 | 荔枝[鲜] | 73 | 70 | 0.9 | 0.2 | 16.1 |
| 豆腐干 | 100 | 140 | 16.2 | 3.6 | 10.7 | 芒果[檬果] | 60 | 32 | 0.6 | 0.2 | 7 |

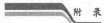

| 食物名称 | 食部 | 热能 | 蛋白质 | 脂肪 | 碳水化合物 | 食物名称 | 食部 | 热能 | 蛋白质 | 脂肪 | 碳水化合物 |
|---|---|---|---|---|---|---|---|---|---|---|---|
| 豆腐干[香干] | 100 | 147 | 15.8 | 7.8 | 3.3 | 柠檬 | 66 | 35 | 1.1 | 1.2 | 4.9 |
| 豆腐花 | 100 | 401 | 10 | 2.6 | 84.3 | 枇杷 | 62 | 39 | 0.8 | 0.2 | 8.5 |
| 豆腐卷 | 100 | 201 | 17.9 | 11.6 | 6.2 | 苹果 | 76 | 52 | 0.2 | 0.2 | 12.3 |
| 豆腐脑 | 100 | 10 | 1.9 | 0.8 | 0 | 葡萄 | 86 | 43 | 0.5 | 0.2 | 9.9 |
| 豆腐皮 | 100 | 409 | 44.6 | 17.4 | 18.6 | 葡萄干 | 100 | 341 | 2.5 | 0.4 | 81.8 |
| 豆腐丝 | 100 | 201 | 21.5 | 10.5 | 5.1 | 人参果 | 88 | 80 | 0.6 | 0.7 | 17.7 |
| 豆腐渣 | 100 | 35 | 3.2 | 0.8 | 3.7 | 桑葚 | 100 | 49 | 1.7 | 0.4 | 9.7 |
| 豆干尖 | 100 | 192 | 17.2 | 12 | 3.7 | 柿 | 87 | 71 | 0.4 | 0.1 | 17.1 |
| 豆浆 | 100 | 13 | 1.8 | 0.7 | 0 | 柿饼 | 97 | 250 | 1.8 | 0.2 | 60.2 |
| 豆浆粉 | 100 | 422 | 19.7 | 9.4 | 64.6 | 青皮石榴 | 55 | 61 | 1.2 | 0.2 | 13.6 |
| 豆奶 | 100 | 30 | 2.4 | 1.5 | 1.8 | 酸枣棘 | 52 | 278 | 3.5 | 1.5 | 62.7 |
| 豆沙 | 100 | 243 | 5.5 | 1.9 | 51 | 桃 | 86 | 48 | 0.9 | 0.1 | 10.9 |
| 腐乳[白) | 100 | 133 | 10.9 | 8.2 | 3.9 | 无花果 | 100 | 59 | 1.5 | 0.1 | 13 |
| 腐竹 | 100 | 459 | 44.6 | 21.7 | 21.3 | 香蕉 | 59 | 91 | 1.4 | 0.2 | 20.8 |
| 黑豆[黑大豆] | 100 | 381 | 36.1 | 15.9 | 23.3 | 杏 | 91 | 36 | 0.9 | 0.1 | 7.8 |
| 红豆馅 | 100 | 240 | 4.8 | 3.6 | 47.2 | 杨梅 | 82 | 28 | 0.8 | 0.2 | 5.7 |
| 花豆[红] | 100 | 317 | 19.1 | 1.3 | 57.2 | 杨桃 | 88 | 29 | 0.6 | 0.2 | 6.2 |
| 花豆[紫] | 97 | 315 | 17.2 | 1.4 | 58.4 | 椰子 | 33 | 231 | 4 | 12.1 | 26.6 |
| 黄豆[大豆] | 100 | 359 | 35.1 | 16 | 18.6 | 樱桃[野白刺] | 23 | 288 | 11.4 | 3.9 | 51.9 |
| 黄豆粉 | 100 | 418 | 32.8 | 18.3 | 30.5 | 樱桃 | 80 | 46 | 1.1 | 0.2 | 9.9 |
| 豇豆 | 100 | 322 | 19.3 | 1.2 | 58.5 | 柚[文旦] | 69 | 41 | 0.8 | 0.2 | 9.1 |
| 绿豆 | 100 | 316 | 21.6 | 0.8 | 55.6 | 油甘子 | 80 | 38 | 0.3 | 0.1 | 9 |
| 绿豆面 | 100 | 330 | 20.8 | 0.7 | 60 | 枣[鲜] | 87 | 122 | 1.1 | 0.3 | 28.6 |
| 卤干 | 100 | 336 | 14.5 | 16.7 | 31.8 | 枣[干] | 80 | 264 | 3.2 | 0.5 | 61.6 |
| 千张[百页] | 100 | 260 | 24.5 | 16 | 4.5 | 枣[干,大] | 88 | 298 | 2.1 | 0.4 | 71.6 |
| 青豆[青大豆] | 100 | 373 | 34.6 | 16 | 22.7 | 枣[金丝小枣] | 81 | 322 | 1.2 | 1.1 | 76.7 |
| 素火腿 | 100 | 211 | 19.1 | 13.2 | 3.9 | 枣[酒枣] | 91 | 145 | 1.6 | 0.2 | 34.3 |
| 素鸡 | 100 | 192 | 16.5 | 12.5 | 3.3 | 枣[蜜枣无核] | 100 | 320 | 1 | 0.1 | 78.9 |
| 素什锦 | 100 | 173 | 14 | 10.2 | 6.3 | 枣[蜜枣] | 100 | 321 | 1.3 | 0.2 | 78.6 |
| 豌豆 | 100 | 313 | 20.3 | 1.1 | 55.4 | 枣[密云小枣] | 92 | 214 | 3.9 | 0.8 | 47.9 |
| 小豆[赤] | 100 | 309 | 20.2 | 0.6 | 55.7 | 枣[沙枣] | 41 | 200 | 5.9 | 0.5 | 42.4 |
| 油豆腐[豆泡] | 100 | 244 | 17 | 17.6 | 4.3 | 枣[乌枣] | 59 | 228 | 3.7 | 0.5 | 52.2 |

续表

| 食物名称 | 食部 | 热能 | 蛋白质 | 脂肪 | 碳水化合物 | 食物名称 | 食部 | 热能 | 蛋白质 | 脂肪 | 碳水化合物 |
|---|---|---|---|---|---|---|---|---|---|---|---|
| 芸豆[红] | 100 | 314 | 21.4 | 1.3 | 54.2 | 中华猕猴桃 | 83 | 56 | 0.8 | 0.6 | 11.9 |
| 杂豆 | 100 | 316 | 8.2 | 1 | 68.6 | 白果 | 100 | 355 | 13.2 | 1.3 | 72.6 |
| 鲜豆类 | | | | | | 白果[干]银杏 | 67 | 355 | 13.2 | 1.3 | 72.6 |
| 扁豆 | 91 | 37 | 2.7 | 0.2 | 6.1 | 核桃[干]胡桃 | 43 | 627 | 14.9 | 58.8 | 9.6 |
| 蚕豆 | 31 | 104 | 8.8 | 0.4 | 16.4 | 核桃[鲜] | 43 | 327 | 12.8 | 29.9 | 1.8 |
| 刀豆 | 92 | 35 | 3.1 | 0.2 | 5.3 | 花生[生] | 53 | 298 | 12.1 | 25.4 | 5.2 |
| 豆角 | 96 | 30 | 2.5 | 0.2 | 4.6 | 花生仁[生] | 100 | 563 | 25 | 44.3 | 16 |
| 荷兰豆 | 88 | 27 | 2.5 | 0.3 | 3.5 | 葵花子[生] | 50 | 597 | 23.9 | 49.9 | 13 |
| 黄豆芽 | 100 | 44 | 4.5 | 1.6 | 3 | 栗子[鲜]板栗 | 80 | 185 | 4.2 | 0.7 | 40.5 |
| 豇豆 | 97 | 29 | 2.9 | 0.3 | 3.6 | 南瓜子[炒] | 68 | 574 | 36 | 46.1 | 3.8 |
| 豇豆[长] | 98 | 29 | 2.7 | 0.2 | 4 | 山核桃[熟] | 30 | 596 | 7.9 | 50.8 | 26.8 |
| 绿豆芽 | 100 | 18 | 2.1 | 0.1 | 2.1 | 山核桃[干] | 24 | 601 | 18 | 50.4 | 18.8 |
| 龙豆 | 98 | 32 | 3.7 | 0.5 | 3.1 | 西瓜子[炒] | 43 | 573 | 32.7 | 44.8 | 9.7 |
| 毛豆[青豆] | 53 | 123 | 13.1 | 5 | 6.5 | 西瓜子仁 | 100 | 555 | 32.4 | 45.9 | 3.2 |
| 四季豆[菜豆] | 96 | 28 | 2 | 0.4 | 4.2 | 杏仁 | 100 | 514 | 24.7 | 44.8 | 2.9 |
| 豌豆 | 42 | 105 | 7.4 | 0.3 | 18.2 | 榛子[干] | 27 | 542 | 20 | 44.8 | 14.7 |
| 豌豆苗 | 98 | 29 | 3.1 | 0.6 | 2.8 | 畜肉类及制品 | | | | | |
| 油豆角 | 99 | 22 | 2.4 | 0.3 | 2.3 | 肠[茶肠] | 100 | 329 | 9 | 29.6 | 6.7 |
| 芸豆 | 96 | 25 | 0.8 | 0.1 | 5.3 | 叉烧肉 | 100 | 279 | 23.8 | 16.9 | 7.9 |
| 根茎类及制品 | | | | | | 方腿 | 100 | 117 | 16.2 | 5 | 1.9 |
| 百合 | 82 | 162 | 3.2 | 0.1 | 37.1 | 狗肉 | 80 | 116 | 16.8 | 4.6 | 1.8 |
| 百合[干] | 100 | 342 | 6.7 | 0.5 | 77.8 | 金华火腿 | 100 | 318 | 16.4 | 28 | 0 |
| 荸荠[马蹄] | 78 | 59 | 1.2 | 0.2 | 13.1 | 酱驴肉 | 100 | 160 | 33.7 | 2.8 | 0 |
| 百合[脱水] | 100 | 343 | 8.1 | 0.1 | 77.4 | 酱牛肉 | 100 | 246 | 31.4 | 11.9 | 3.2 |
| 慈姑[白地果] | 89 | 94 | 4.6 | 0.2 | 18.5 | 酱羊肉 | 100 | 272 | 25.4 | 13.7 | 11.8 |
| 甘薯[红心] | 90 | 99 | 1.1 | 0.2 | 23.1 | 腊肉(培根) | 100 | 181 | 22.3 | 9 | 2.6 |
| 甘薯[白心] | 86 | 104 | 1.4 | 0.2 | 24.2 | 驴肉[瘦] | 100 | 116 | 21.5 | 3.2 | 0.4 |
| 甘薯粉 | 100 | 336 | 2.7 | 0.2 | 80.8 | 牛肉[肥,瘦] | 100 | 190 | 18.1 | 13.4 | 0 |
| 胡萝卜[红] | 96 | 37 | 1 | 0.2 | 7.7 | 牛肉[瘦] | 100 | 106 | 20.2 | 2.3 | 1.2 |
| 胡萝卜[黄] | 97 | 43 | 1.4 | 0.2 | 8.9 | 牛肉干 | 100 | 550 | 45.6 | 40 | 1.9 |
| 莴笋 | 77 | 25 | 1.7 | 0.2 | 4.2 | 牛肉松 | 100 | 445 | 8.2 | 15.7 | 67.7 |
| 姜 | 95 | 41 | 1.3 | 0.6 | 7.6 | 兔肉 | 100 | 102 | 19.7 | 2.2 | 0.9 |

续表

| 食物名称 | 食部 | 热能 | 蛋白质 | 脂肪 | 碳水化合物 | 食物名称 | 食部 | 热能 | 蛋白质 | 脂肪 | 碳水化合物 |
|---|---|---|---|---|---|---|---|---|---|---|---|
| 凉薯 | 91 | 55 | 0.9 | 0.1 | 12.6 | 午餐肉 | 100 | 229 | 9.4 | 15.9 | 12 |
| 萝卜 | 94 | 20 | 0.8 | 0.1 | 4 | 羊肝 | 100 | 134 | 17.9 | 3.6 | 7.4 |
| 萝卜[心里美] | 88 | 21 | 0.8 | 0.2 | 4.1 | 羊肉[肥瘦] | 90 | 198 | 19 | 14.1 | 0 |
| 土豆 | 94 | 76 | 2 | 0.2 | 16.5 | 羊肉[瘦] | 90 | 118 | 20.5 | 3.9 | 0.2 |
| 土豆粉 | 100 | 337 | 7.2 | 0.5 | 76 | 羊肉[熟] | 100 | 215 | 23.2 | 13.8 | 0 |
| 魔芋精粉 | 100 | 37 | 4.6 | 0.1 | 4.4 | 羊肉串[电烤] | 100 | 234 | 26.4 | 11.6 | 6 |
| 藕粉 | 100 | 372 | 0.2 | 0 | 92.9 | 猪大肠 | 100 | 191 | 6.9 | 18.7 | 0 |
| 藕[莲藕] | 88 | 70 | 1.9 | 0.2 | 15.2 | 猪胆肝 | 100 | 336 | 44.2 | 6.4 | 25.3 |
| 山药 | 83 | 56 | 1.9 | 0.2 | 11.6 | 猪大排 | 68 | 264 | 18.3 | 20.4 | 1.7 |
| 山药[干] | 100 | 324 | 9.4 | 1 | 69.4 | 猪耳 | 100 | 190 | 22.5 | 11.1 | 0 |
| 洋姜 | 100 | 56 | 2.4 | 0 | 11.5 | 猪肺 | 97 | 84 | 12.2 | 3.9 | 0.1 |
| 玉兰片 | 100 | 43 | 2.6 | 0.4 | 7.3 | 猪肝 | 99 | 129 | 19.3 | 3.5 | 5 |
| 芋头 | 24 | 79 | 2.2 | 0.2 | 17.1 | 猪肉[肥] | 100 | 816 | 2.4 | 90.4 | 0 |
| 竹笋 | 63 | 19 | 2.6 | 0.2 | 1.8 | 猪肉[肥瘦] | 100 | 395 | 13.2 | 37 | 2.4 |
| 嫩叶、茎、花类 | | | | | | 猪肉[后臀尖] | 97 | 331 | 14.6 | 30.8 | 0 |
| 白菜[大白菜] | 92 | 21 | 1.7 | 0.2 | 3.1 | 猪肉[瘦] | 100 | 143 | 20.3 | 6.2 | 1.5 |
| 白菜苔[菜心] | 84 | 25 | 2.8 | 0.5 | 2.3 | 猪肉松 | 100 | 396 | 23.4 | 11.5 | 49.7 |
| 菠菜 | 89 | 24 | 2.6 | 0.3 | 2.8 | 猪蹄(熟) | 43 | 260 | 23.6 | 17 | 3.2 |
| 菜花 | 82 | 24 | 2.1 | 0.2 | 3.4 | 猪蹄筋 | 100 | 156 | 35.3 | 1.4 | 0.5 |
| 菜节[油菜心] | 93 | 20 | 1.9 | 0.6 | 1.8 | 禽肉及制品 | | | | | |
| 葱头[洋葱] | 90 | 39 | 1.1 | 0.2 | 8.1 | 鹌鹑 | 58 | 110 | 20.2 | 3.1 | 0.2 |
| 大白菜青白口 | 83 | 15 | 1.4 | 0.1 | 2.1 | 扒鸡 | 66 | 215 | 29.6 | 11 | 0 |
| 大白菜[酸] | 100 | 14 | 1.1 | 0.2 | 1.9 | 北京烤鸭 | 80 | 436 | 16.6 | 38.4 | 6 |
| 大白菜[小白] | 85 | 14 | 1.3 | 0.1 | 1.9 | 鹅 | 63 | 245 | 17.9 | 19.9 | 0 |
| 大葱[鲜] | 82 | 30 | 1.7 | 0.3 | 5.2 | 鸽 | 42 | 201 | 16.5 | 14.2 | 1.7 |
| 大蒜[蒜头] | 85 | 126 | 4.5 | 0.2 | 26.5 | 鸡 | 66 | 167 | 19.3 | 9.4 | 1.3 |
| 枸杞菜 | 49 | 44 | 5.6 | 1.1 | 2.9 | 鸡翅 | 69 | 194 | 17.4 | 11.8 | 4.6 |
| 观达菜[恭菜] | 83 | 14 | 1.7 | 0.3 | 1.1 | 鸡肝 | 100 | 121 | 16.6 | 4.8 | 2.8 |
| 红菜苔 | 52 | 29 | 2.9 | 0 | 4.3 | 鸡腿 | 69 | 181 | 16.4 | 13 | 0 |
| 红胡萝卜缨 | 100 | 73 | 1.7 | 0.4 | 15.7 | 鸡胸脯肉 | 100 | 133 | 19.4 | 5 | 2.5 |
| 茭白 | 74 | 23 | 1.2 | 0.2 | 4 | 鸭 | 68 | 240 | 15.5 | 19.7 | 0.2 |
| 芥蓝[甘蓝菜] | 78 | 19 | 2.8 | 0.4 | 1 | 炸鸡[肯德基] | 70 | 279 | 20.3 | 17.3 | 10.5 |

续表

| 食物名称 | 食部 | 热能 | 蛋白质 | 脂肪 | 碳水化合物 | 食物名称 | 食部 | 热能 | 蛋白质 | 脂肪 | 碳水化合物 |
|---|---|---|---|---|---|---|---|---|---|---|---|
| 青菜头 | 92 | 5 | 1.3 | 0.2 | 0 | 乳类及制品 | | | | | |
| 金针菜[黄花] | 98 | 199 | 19.4 | 1.4 | 27.2 | 白脱[牛油] | 100 | 742 | 0 | 82.7 | 0 |
| 韭菜 | 90 | 26 | 2.4 | 0.4 | 3.2 | 冰淇淋粉 | 100 | 396 | 14.5 | 3.5 | 76.7 |
| 韭黄 | 88 | 22 | 2.3 | 0.2 | 2.7 | 黄油 | 100 | 892 | 1.4 | 98.8 | 0 |
| 苦菜 | 100 | 35 | 2.8 | 0.6 | 4.6 | 奶酪[干酪] | 100 | 328 | 25.7 | 23.5 | 3.5 |
| 青萝卜缨 | 100 | 32 | 3.1 | 0.1 | 4.7 | 奶油 | 100 | 720 | 2.5 | 78.6 | 0.7 |
| 落葵[木耳菜] | 76 | 20 | 1.6 | 0.3 | 2.8 | 牛乳 | 100 | 54 | 3 | 3.2 | 3.4 |
| 芦笋[龙须菜] | 90 | 18 | 1.4 | 0.1 | 3 | 牛乳粉[全脂] | 100 | 478 | 20.1 | 21.2 | 51.7 |
| 马兰头 | 100 | 25 | 2.4 | 0.4 | 3 | 酸奶 | 100 | 72 | 2.5 | 2.7 | 9.3 |
| 苜蓿[金花菜] | 100 | 60 | 3.9 | 1 | 8.8 | 羊乳粉[全脂] | 100 | 498 | 18.8 | 25.2 | 49 |
| 瓢儿白[菜] | 79 | 15 | 1.7 | 0.2 | 1.6 | 蛋类 | | | | | |
| 荠菜[野荠] | 65 | 11 | 0.7 | 0.2 | 1.5 | 鹌鹑蛋[五香] | 89 | 152 | 11.6 | 11.7 | 0 |
| 荠菜[蓟菜] | 88 | 27 | 2.9 | 0.4 | 3 | 鹅蛋 | 87 | 196 | 11.1 | 15.6 | 2.8 |
| 生菜[白苣] | 66 | 14 | 0.8 | 0.1 | 2.5 | 鸡蛋[红皮] | 88 | 156 | 12.8 | 11.1 | 1.3 |
| 芹菜[茎] | 67 | 20 | 1.2 | 0.2 | 3.3 | 鸡蛋黄 | 100 | 328 | 15.2 | 28.2 | 3.4 |
| 芹菜[水芹菜] | 60 | 13 | 1.4 | 0.2 | 1.3 | 松花蛋[鸭] | 90 | 171 | 14.2 | 10.7 | 4.5 |
| 芹菜[叶] | 100 | 31 | 2.6 | 0.6 | 3.7 | 鸭蛋[咸] | 88 | 190 | 12.7 | 12.7 | 6.3 |
| 青蒜 | 84 | 30 | 2.4 | 0.3 | 4.5 | 鱼类 | | | | | |
| 生菜[花叶] | 94 | 13 | 1.3 | 0.3 | 1.3 | 鲅鱼[燕鲅鱼] | 80 | 122 | 21.2 | 3.1 | 2.2 |
| 蒜黄 | 97 | 21 | 2.5 | 0.2 | 2.4 | 鳊鱼[武昌鱼] | 59 | 135 | 18.3 | 6.3 | 1.2 |
| 蒜苗[薹] | 82 | 37 | 2.1 | 0.4 | 6.2 | 草鱼[草包鱼] | 58 | 112 | 16.6 | 5.2 | 0 |
| 汤菜 | 86 | 22 | 1.8 | 0.5 | 2.6 | 鲳鱼[平鱼] | 70 | 142 | 18.5 | 7.8 | 0 |
| 茼蒿[蓬蒿菜] | 82 | 21 | 1.9 | 0.3 | 2.7 | 大麻哈鱼 | 72 | 143 | 17.2 | 8.6 | 0 |
| 空心菜 | 76 | 20 | 2.2 | 0.3 | 2.2 | 桂鱼 | 61 | 117 | 19.9 | 4.2 | 0 |
| 乌菜[塌棵菜] | 89 | 25 | 2.6 | 0.4 | 2.8 | 黄鳝[鳝鱼] | 67 | 89 | 18 | 1.4 | 1.2 |
| 莴苣[莴笋] | 62 | 14 | 1 | 0.1 | 2.2 | 鲫鱼 | 54 | 108 | 17.1 | 2.7 | 3.8 |
| 莴笋叶 | 89 | 18 | 1.4 | 0.2 | 2.6 | 鲤鱼 | 54 | 109 | 17.6 | 4.1 | 0.5 |
| 苋菜[青] | 74 | 25 | 2.8 | 0.3 | 2.8 | 罗非鱼 | 55 | 98 | 18.4 | 1.5 | 2.8 |
| 苋菜[紫] | 73 | 31 | 2.8 | 0.4 | 4.1 | 鲈鱼 | 58 | 100 | 18.6 | 3.4 | 0 |
| 香椿 | 76 | 47 | 1.7 | 0.4 | 9.1 | 青鱼 | 63 | 116 | 20.1 | 4.2 | 0.2 |
| 小白菜 | 81 | 15 | 1.5 | 0.3 | 1.6 | 小黄鱼 | 63 | 99 | 17.9 | 3 | 0.1 |
| 小葱 | 73 | 24 | 1.6 | 0.4 | 3.5 | 鳕鱼[明太] | 45 | 88 | 20.4 | 0.5 | 0.5 |

续表

| 食物名称 | 食部 | 热能 | 蛋白质 | 脂肪 | 碳水化合物 | 食物名称 | 食部 | 热能 | 蛋白质 | 脂肪 | 碳水化合物 |
|---|---|---|---|---|---|---|---|---|---|---|---|
| 绿菜花 | 83 | 33 | 4.1 | 0.6 | 2.7 | 蛏子 | 57 | 40 | 7.3 | 0.3 | 2.1 |
| 西洋菜水田芥 | 73 | 17 | 2.9 | 0.5 | 0.3 | 淡菜[干] | 100 | 355 | 47.8 | 9.3 | 20.1 |
| 雪里红 | 94 | 24 | 2 | 0.4 | 3.1 | 淡菜[鲜] | 49 | 80 | 11.4 | 1.7 | 4.7 |
| 油菜 | 87 | 23 | 1.8 | 0.5 | 2.7 | 干贝 | 100 | 264 | 55.6 | 2.4 | 5.1 |
| 油菜苔 | 82 | 20 | 3.2 | 0.4 | 1 | 海参 | 93 | 262 | 50.2 | 4.8 | 4.5 |
| 圆白菜 | 86 | 22 | 1.5 | 0.2 | 3.6 | 海蜇头 | 100 | 74 | 6 | 0.3 | 11.8 |
| 香菜 | 81 | 31 | 1.8 | 0.4 | 5 | 蛤蜊 | 45 | 31 | 5.8 | 0.4 | 1.1 |
| 榆钱 | 100 | 36 | 4.8 | 0.4 | 3.3 | 鲜贝 | 100 | 77 | 15.7 | 0.5 | 2.5 |
| 瓜类 | | | | | | 鱿鱼[水浸] | 98 | 75 | 18.3 | 0.8 | 0 |
| 白瓜 | 83 | 10 | 0.9 | 0 | 1.7 | 对虾 | 61 | 93 | 18.6 | 0.8 | 2.8 |
| 白兰瓜 | 55 | 21 | 0.6 | 0.1 | 4.5 | 海虾 | 51 | 79 | 16.8 | 0.6 | 1.5 |
| 菜瓜 | 88 | 18 | 0.6 | 0.2 | 3.5 | 河虾 | 86 | 84 | 16.4 | 2.4 | 0 |
| 冬瓜 | 80 | 11 | 0.4 | 0.2 | 1.9 | 虾皮 | 100 | 153 | 30.7 | 2.2 | 2.5 |
| 方瓜 | 82 | 13 | 0.8 | 0 | 2.5 | 蟹[海蟹] | 55 | 95 | 13.8 | 2.3 | 4.7 |
| 佛手瓜 | 100 | 16 | 1.2 | 0.1 | 2.6 | 蟹[河蟹] | 42 | 103 | 17.5 | 2.6 | 2.3 |
| 哈密瓜 | 71 | 34 | 0.5 | 0.1 | 7.7 | 油脂类 | | | | | |
| 黄瓜 | 92 | 15 | 0.8 | 0.2 | 2.4 | 菜子油 | 100 | 899 | 0 | 99.9 | 0 |
| 黄河蜜瓜 | 56 | 5 | 0.4 | 0 | 0.8 | 豆油 | 100 | 899 | 0 | 99.9 | 0 |
| 葫芦[长瓜] | 87 | 14 | 0.7 | 0.1 | 2.7 | 花生油 | 100 | 899 | 0 | 99.9 | 0 |
| 金丝瓜 | 80 | 37 | 3.3 | 2 | 1.4 | 芝麻油[香油] | 100 | 898 | 0 | 99.7 | 0.2 |
| 苦瓜（凉瓜） | 81 | 19 | 1 | 0.1 | 3.5 | 酒类及其他 | | | | | |
| 灵蜜瓜 | 71 | 6 | 1.2 | 0.1 | 0 | 崇明老白酒 | 0 | 1 | 0 | 0 | |
| 木瓜 | 86 | 27 | 0.4 | 0.1 | 6.2 | 二锅头(58度) | 58 | 352 | 0 | 0 | 0 |
| 南瓜[倭瓜] | 85 | 22 | 0.7 | 0.1 | 4.5 | 白葡萄酒11度 | 11 | 62 | 0.1 | 0 | 0 |
| 蛇瓜[蛇豆] | 89 | 15 | 1.5 | 0.1 | 1.7 | 红葡萄酒12度 | 12 | 68 | 0.1 | 0 | 0 |
| 丝瓜 | 83 | 20 | 1 | 0.2 | 3.6 | 黄酒 | 6 | 31 | 0 | 0 | 0 |
| 笋瓜[生瓜] | 91 | 12 | 0.5 | 0 | 2.4 | 啤酒 | 6 | 31 | 0 | 0 | 0 |
| 甜瓜[香瓜] | 78 | 26 | 0.4 | 0.1 | 5.8 | 白砂糖 | 100 | 400 | 0 | 0 | 99.9 |
| 小西胡瓜 | 79 | 22 | 0.7 | 0 | 4.8 | 蜂蜜 | 100 | 321 | 0.4 | 1.9 | 75.6 |
| 西瓜 | 59 | 34 | 0.5 | 0 | 7.9 | 红糖 | 100 | 389 | 0.7 | 0 | 96.6 |
| 茄果类 | | | | | | 土豆粉 | 100 | 337 | 1.2 | 0.5 | 82 |
| 西葫芦 | 73 | 18 | 0.8 | 0.2 | 3.2 | 茨粉 | 100 | 346 | 1.5 | 0 | 85 |

| 食物名称 | 食部 | 热能 | 蛋白质 | 脂肪 | 碳水化合物 | 食物名称 | 食部 | 热能 | 蛋白质 | 脂肪 | 碳水化合物 |
|---|---|---|---|---|---|---|---|---|---|---|---|
| 籽瓜 | 46 | 4 | 0.2 | 0.3 | 0.1 | 粉丝 | 100 | 335 | 0.8 | 0.2 | 82.6 |
| 长茄子 | 96 | 19 | 1 | 0.1 | 3.5 | 粉条 | 100 | 337 | 0.5 | 0.1 | 83.6 |
| 柿子椒 | 82 | 22 | 1 | 0.2 | 4 | 凉粉 | 100 | 37 | 0.2 | 0.3 | 8.3 |
| 西红柿 | 97 | 19 | 0.9 | 0.2 | 3.5 | 藕粉 | 100 | 372 | 0.2 | 0 | 92.9 |
| 番茄酱[罐头] | 100 | 81 | 4.9 | 0.2 | 14.8 | 花生酱 | 100 | 594 | 6.9 | 53 | 22.3 |
| 五香粉 | 100 | 348 | 1 | 8 | 68 | 酱油 | 100 | 63 | 5.6 | 0.1 | 9.9 |
| | | | | | | 味精 | 100 | 268 | 40.1 | 0.2 | 26.5 |

# 附录二　常见水产品营养价值及特殊功效

## 常见水产品营养价值及特殊功效

| 品名 | 简介 | 功效 | 特别提醒 |
|---|---|---|---|
| 鲤鱼 | 体态肥壮艳丽,肉质细嫩鲜美,是人们日常喜爱食用并且很熟悉的水产品。逢年过节,餐桌上都少不了它,取其"年年有余"、"鱼跃龙门"之意,增添喜庆气氛 | 有滋补健胃、利水消肿、通乳、清热解毒、止咳下气的功效。对各种水肿、浮肿、腹胀、少尿、黄疸、乳汁不通皆有益 | 发物,有慢性病者不宜食用 |
| 泥鳅 | 又名"鳅鱼"。形似黄鳝而较黄鳝为小,初夏食之最佳。泥鳅含多种营养成分,泥鳅不但肉质鲜美,而且营养丰富,历来是一种高蛋白、低脂肪的食养珍品。它既能作为餐桌上的美食,又有很高的药用价值 | 有利于人体抵抗血管衰老。中医认为:泥鳅味甘性平,入脾、肝、肾三经,有补中益气、祛湿利尿、强精补血功效,治疗急慢性肝,四肢乏力,阳痿,痔疮等症的辅助佳品。还用于治肝炎,可取泥鳅若干条,烘干研末,每次10克,白糖调服,每天3次,饭后服,小儿酌减甚良。煮新鲜泥鳅服食可治阳痿早泄。泥鳅与荷叶煮汤饮服,可治疗糖尿病消渴饮水无度。泥鳅同豆腐煮食,可治湿热黄疸、小便不利。常食泥鳅,对预防小儿病及老年性骨折、骨质疏松症大有裨益。治痔疮,可用泥鳅煮食。治营养不良性水肿,可取泥鳅同黄豆炖烂食用甚佳 | |
| 草鱼 | 又称鲩鱼。草鱼肉质细嫩,骨刺少,营养丰富,并且很适合切花刀制作菊花鱼等造型菜,深受大家喜爱 | 草鱼含有丰富的不饱和脂肪酸,对血液循环有利。是心血管病人的良好食物。草鱼肉嫩而不腻,可以开胃、滋补。草鱼含有丰富的硒元素,经常食用有抗衰老、养颜的功效,而且对肿瘤也有一定的防治作用 | 草鱼肉若吃得太多,有可能诱发各种疮疥 |
| 鲫鱼 | 俗称鲫瓜子,它肉味鲜美,肉质细嫩,极为可口。特点是营养素全面,含糖分多,脂肪少 | 营养价值极高,是肝肾疾病、心脑血管疾病患者的良好蛋白质来源。经常食用,可补充营养,增强抗病能力。鲫鱼有健脾利湿、和中开胃、活血通络、温中下气之功效。对脾胃虚弱、水肿、溃疡、气管炎、哮喘、糖尿病有很好的滋补食疗作用。民间常给产后妇女炖食鲫鱼汤,既可以补虚,又有通乳催奶的作用。先天不足,后天失调,以及手术后、病后体虚形弱者,经常吃一些鲫鱼是很有益的。肝炎、肾炎、高血压、心脏病、慢性支气管炎等疾病的患者也可以经常食用,以补营养,增强抗病能力。鲫鱼子能补肝养目,鲫鱼脑有健脑益智作用 | 清蒸或煮汤营养效果最佳;若经煎炸则上述的功效会大打折扣。冬令时节食之最佳。平素用鲫鱼与豆腐搭配炖汤营养最佳。鱼子中胆固醇含量较高,故中老年人和高血脂、高胆固醇者应忌食 |

| 品名 | 简介 | 功效 | 特别提醒 |
|------|------|------|----------|
| 胖头鱼 | 学名鳙鱼，又叫大头鱼，有的地方把它与鲢鱼统称为花鲢，是我国著名的四大家鱼之一。头大而肥，肉质雪白细嫩。属高蛋白、低脂肪、低胆固醇鱼类 | 对心血管系统有保护作用，胖头鱼富含磷脂及可改善记忆力的脑垂体后叶素，特别是其头部的脑髓含量很高，经常食用，能暖胃、祛头眩、益智商、助记忆，延缓衰老。经常吃些胖头鱼还能起到润泽皮肤的美容作用。胖头鱼肉还有疏肝解郁、健脾利肺、补虚弱、祛风寒、益筋骨的作用，咳嗽、水肿，肝炎、眩晕、肾炎、小便不利和身体 | 鱼胆有毒不要食用。凡有瘙痒性皮肤病以及有内热、荨麻疹、癣病者应少食。胖头鱼食用过多容易引发疮疥 |
| 鳜鱼 | 又称作花鲫鱼。肉质细嫩丰满，肥厚鲜美，内部无胆少刺，春季的鳜鱼最为肥美，被称为"春令时鲜" | 鳜鱼具有补气益脾的滋补功效。富含各种营养成分，肉质细嫩，极易消化。对儿童，吃鳜鱼有"杀痨虫"的作用，也就是说有利于肺结核病人的康复。鳜鱼肉的热量不高，而且富含抗氧化成分，对于贪恋美味、想美容又怕肥胖的女士是极佳的选择。对老人及体弱、脾胃消化功能不佳的人来说，吃鳜鱼既能补虚，又不必担心消化困难 | 患有哮喘、咯血的病人不宜食用 |
| 鲈鱼 | 又称花鲈、寨花、鲈板、四鳃鱼等，肉质白嫩、清香，没有腥味，肉为蒜瓣形，最宜清蒸、红烧或炖汤。尤其是秋末冬初，成熟的鲈鱼特别肥美，鱼体内积累的营养物质也最丰富，所以是吃鲈鱼的最好时令 | 具有补肝肾、益脾胃、化痰止咳之效，对肝肾不足的人有良好的补益作用。鲈鱼还可治胎动不安、产后少乳等症。准妈妈和产后妇女吃鲈鱼是一种既补身，又不会造成营养过剩而导致肥胖的营养食物，是健身补血、健脾益气和益体安康的佳品。另外，鲈鱼血中含有较多的铜元素。铜能维持神经系统的正常功能并参与数种物质代谢的关键酶的功能发挥。铜元素缺乏的人可食用鲈鱼来补充 | |
| 鲇鱼 | 又称作胡子鲇、黏鱼、塘虱鱼、生仔鱼。此鱼的显著特征是周身无鳞，身体表面多黏液，头扁口阔，上下颌有四根胡须。鲇鱼的最佳食用季节在仲春和仲夏之间 | 不仅像其他鱼一样含有丰富的营养，而且肉质细嫩、美味浓郁、刺少、开胃、易消化，特别适合老人和儿童。鲇鱼含有的蛋白质和脂肪较多，对体弱虚损、营养不良之人有较好的食疗作用。是催乳的佳品，并有滋阴养血、补中气、开胃、利尿的作用，是妇女产后食疗滋补的必选食物。鲇鱼药食俱佳，以炖煮最宜。鲇鱼体表黏液丰富，宰杀后放入沸水中烫一下，再用清水洗净，即可去掉黏液 | 鲇鱼与牛羊油和牛肝、鹿肉同食，或与中药荆芥同食，有可能对健康不利。鲇鱼也是发物，有痼疾、疮疡者要慎食 |

| 品名 | 简介 | 功效 | 特别提醒 |
|---|---|---|---|
| 甲鱼 | 学名鳖，又称水鱼、团鱼、鼋鱼，是人们喜爱的滋补水产佳肴。它无论蒸煮、清炖，还是烧卤、煎炸，都风味香浓，营养丰富 | 具有较高的药用食疗价值。甲鱼肉及其提取物能有效地预防和抑制肝癌、胃癌、急性淋巴性白血病，并用于防治因放疗、化疗引起的虚弱、贫血、白细胞减少等症。甲鱼亦有较好的净血作用，常食者可降低血胆固醇，因而对高血压、冠心病患者有益。甲鱼还能"补劳伤，壮阳气，大补阴之不足"。食甲鱼对肺结核、贫血、体质虚弱等多种病患亦有一定的辅助疗效 | 肠胃功能虚弱、消化不良的人应慎吃，尤其是患有肠胃炎、胃溃疡、胆囊炎等消化系统疾病患者不宜食用。失眠、孕妇及产后泄泻也不宜食，以免吃后引发胃肠不适等症或产生其他副作用。时下盛行的生甲鱼血和胆汁配酒，会使饮用者中毒或罹患严中贫血症 |
| 带鱼 | 又称刀鱼、裙带鱼、白带鱼，因其身体扁长形似带子而得名，以山东舟山产的为最佳 | 肉肥刺少，味道鲜美，营养丰富，鲜食、腌制、冷冻均可，深受群众欢迎。脂肪含量高于一般鱼类，且多为不饱和脂肪酸，这种脂肪酸的碳链较长，具有降低胆固醇的作用。带鱼全身的鳞和银白色油脂层中还含有一种抗癌成分——硫代鸟嘌呤，对辅助治疗白血病、胃癌、淋巴肿瘤等有益。经常食用带鱼，具有补益五脏的功效。带鱼含有丰富的镁元素，对心血管系统有很好的保护作用，有利于预防高血压、心肌梗死等心血管疾病。常吃带鱼还有养肝补血、泽肤养发健美的功效 | 腥气较重，不适合清蒸，以红烧或糖醋为佳。患有疥疮、湿疹等皮肤病或皮肤过敏者应慎食，且一次也不宜食之过多 |
| 黄鱼 | 有大小黄鱼之分，又名黄花鱼，鱼头中有两颗坚硬的石头，叫鱼脑石，故又名"石首鱼"。大黄鱼又称大鲜、大黄花、桂花黄鱼；小黄鱼又称小鲜、小黄花、小黄瓜鱼。大小黄鱼和带鱼一起被称为我国三大海产。夏季端阳节前后是大黄鱼的主要汛期，清明至谷雨则是小黄鱼的主要汛期，此时的黄鱼身体肥美，鳞色金黄，发育达到顶点，最具食用价值 | 含有丰富的蛋白质、微量元素和维生素，对人体有很好的补益作用，对体质虚弱者和中老年人来说，食用黄鱼会收到很好的食疗效果。黄鱼含有丰富的微量元素硒，能清除人体代谢产生的自由基，能延缓衰老，并对各种癌症有防治功效。中医认为，黄鱼有健脾开胃、安神止痢、益气填精之功效，对贫血、失眠、头晕、食欲不振及妇女产后体虚有良好疗效 | 发物，哮喘病人和过敏体质的人应慎食。不能与中药荆芥同食 |

| 品名 | 简介 | 功效 | 特别提醒 |
|---|---|---|---|
| 平鱼 | 学名鲳,是一种身体扁平的海鱼。因其刺少肉嫩,故很受人们喜爱,主妇们也很乐意收拾。它同样具有海洋鱼的营养特点:富含高蛋白、不饱和脂肪酸和多种微量元素 | 含有丰富的不饱和脂肪酸,有降低胆固醇的功效,对高血脂、高胆固醇的人来说是一种不错的鱼类食品。平鱼含有丰富的微量元素硒和镁,对冠状动脉硬化等心血管疾病有预防作用,并能延缓机体衰老,预防癌症的发生 | 属于发物,有慢性疾病和过敏性皮肤病的人不宜食用 |
| 三文鱼 | 也叫大马哈鱼,学名鲑鱼,"三文鱼",是世界名贵鱼类之一。三文鱼鳞小刺少,肉色橙红,肉质细嫩鲜美,既可直接生食,又能烹制菜肴,是深受人们喜爱的鱼类。同时由它制成的鱼肝油更是营养佳品 | 三文鱼中含有丰富的不饱和脂肪酸,能有效降低血脂和血胆固醇,防治心血管疾病。脂肪酸更是脑部、视网膜及神经系统所必不可少的物质,有增强脑功能、防治老年痴呆和预防视力减退的功效。在鱼肝油中该物质的含量更高。三文鱼能有效地预防诸如糖尿病等慢性疾病的发生、发展,具有很高的营养价值,享有"水中珍品"的美誉。鱼肝油中还富含维生素等,能促进机体对钙的吸收利用,有助于生长发育 | 切勿把三文鱼烧得过烂,只需把鱼做八成熟。这样既可保存三文鱼的鲜嫩,也可以祛除人们不喜欢的鱼腥味 |
| 鳝鱼 | 亦称黄鳝、长鱼、海蛇等,是我国特产。鳝鱼味鲜肉美,并且刺少肉厚,又细又嫩,以小暑前后一个月的夏鳝鱼最为滋补味美,故有"小暑黄鳝赛人参"之说 | 鳝鱼中含有丰富的卵磷脂,它是构成人体各器官组织细胞膜的主要成分,而且是脑细胞不可缺少的营养。根据美国试验研究资料,经常摄取卵磷脂,记忆力可以提高。故食用鳝鱼肉有补脑健身的功效。它所含的特种物质"鳝鱼素",能降低血糖和调节血糖,对糖尿病有较好的治疗作用,加之所含脂肪极少,因而是糖尿病患者的理想食品。可以增进视力,促进皮膜的新陈代谢。常吃鳝鱼有很强的补益功能,特别对身体虚弱、病后以及产后之人更为明显。它的血还可以治疗口眼喎斜。祖国医学认为,它有补气养血、温阳健脾、滋补肝肾、祛风通络等医疗保健功能 | 最好现杀现烹,死鳝不宜食用。也不宜食之过量,否则不仅不易消化,而且还可能引发旧症 |
| 鳗 | 统称为鳗鲡,分为河鳗和海鳗,为名贵食用鱼类,滋补价值高。河鳗体内的脂肪和碳水化合物含量丰富,其特点是含脂肪量高,含胆固醇也较多。海鳗与河鳗相比,脂肪含量要低得多,胆固醇含量也少 | 富含多种营养成分,具有补虚养血、祛湿、抗痨等功效,是久病、虚弱、贫血、肺结核等病人的良好营养品。鳗鲡体内含有一种很稀有的西河洛克蛋白,具有很好的强精壮肾的功效,是年轻夫妇、中老年人的保健食品。鳗是富含钙质的水产,经常食用,能使血钙值有所增加,使身体强壮。鳗的肝脏含有丰富的维生素 | 发物,患有慢性疾患和有水产品过敏史的人应忌食 |

| 品名 | 简介 | 功效 | 特别提醒 |
|---|---|---|---|
| 虾 | 也叫海米、开洋，主要分为淡水虾和海水虾。我们常见的青虾、河虾、草虾、小龙虾等都是淡水虾；对虾、明虾、基围虾、琵琶虾、龙虾等都是海水虾。虾的肉质肥嫩鲜美，食之既无鱼腥味，又没有骨刺，老幼皆宜，备受青睐。虾的吃法多样，可制成多种美味佳肴 | 虾肉历来被认为既是美味，又是滋补壮阳之妙品。虾营养极为丰富，含蛋白质是鱼、蛋、奶的几倍到几十倍；还含有丰富的钾、碘、镁、磷等矿物质及维生素、氨茶碱等成分，且其肉质和鱼一样松软，易消化，不失为老年人食用的营养佳品，对健康极有裨益；对身体虚弱以及病后需要调养的人也是极好的食物。镁对心脏活动具有重要的调节作用，能很好地保护心血管系统，它可减少血液中胆固醇含量，防止动脉硬化，同时还能扩张冠状动脉，有利于预防高血压及心肌梗死。虾中含有丰富的镁，经常食用可以补充镁的不足。虾的通乳作用较强，并且富含磷、钙，对小儿、孕妇尤有补益功效。虾皮有镇静作用，常用来治疗神经衰弱、植物神经功能紊乱诸症。尤其值得一提的是，老年人常食虾皮，可预防自身因缺钙所致的骨质疏松症；老年人的饭菜里放一些虾皮，对提高食欲和增强体质都很有好处。虾子又名虾春，含高蛋白，助阳功效甚佳，肾虚者可常食 | 腐败变质虾不可食。色发红、身软、掉头的虾不新鲜，尽量不吃。虾背上的虾线应挑去不吃。虾为发物，染有宿疾者不宜食用。如正值上火之时不宜食虾。对少数老年人来说，尤其是一些过敏性疾病患者，如过敏性鼻炎、支气管炎、反复发作性过敏性皮炎等患者则不宜吃虾 |
| 蟹 | 是公认的食中珍味，它不但味奇美，而且营养丰富，是一种高蛋白的补品，对滋补身体很有益处 | 螃蟹含有丰富的蛋白质、微量元素等营养，对身体有很好的滋补作用。近年来研究发现，螃蟹还有抗结核作用，吃蟹对结核病的康复大有裨益。一般认为，药用以淡水蟹为好，海水蟹只可供食用。中医认为螃蟹有清热解毒、补骨添髓、养筋活血、通经络、利肢节、续绝伤、滋肝阴、充胃液之功效。对于淤血、损伤、黄疸、腰腿酸痛和风湿性关节炎等疾病有一定的食疗效果 | 螃蟹性咸寒，又是食腐动物，所以吃时必蘸姜末醋汁来祛寒杀菌，不宜单食。螃蟹的鳃、沙包、内脏含有大量细菌和毒素，吃时一定要去掉。不能食用死蟹。因为死蟹体内含有大量细菌和分解产生的有害物质，会引起过敏性食物中毒。醉蟹或腌蟹等未熟透的蟹不宜食用，应蒸熟煮透后再吃。存放过久的熟蟹也不宜食用。蟹肉性寒，不宜多食，脾胃虚寒者尤应引起注意。不宜与茶水同食，应当注意忌蟹与柿子混吃。某些病人不宜食用：患有伤风、发热、胃痛以及腹泻的病人，消化道炎症或溃疡、胆囊炎、胆结石症、肝炎活动期的人都不宜食蟹；患有冠心病、 |

| 品名 | 简介 | 功效 | 特别提醒 |
|------|------|------|----------|
| | | | 高血压、动脉硬化、高血脂的人应少吃或不吃蟹黄,蟹肉也不宜多吃;体质过敏的人不宜吃蟹。蟹肉寒凉,有活血祛淤之功,故对孕妇不利,尤其是蟹爪,有明显的堕胎作用 |
| 蛤（贝类） | 又叫蛤蜊,有花蛤、文蛤、西施蛤等诸多品种。其肉质鲜美无比,被称为"天下第一鲜"、"百味之冠",江苏民间还有"吃了蛤蜊肉,百味都失灵"之说。蛤蜊的营养特点是高蛋白、高微量元素、高铁、高钙、少脂肪。许多贝类也都具有上述特点 | 蛤蜊肉以及贝类软梯动物,有抑制胆固醇在肝脏合成和加速排泄胆固醇的独特作用,从而使体内胆固醇下降。它们的功效比常用的降胆固醇的药物谷固醇更强。人们在食用蛤蜊和贝类食物后,常有一种清爽宜人的感觉,这对解除一些烦恼症状无疑是有益的。中医认为,蛤蜊肉有滋阴明目、软坚、化痰之功效,有的贝类还有益精润脏的作用 | 蛤蜊等贝类本身极富鲜味,烹制时千万不要再加味精,也不宜多放盐,以免鲜味反失。不要食用未熟透的贝类,以免传染上肝炎等疾病。许多贝类是发物,有宿疾者应慎食。蛤蜊等贝类性多寒凉,故脾胃虚寒者不宜多吃 |
| 鱿鱼 | 也称柔鱼、枪乌贼,营养价值很高,是名贵的海产品。它和墨鱼、章鱼等软体腕足类海产品在营养功用方面基本相同,都是富含蛋白质、钙、磷、铁等,并含有十分丰富的诸如硒、碘、锰、铜等微量元素的食物 | 鱿鱼中含有丰富的钙、磷、铁元素,对骨骼发育和造血十分有益,可预防贫血。鱿鱼除了富含蛋白质及人体所需的氨基酸外,还是含有大量牛磺酸的一种低热量食品。可抑制血中的胆固醇含量,预防成人病,缓解疲劳,恢复视力,改善肝脏功能。其含的多肽和硒等微量元素有抗病毒、抗射线作用。中医认为,鱿鱼有滋阴养胃、补虚润肤的功能 | 鱿鱼须煮熟透后再食,皆因鲜鱿鱼中有一种多肽成分,若未煮透就食用,会导致肠运动失调。鱿鱼之类的水产品性质寒凉,脾胃虚寒的人应少吃。鱿鱼含胆固醇较多,故高血脂、高胆固醇血症、动脉硬化等心血管病及肝病患者应慎食。鱿鱼是发物,患有湿疹、荨麻疹等疾病的人忌食 |
| 海参 | 又名刺参、海鼠、海瓜,是一种名贵海产动物,因补益作用类似人参而得名。海参肉质软嫩,营养丰富,是典型的高蛋白、低脂肪食物,滋味腴美,风味高雅,是久负盛名的名馔佳肴 | 海参含胆固醇低,脂肪含量相对少,是典型的高蛋白、低脂肪、低胆固醇食物,对高血压、冠心病、肝炎等病人及老年人堪称食疗佳品,常食对治病强身很有益处。海参含有硫酸软骨素,有助于人体生长发育,能够延缓肌肉衰老,增强机体的免疫力。海参微量元素钒的含量居各种食物之首,可以参与血液中铁的输送,增强造血功能。最 | 海参性滑利,脾胃虚弱、痰多便稀薄者勿食。海参不宜与甘草同服 |

| 品名 | 简介 | 功效 | 特别提醒 |
|---|---|---|---|
|  |  | 近美国的研究学者从海参中萃取出一种特殊物质——海参毒素,这种化合物能够有效抑制多种霉菌及某些人类癌细胞的生长和转移。食用海参对再生障碍性贫血、糖尿病、胃溃疡等均有良效。中医认为海参具有补肾益精、除湿壮阳、养血润燥、通便利尿的作用。买回涨发好的海参后应反复过水冲洗,以免残留的化学成分有害健康。干海参涨发率较高 |  |
| 海蜇 | 又名水母、白皮子,犹如一顶降落伞,也像一个白蘑菇。形如蘑菇头的部分就是"海蜇皮";伞盖下像蘑菇柄一样的口腔与触须便是"海蜇头"。海蜇皮是一层胶质物,营养价值较高,海蜇头稍硬,营养价值与蜇皮相近 | 海蜇含有人体需要的多种营养成分,尤其含有人们饮食中所缺的碘,是一种重要的营养食品。它含有类似于乙酰胆碱的物质,能扩张血管,降低血压;所含的甘露多糖胶质对防治动脉粥样硬化有一定功效。海蜇能软坚散结、行淤化积、清热化痰,对气管炎、哮喘、胃溃疡,风湿性关节炎等疾病有益,并有防治肿瘤的作用。从事理发、纺织、粮食加工等与尘埃接触较多的工作人员常吃海蜇,可以去尘积、清除肠胃,保障身体健康 | 食用凉拌海蜇时应适当放些醋,否则会使海蜇"走味"。有异味者为腐烂变质之品,不可食用。海蜇忌与白糖同腌,否则不能久藏。新鲜海蜇不宜食用。因为新鲜的海蜇含水多,皮体较厚,还含有毒素,只有经过食盐加明矾盐渍,使鲜海蜇脱水,才能让毒素随水排尽 |

## 附录三　食品添加剂卫生管理办法

### 第一章　总　则

第一条　为加强食品添加剂卫生管理,防止食品污染,保护消费者身体健康,根据《中华人民共和国食品卫生法》制定本办法。

第二条　本办法适用于食品添加剂的生产经营和使用。

第三条　食品添加剂必须符合国家卫生标准和卫生要求。

第四条　卫生部主管全国食品添加剂的卫生监督管理工作。

### 第二章　审　批

第五条　下列食品添加剂必须获得卫生部批准后方可生产经营或者使用:

(一)未列入《食品添加剂使用卫生标准》或卫生部公告名单中的食品添加剂新品种;

(二)列入《食品添加剂使用卫生标准》或卫生部公告名单中的品种需要扩大使用范围或使用量的。

第六条　申请生产或者使用食品添加剂新品种的,应当提交下列资料:

(一)申请表;

(二)原料名称及其来源;

(三)化学结构及理化特性;

(四)生产工艺;

(五)省级以上卫生行政部门认定的检验机构出具的毒理学安全性评价报告、连续三批产品的卫生学检验报告;

(六)使用微生物生产食品添加剂时,必须提供卫生部认可机构出具的菌种鉴定报告及安全性评价资料;

(七)使用范围及使用量;

(八)试验性使用效果报告;

(九)食品中该种食品添加剂的检验方法;

(十)产品质量标准或规范;

(十一)产品样品;

(十二)标签(含说明书);

(十三)国内外有关安全性资料及其他国家允许使用的证明文件或资料;

(十四)卫生部规定的其他资料。

第七条　申请食品添加剂扩大使用范围或使用量的,应当提交下列资料:

(一)申请表;

(二)拟添加食品的种类、使用量与生产工艺;

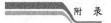

（三）试验性使用效果报告；

（四）食品中该食品添加剂的检验方法；

（五）产品样品；

（六）标签（含说明书）；

（七）国内外有关安全性资料及其他国家允许使用的证明文件或资料；

（八）卫生部规定的其他资料。

第八条　食品添加剂审批程序：

（一）申请者应当向所在地省级卫生行政部门提出申请，并按第六条或第七条的规定提供资料；

（二）省级卫生行政部门应在 30 天内完成对申报资料的完整性、合法性和规范性的初审，并提出初审意见后，报卫生部审批；

（三）卫生部定期召开专家评审会，对申报资料进行技术评审，并根据专家评审会技术评审意见作出是否批准的决定。

第九条　进口食品添加剂新品种和进口扩大使用范围或使用量的食品添加剂，生产企业或者进口代理商应当直接向卫生部提出申请。申请时，除应当提供本办法第六条、第七条规定的资料外，还应当提供下列资料：

（一）生产国（地区）政府或其认定的机构出具的允许生产和销售的证明文件。

（二）生产企业所在国（地区）有关机构或者组织出具的对生产者审查或认证的证明材料。

进口食品中的食品添加剂必须符合《食品添加剂使用卫生标准》。不符合的，按本办法的有关规定获得卫生部批准后方可进口。

## 第三章　生产经营和使用

第十条　食品添加剂生产企业必须取得省级卫生行政部门发放的卫生许可证后方可从事食品添加剂生产。

第十一条　生产企业申请食品添加剂卫生许可证时，应当向省级卫生行政部门提交下列资料：

（一）申请表；

（二）生产食品添加剂的品种名单；

（三）生产条件、设备和质量保证体系的情况；

（四）生产工艺；

（五）质量标准或规范；

（六）连续三批产品的卫生学检验报告；

（七）标签（含说明书）。

第十二条　食品添加剂生产企业应当具备与产品类型、数量相适应的厂房、设备和设施,按照产品质量标准组织生产,并建立企业生产记录和产品留样制度。

食品添加剂生产企业应当加强生产过程的卫生管理,防止食品添加剂受到污染和不同品种间的混杂。

第十三条　生产复合食品添加剂的,各单一品种添加剂的使用范围和使用量应当符合《食品添加剂使用卫生标准》或卫生部公告名单规定的品种及其使用范围、使用量。

不得将没有同一个使用范围的各单一品种添加剂用于复合食品添加剂的生产,不得使用超出《食品添加剂使用卫生标准》的非食用物质生产复合食品添加剂。

第十四条　企业生产食品添加剂时,应当对产品进行质量检验。检验合格的,应当出具产品检验合格证明;无产品检验合格证明的不得销售。

第十五条　食品添加剂经营者必须有与经营品种、数量相适应的贮存和营业场所。销售和存放食品添加剂,必须做到专柜、专架,定位存放,不得与非食用产品或有毒有害物品混放。

第十六条　食品添加剂经营者购入食品添加剂时,应当索取卫生许可证复印件和产品检验合格证明。

禁止经营无卫生许可证、无产品检验合格证明的食品添加剂。

第十七条　食品添加剂的使用必须符合《食品添加剂使用卫生标准》或卫生部公告名单规定的品种及其使用范围、使用量。禁止以掩盖食品腐败变质或以掺杂、掺假、伪造为目的而使用食品添加剂。

## 第四章　标识、说明书

第十八条　食品添加剂必须有包装标识和产品说明书,标识内容包括:品名、产地、厂名、卫生许可证号、规格、配方或者主要成分、生产日期、批号或者代号、保质期限、使用范围与使用量、使用方法等,并在标识上明确标示"食品添加剂"字样。

食品添加剂有适用禁忌与安全注意事项的,应当在标识上给予警示性标示。

第十九条　复合食品添加剂,除应当按本办法第十八条规定标识外,还应当同时标示出各单一品种的名称,并按含量由大到小排列;各单一品种必须使用与《食品添加剂使用卫生标准》相一致的名称。

第二十条　食品添加剂的包装标识和产品说明书,不得有扩大使用范围或夸大使用效果的宣传内容。

## 第五章　卫生监督

第二十一条　卫生部对可能存在安全卫生问题的食品添加剂,可以重新进行安全性评价,修订使用范围和使用量或作出禁止使用的决定,并予以公布。

第二十二条　县级以上地方人民政府卫生行政部门应当组织对食品添加剂的生产经营和使用情况进行监督抽查,并向社会公布监督抽查结果。

第二十三条　食品卫生检验单位应当按照卫生部制定的标准、规范和要求对食品添加剂进行检验,作出的检验和评价报告应当客观、真实,符合有关标准、规范和要求。

第二十四条　食品添加剂生产经营的一般卫生监督管理,按照《食品卫生法》及有关规定执行。

## 第六章　罚　则

第二十五条　生产经营或者使用不符合食品添加剂使用卫生标准或本办法有关规定的食品添加剂的,按照《食品卫生法》第四十四条的规定,予以处罚。

第二十六条　食品添加剂的包装标识或者产品说明书上不标明或者虚假标注生产日期、保质期限等规定事项的,或者不标注中文标识的,按照《食品卫生法》第四十六条的规定,予以处罚。

第二十七条　违反《食品卫生法》或其他有关卫生要求的,依照相应规定进行处罚。

## 第七章　附　则

第二十八条　本办法下列用语的含义:

食品添加剂是指为改善食品品质和色、香、味,以及为防腐和加工工艺的需要而加入食品中的化学合成或天然物质。

复合食品添加剂是指由两种以上单一品种的食品添加剂经物理混匀而成的食品添加剂。

第二十九条　本办法由卫生部负责解释。

第三十条　本办法自2002年7月1日起施行。1993年3月15日卫生部发布的《食品添加剂卫生管理办法》同时废止。

## 附录四　中华人民共和国食品卫生法

### 第一章　总　则

**第一条**　为保证食品卫生,防止食品污染和有害因素对人体的危害,保障人民身体健康,增强人民体质,制定本法。

**第二条**　国家实行食品卫生监督制度。

**第三条**　国务院卫生行政部门主管全国食品卫生监督管理工作。国务院有关部门在各自的职责范围内负责食品卫生管理工作。

**第四条**　凡在中华人民共和国领域内从事食品生产经营的,都必须遵守本法。本法适用于一切食品,食品添加剂,食品容器、包装材料和食品用工具、设备、洗涤剂、消毒剂;也适用于食品的生产经营场所、设施和有关环境。

**第五条**　国家鼓励和保护社会团体和个人对食品的社会监督。对违反本法的行为,任何人都有权检举和控告。

### 第二章　食品的卫生

**第六条**　食品应当无毒、无害,符合应当有的营养要求,具有相应的色、香、味等感官性状。

**第七条**　专供婴幼儿的主、辅食品,必须符合国务院卫生行政部门制定的营养、卫生标准。

**第八条**　食品生产经营过程必须符合下列卫生要求:

(一)保持内外环境整洁,采取消除苍蝇、老鼠、蟑螂和其他有害昆虫及其滋生条件的措施,与有毒、有害场所保持规定的距离;

(二)食品生产经营企业应当有与产品品种、数量相适应的食品原料处理、加工、包装、贮存等厂房或者场所;

(三)应当有相应的流水线、更衣、盥洗、采光、照明、通风、防腐、防尘、防蝇、防鼠、洗涤、污水排放、存放垃圾和废弃物的设施;

(四)设备布局和工艺流程应当合理,防止待加工食品与直接入口食品、原料与成品交叉污染,食品不得接触有毒物、不洁物;

(五)餐具、饮具和盛放直接入口食品的容器,使用前必须洗净、消毒,炊具、用具用后必须洗净,保持清洁;

(六)贮存、运输和装卸食品的容器包装、工具、设备和条件必须安全、无害,保持清洁,防止食品污染;

(七)直接入口的食品应当有小包装或者使用无毒、清洁的包装材料;

(八)食品生产人员应当经常保持个人卫生,生产、销售食品时,必须将手洗净,穿戴清洁的工作衣、帽;销售直接入口食品时,必须使用售货工具;

（九）用水必须符合国家规定的城乡生活饮用水卫生标准；

（十）使用的洗涤剂、流水线剂应当对人体安全、无害。

对食品摊贩和城乡集市贸易食品经营者在食品生产经营过程中的卫生要求，由省、自治区、直辖市人民代表大会常务委员会根据本法作出具体规定。

第九条　禁止生产经营下列食品：

（一）腐败变质、油脂酸败、霉变、生虫、污秽不洁、混有异物或者其他感官性状异常，可能对人体健康有害的；

（二）含有毒、有害物质或者被有毒、有害物质污染，可能对人体健康有害的；

（三）含有致病性寄生虫、微生物的，或者微生物毒素含量超过国家限定标准的；

（四）未经兽医卫生检验或者检验不合格的肉类及其制品；

（五）病死、毒死或者死因不明的禽、畜、兽、水产动物等及其制品；

（六）容器包装污秽不洁、严重破损或者运输工具不洁造成污染的；

（七）掺假、掺杂、伪造，影响营养、卫生的；

（八）用非食品原料加工的，加入非食品用化学物质的或者将非食品当做食品的；

（九）超过保质期限的；

（十）为防病等特殊需要，国务院卫生行政部门或者省、自治区、直辖市人民政府专门规定禁止出售的；

（十一）含有未经国务院卫生行政部门批准使用的添加剂的或者农药残留超过国家规定容许量的；

（十二）其他不符合食品卫生标准和卫生要求的。

第十条　食品不得加入药物，但是按照传统既是食品又是药品的作为原料、调料或者营养强化剂加入的除外。

### 第三章　食品添加剂的卫生

第十一条　生产经营和使用食品添加剂，必须符合食品添加剂使用卫生标准和卫生管理办法的规定；不符合卫生标准和卫生管理办法的食品添加剂，不得经营、使用。

### 第四章　食品容器、包装材料和食品用工具设备的卫生

第十二条　食品容器、包装材料和食品用工具、设备必须符合卫生材料和卫生管理办法的规定。

第十三条　食品容器、包装材料和食品用工具、设备的生产必须采用符合卫生要求的原材料。产品应当便于清洗和消毒。

### 第五章　食品卫生标准和管理办法的制定

第十四条　食品，食品添加剂，食品容器、包装材料，食品用工具、设备，用于清洗食品和食品用工具、设备的洗涤剂、消毒剂以及食品中污染物质、放射性物质容许量的国家卫生标准、卫生管理办法和检验规程，由国务院卫生行政部门制定或者批准颁发。

第十五条　国家未制定卫生的食品,省、自治区、直辖市人民政府可以制定地方卫生标准,报国务院卫生行政部门和国务院标准化行政主管部门备案。

第十六条　食品添加剂的国家产品质量标准中有卫生学意义的指标,必须经国务院卫生行政部门审查同意。农药、化肥等农用化学物质的安全性评价,经国务院卫生行政部门审查同意。屠宰畜、禽的兽医卫生检验规程,由国务院有关行政部门会同国务院卫生行政部门制定。

## 第六章　食品卫生管理

第十七条　各级人民政府的食品生产经营管理部门应当加强食品卫生管理工作,并对执行本法情况进行检查。

各级人民政府应当鼓励和支持改进食品加工工艺,促进提高食品卫生质量。

第十八条　食品生产经营企业应当健全本单位的食品卫生管理制度,配备专职或者兼职食品卫生管理人员,加强对所生产经营食品的检验工作。

第十九条　食品生产经营企业的新建、扩建、改建工程的选址和设计应当符合卫生要求,其设计审查和工程验收必须有卫生行政部门参加。

第二十条　利用新资源生产的食品、食品添加剂的新品种,生产经营企业在投入生产前,必须提出该产品卫生评价和营养评价所需的资料;利用新的原材料生产的食品容器、包装材料和食品用工具、设备的新品种,生产经营企业在投入生产前,提出该产品卫生评价所需的资料。上述新品种在投入生产前还需提供样品,并按照食品卫生标准审批程序报请审批。

第二十一条　定型包装食品和食品添加剂,必须在包装标识或者产品说明书上根据不同产品分别按照规定标出品名、产地、厂名、生产日期、批号或者代号、规格、配方或者主要成分、保持期限、食用或者使用方法等。食品、食品添加剂的产品说明书,不得有夸大或者虚假的宣传内容。食品包装标识必须清楚,容易辨识。在国内市场销售的食品,必须有中文标识。

第二十二条　表明具有特定保健功能的食品,其产品及说明书必须报国务院卫生行政部门审查批准,其卫生材料和生产经营管理办法,由国务院卫生行政部门制定。

第二十三条　表明具有特定保健功能的食品,不得有害于人体健康,其产品说明书内容必须真实,该产品的功能和成分必须与说明书相一致,不得有虚假。

第二十四条　食品、食品添加剂和专用于食品的容器、包装材料及其他用具,其生产者必须按照卫生标准和卫生管理办法实施检验合格后,方可出厂或者销售。

第二十五条　食品生产经营者采购食品及其原料,应当按照国家有关规定索取检验合格证或者化验单,销售者应当保证提供。需要索证的范围和种类由省、自治区、直辖市人民政府卫生行政部门规定。

第二十六条　食品生产经营人员每年必须进行健康检查;新参加工作和临时参加

工作的食品生产人员必须进行健康检查,取得健康证明后方可参加工作。凡患有痢疾、伤寒、病毒性肝炎等消化道传染病(包括病原携带者),活动性肺结核,化脓性或者渗出性皮肤病以及其他有碍食品卫生的疾病的,不得参加接触直接入口食品的工作。

第二十七条　食品生产经营企业和食品摊贩,必须先取得卫生行政部门发放的卫生许可证方可向工商行政管理部门申请登记。未取得卫生许可证的,不得从事食品生产经营活动。食品生产经营者不得伪造、涂改、出借卫生许可证。卫生许可证的发放管理办法由省、自治区、直辖市人民政府卫生行政部门制定。

第二十八条　各类食品市场的举办者应当负责市场内的食品卫生管理工作,并在市场内设置必要的公共卫生设施,保持良好的环境卫生状况。

第二十九条　城乡集市贸易的食品卫生管理工作由工商行政管理部门负责,食品卫生监督检验工作由卫生行政部门负责。

第三十条　进口的食品,食品添加剂,食品容器、包装材料和食品用工具及设备,必须符合国家卫生标准和卫生管理办法的规定。进口前款所列产品,由口岸进口食品卫生监督检验机构进行卫生监督、检验。检验合格的,方准进口。海关凭检验合格证书放行。进口单位在申报检验时,应当提供输出国(地区)所使用的农药、添加剂、熏蒸剂等有关资料和检验报告。进口第一款所列产品,依照国家卫生标准进行检验,尚无国家卫生标准的,进口单位必须提供输出国(地区)的卫生部门或者组织出具的卫生评价资料,经口岸进口食品卫生监督检验机构审查检验并报国务院卫生行政部门批准。

第三十一条　出口食品由国家进出口商品检验部门进行卫生监督、检验。海关凭国家进出口商品检验部门出具的证书放行。

### 第七章　食品卫生监督

第三十二条　县级以上地方人民政府卫生行政部门在管辖范围内行使食品卫生监督职责。铁道、交通行政主管部门成立的食品卫生监督机构,行使国务院卫生行政部门会同国务院有关部门规定的食品卫生监督职责。

第三十三条　食品卫生监督职责是:

(一)进行食品卫生监测、检验和技术指导;

(二)协助培训食品生产经营人员,监督食品生产经营人员的健康检查;

(三)宣传食品卫生、营养知识,进行食品卫生评价,公布食品卫生情况;

(四)对食品生产经营企业的新建、扩建、改建工程的选址和设计进行卫生审查,并参加工程验收;

(五)对食物中毒和食品污染事故进行调查,并采取控制措施;

(六)对违反本法的行为进行巡回监督检查;

(七)对违反本法的行为追查责任,依法进行行政处罚;

（八）负责其他食品卫生监督事项。

第三十四条　县级以上人民政府卫生行政部门设立食品卫生监督员。食品卫生监督员由合格的专业人员担任,由上级卫生行政部门发给证书。铁道、交通的食品卫生监督员,由其上级主管部门发给证书。

第三十五条　食品卫生监督员执行卫生行政部门交付的任务。食品卫生监督员必须秉公执法,忠于职守,不得利用职权谋取私利。食品卫生监督员在执行任务时,可以向食品生产经营者了解情况,索取必要的资料,进入生产经营场所检查,按照规定无偿采样。生产经营者不得拒绝或者隐瞒。食品卫生监督员对生产经营者提供的技术资料负有保密的义务。

第三十六条　国务院和省、自治区、直辖市人民政府的卫生行政部门,根据大概可以确定具备条件的单位作为食品卫生检验单位,进行食品卫生检验并出具检验报告。

第三十七条　县级以上地方人民政府卫生行政部门对已造成食物中毒事故或者有证据证明可能导致食物中毒事故的,可以对该食品生产经营者采取下列临时控制措施:

（一）封存造成食物中毒或者可能导致食物中毒的食品及其原料;

（二）封存被污染的食品用工具及用具,并责令进行清洗消毒。经检验,属于被污染的食品,予以销毁;未被污染的食品,予以解封。

第三十八条　发生食物中毒的单位和接收病人进行治疗的单位,除采取抢救措施外,应当根据国家有关规定,及时向所在地卫生行政部门报告。县级以上地方人民政府卫生行政部门接到报告后,应当及时进行调查处理,并采取控制措施。

### 第八章　法律责任

第三十九条　违反本法规定,生产经营不符合卫生标准的食品,造成食物中毒事故或者其他食源性疾患的,责令停止生产经营,销毁导致食物中毒或者其他食源性疾患的食品,没收违法所得,并处以违法所得一倍以上五倍以下的罚款;没有违法所得的,处以一千元以上五万元以下的罚款。违反本法规定,生产经营不符合卫生标准的食品,造成严重食物中毒事故或者其他严重食源性疾患,对人体健康造成严重危害的,或者在生产经营的食品中掺入有毒、有害的非食品原料的,依法追究刑事责任。有本条所列行为之一的,吊销卫生许可证。

第四十条　违反本法规定,未取得卫生许可证或者伪造卫生许可证从事食品生产经营活动的,予以取缔,没收违法所得,并处以违法所得一倍以上五倍以下的罚款;没有违法所得的,处以五百元以上三万元以下的罚款。涂改、出借卫生许可证的,收缴卫生许可证,没收违法所得,并处以违法所得一倍以上三倍以下的罚款;

没有违法所得的,处以五百元以上一万元以下的罚款。

第四十一条　违反本法规定,食品生产经营过程不符合卫生要求的,责令改正,给予警告,可以处以五千元以下的罚款;拒不改正或者有其他严重情节的,吊销卫生许可证。

第四十二条　违反本法规定,生产经营禁止生产经营的食品的,责令停止生产经营,立即公告收回已售出的食品,并销毁该食品,没收违法所得,并处以违法所得一倍以上五倍以下的罚款;没有违法所得的,处以一千元以上五万元以下的罚款。情节严重的,吊销卫生许可证。

第四十三条　违反本法规定,生产经营不符合营养、卫生标准的专供婴幼儿的主、辅食品的,责令停止生产经营,立即公告收回已售出的食品,并销毁该食品,没收违法所得,并处以违法所得一倍以上五倍以下罚款;没有违法所得的,处以一千元以上五万元以下的罚款。情节严重的,吊销卫生许可证。

第四十四条　违反本法规定,生产经营或者使用不符合卫生标准和卫生管理办法规定的食品添加剂、食品容器、包装材料和食品用工具、设备以及洗涤剂、消毒剂的,责令停止生产或者使用,没收违法所得,并处以违法所得一倍以上三倍以下的罚款;没有违法所得的,处以五千元以下的罚款。

第四十五条　违反本法规定,未经国务院卫生行政部门审查批准而生产经营表明具有特定保健功能的食品的,或者该食品的产品说明书内容虚假的,责令停止生产经营,没收违法所得,并处以违法所得一倍以上五倍以下的罚款;没有违法所得的,处以一千元以上五万元以下的罚款。情节严重的,吊销卫生许可证。

第四十六条　违反本法规定,定型包装食品和食品添加剂的包装标识或者产品说明书上不标明或者虚假标注生产日期、保质期限等规定事项的,或者违反规定不标注中文标识的,责令改正,可以处以五百元以上一万元以下的罚款。

第四十七条　违反本法规定,食品生产经营人员未取得健康证明而从事食品生产经营的,或者对患有疾病不得接触直接入口食品的生产经营人员,不按规定调离的,责令改正,可以处以五千元以下的罚款。

第四十八条　违反本法规定,造成食物中毒事故或者其他食源性疾患的,或者因其他违反本法行为给他人造成损害的,应当依法承担民事赔偿责任。

第四十九条　本法规定的行政处罚由县级以上地方人民政府卫生行政部门决定。本法规定的行使食品卫生监督权的其他机关,在规定的职责范围内,依照本法的规定作出行政处罚决定。

第五十条　当事人对行政处罚不服的,可以在接到处罚通知之日起十五日内向作出处罚决定的机关的上一级机关申请复议;当事人也可以在接到处罚通知之日起十五日内直接向人民法院起诉。复议机关应当在接到复议申请之日起十五日内作出复议决定。当事人对复议决定不服的,可以在接到复议决定之日起十五日内向人民法院起诉。当事人逾期不申请复议也不向人民法院起诉,又不履行处罚决定的,作出处罚决定的机关可以申请人民法院强制执行。

第五十一条　卫生行政部门违反本法规定,对不符合条件的生产经营者发放卫生许可证的,对直接责任人员给予行政处分;收受贿赂,构成犯罪的,依法追究刑事责任。

第五十二条　食品卫生监督管理人员滥用职权、玩忽职守、营私舞弊,造成重大事故,构成贪污犯罪的,依法追究刑事责任;不构成犯罪的,依法给予行政处分。

第五十三条　以暴力、威胁方法阻碍食品卫生监督管理人员依法执行职务的,依法追究刑事责任;拒绝、阻碍食品卫生监督管理人员依法执行职务未使用暴力、威胁方法的,由公安机关依照治安管理处罚条例的规定处罚。

## 第九章　附则

第五十四条　本法下列用语的含义:

食品:指各种供人食用或者饮用的成品和原料以及按照传统既是食品又是药品的物品,但是不包括以治疗为目的的物品。

食品添加剂:指为改善食品品质和色、香、味,以及为防腐和加工工艺的需要而加入食品中的化学合成或者天然物质。

营养强化剂:指为增强营养成分而加入食品中的天然的或者人工合成的属于天然营养素范围的食品添加剂。

食品容器、包装材料:指包装、盛放食品用的纸、竹、木、金属、搪瓷、陶瓷、塑料、橡胶、天然纤维、化学纤维、玻璃等制品和接触食品的涂料。

食品用工具、设备:指食品在生产经营过程中接触食品的机械、管道、传送带、容器、用具、餐具等。

食品生产经营:指一切食品的生产(不包括种植业和养殖业)、采集、收购、加工、贮存、运输、陈列、供应、销售等活动。

食品生产经营者:指一切从事食品生产经营的单位或者个人,包括职工食堂、食品摊贩等。

第五十五条　出口食品的管理办法,由国家进出口商品检验部门会同国务院卫生行政部门和有关行政部门另行制定。

第五十六条　军队专用食品和自供食品的卫生管理办法由中央军事委员会依据本法制定。

第五十七条　本法自公布之日起施行《中华人民共和国食品卫生法(试行)》。

# 附录五　国家营养师报考条件

根据用餐人员的不同特点和要求,运用营养学的基本知识配置适合不同人群合理营养要求的餐饮产品的人员。

技术等级:

本职业共设五个等级,分别为:初级(国家职业资格五级)、中级(国家职业资格四级)、高级(国家职业资格二级)、技师(国家职业资格二级)、高级技师(国家职业资格一级) 报考条件:

一、初级(具备以下条件之一者)

(一)经本职业初级正规培训达规定标准学时数,且取得毕(结)业证书。

(二)在本职业连续见习工作2年以上。

二、中级(具备以下条件之一者)

(一)连续从事本职业工作3年以上,取得本职业初级职业资格证书后,连续从事本职业工作5年以上。

(二)取得经劳动和社会保障行政部门审核认定的,以中级技能为培养目标的中等以上职业学校本职业毕业证书。

三、高级(具备以下条件之一者)

(一)连续从事本职业工作4年以上

(二)取得本职业中级职业资格证书后,连续从事本职业工作7年以上。

(三)取得本职业中级职业资格证书的大专以上毕业生,连续从事本职业工作2年以上。

(四)取得高级技工学校或经劳动和社会保障行政部门审核认定,以高级技能为培养目标的职业学校本职业毕业证书。

四、技师(具备以下条件之一者)

(一)取得本职业高级职业资格证书后,连续从事本职业工作5年以上。

(二)取得本职业高级职业资格证书后,连续从事本职业工作8年以上。

(三)取得本职业高级职业资格证书的高级技工学校毕业生,连续从事本职业工作满2年。

五、高级技师(具备以下条件之一者)

(一)取得本职业技师职业资格证书后,连续从事本职业工作3年以上,经本职业高级技师正规职业培训达规定标准学时数,并取得毕(结)业证书。

(二)取得本职业技师职业资格证书后,连续从事本职业工作5年以上。